JN084314

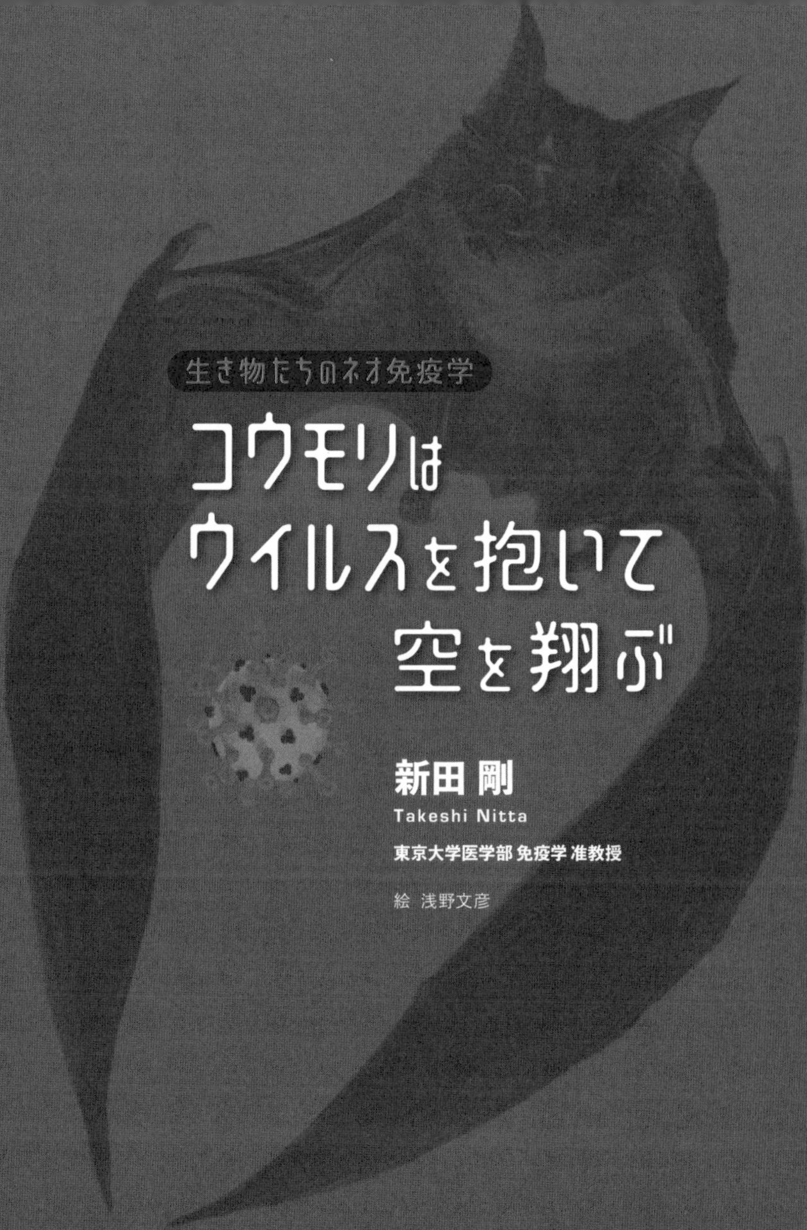

生き物たちのネオ免疫学

コウモリはウイルスを抱いて空を翔ぶ

新田 剛
Takeshi Nitta
東京大学医学部 免疫学 准教授

絵 浅野文彦

ブックマン社

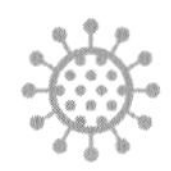

はじめに

地球には、数百万〜数千万種ともいわれる生き物が棲んでいる。その数や量はどれくらいか、ちょっと計算してみよう。

現在の地球に存在する生物をすべて集めると、総重量はおよそ2兆トン。そのほとんどは植物と微生物であり、大気中の二酸化炭素を固定して有機物をつくり、分解して二酸化炭素に戻す、という巨大な炭素循環システムを形づくっている。動物の総重量は約90億トン。では、私たち人間は？ 平均体重60kg × 80億人として計算すると、およそ4.8億トンになる。生物全体からすれば0.02%に過ぎず、目に見えないウイルスの総重量（約10億トン）よりも少ない。私たち人間は地球の支配者のようにふるまってはいるけれど、実際には植物と微生物によって駆動される炭素循環システムに寄生したマイノリティーなのだ。

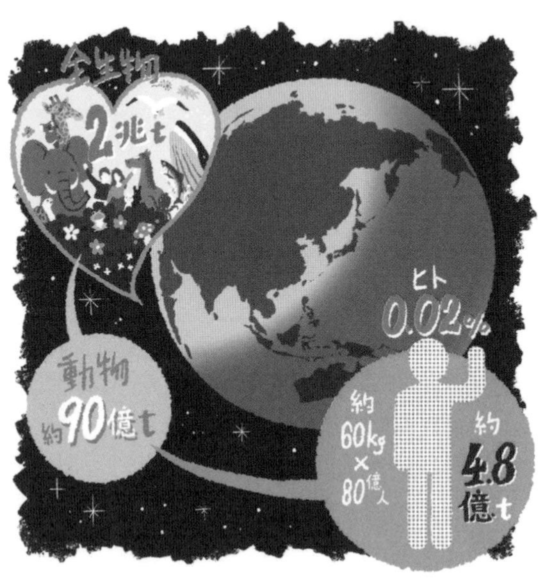

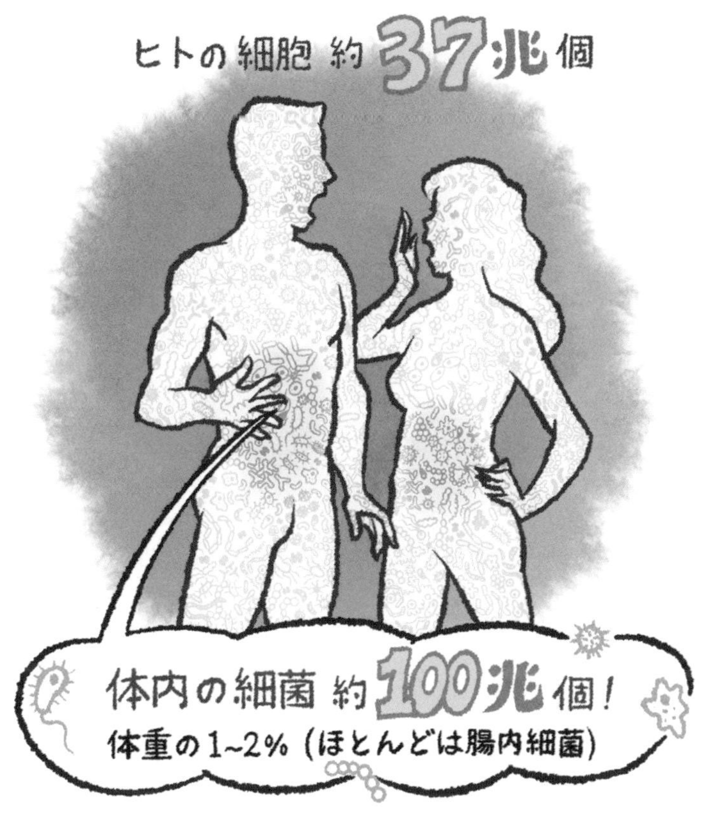

私たちをとりまく環境 ―空気、海や河川などの水、土の中など― には、驚くほど多くの微生物やウイルスがひしめいている。一見清潔に思える衣類や家具やキッチン用品、スマホやパソコンのキーボードにもだ。周囲の環境だけではない。微生物やウイルスは、私たちの皮膚や、口の中や、体の中にも数えきれないほど存在する。私たちの体重の1～2%は腸の中に棲む細菌の重さであり、数にしておよそ100兆個。私たち自身の細胞の数を軽く上回る。

私たち動物は、多細胞生物である。私たちの体は、たくさんの細胞がお互いに作用しあい、秩序を保つことで成り立っている。複雑に組み立てられた私たちの体は、微生物やウイルスたちから見れば格好の棲み家であり、食べ物でもある。体内に侵入した彼らを見つけ出し、闘って排除し続けなければ、私たちはこの地球上で生きてゆくことはできない。永い進化の過程で、私たちの祖先は、微生物やウイルスと闘うための特別なしくみを発達させてきた。そのしくみは、巧みに役割分担された細胞たちによって成り立っていて、微生物やウイルスと闘い、時として暴走しがちな私たち自身の細胞をも抑え込み、私たちが個体としての生を全（まっと）うするためにきわめて重要な役割を担っている。

そのしくみを、私たちは**免疫系**（めんえきけい）と呼ぶ。

免疫という言葉は、「疫（えき）を免（まぬが）れる」（病気から逃れる）—すなわち、ある伝染病にかかって回復すると、その病気には二度とかからない— という現象にもとづいて生まれた概念である。免疫のしくみ（「**免疫系**」）を理解しようとする学問を**免疫学**という。

免疫学、といえば……難しい！ 複雑だ！ 憶えることが多過ぎる！ ……と高校生や大学生にもだいたい不人気で敬遠される。……まぁそれはそうなのだが、難しいくせに私たちの健康に関わるので、これを食べれば免疫力アップ、などの一般人を騙すウソ理論やインチキ商品が後を絶たない。難しいままにしておいてはいけないのだ。

この本では、私たちヒトの免疫系の基本的なしくみを説明しつつ、ヒト以外の生き物たちの（私たちから見れば）ヘンテコな免疫系の話を紹介し、免疫学を楽しくわかりやすく解説することに挑戦する。

まずEpisode-0では、免疫系を理解するための基本的な生物学の知識や用語 —細胞、遺伝子、タンパク質など— について整理する。高校生物程度の知識があるひとは、読み飛ばしてもらってさしつかえない。後を読み進めて難しい言葉にあたったら、戻ってきて読み直していただければ充分である。

その後で、**「私たちの免疫」**と**「生き物たちの免疫」**を交互に繰り返しながら進んでゆく。「私たちの免疫」では、自然免疫、獲得免疫、ウイルス感染、がん免疫、免疫系の進化、といったテーマごとに最新の知識を解説する。続いて、それぞれのテーマについて「生き物たちの免疫」として、奇妙な免疫系をもつ生き物たちのエピソードを紹介してみよう。彼らの奇妙な免疫系の姿を見て、まずは「へぇ〜」と驚いてもらいたい。そしてその驚きの先に「……ということは？」という疑問や推論が続き、「免疫系とは何か」という基本的な問いに対する答やイメージが読者の脳に湧き上がるよう仕向けることがこの本のねらいである。専門用語もたくさん出てくるが、難しいと思ったら読み飛ばして、次の生き物の話に進んでもらっても構わない。

免疫学は、実に難しい。

「免疫系とは何か」……筆者もひとことで言い表すことはできない。

でもね、私はこの本を、とっても楽しみながら書きました。読者の皆さんにも楽しんでいただければ嬉しいです。

それでは「ネオ免疫学」はじまりはじまり〜

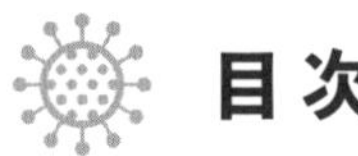

目次

Immune Systems on the Planet

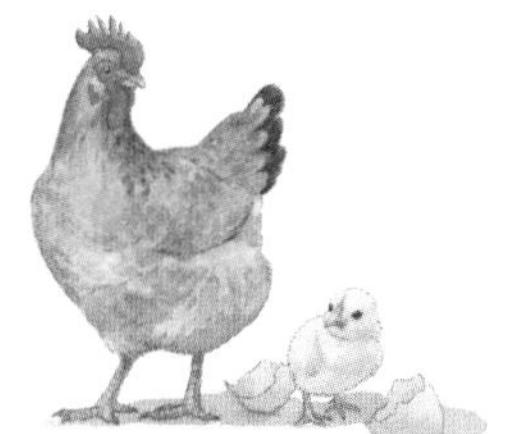

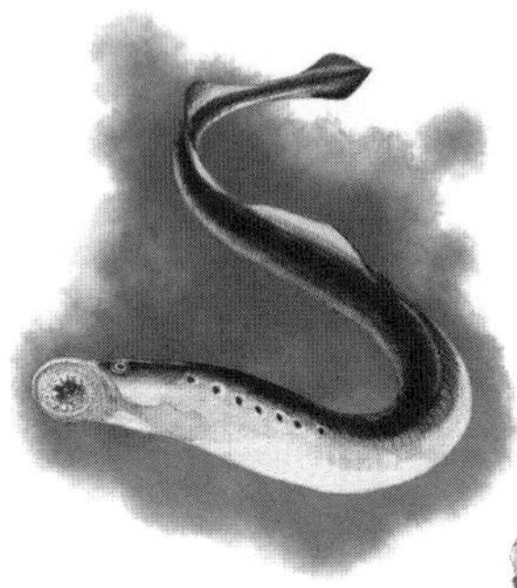

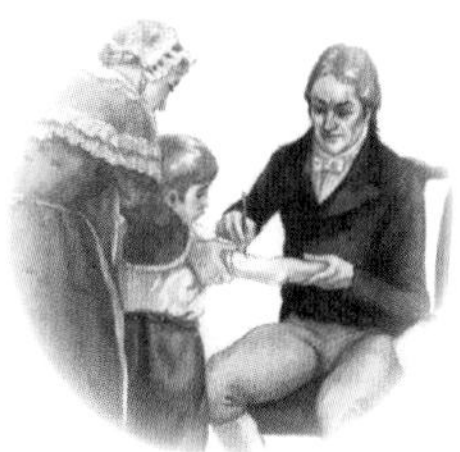

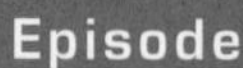

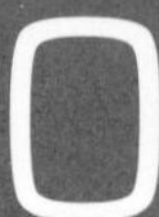

細胞・遺伝子・タンパク質

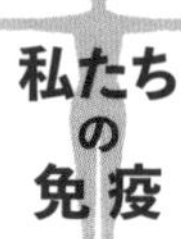

私たちの細胞と遺伝子

私たちヒトの体は、およそ37兆個の小さな粒 ─**細胞**─ が集まってできている。細胞たちは数百種類のグループに分けられ、私たちの体を形づくり、動かし、守るためにはたらいている。37兆個のヒトの細胞のうち、およそ10兆個の細胞が**核**をもち、それ以外は核をもたない赤血球（酸素を運ぶ細胞）と血小板（血液を固めて傷口をふさぐ細胞）である。

この本で扱う「細胞」とは、主に核をもつ細胞のことをいう。ひとつひとつの細胞は、油でできた薄い膜（**細胞膜**）で包まれ、内側には生命活動に必要な様々な物質を含む液体（**細胞質**）を蓄えている。私たちの体を支え動かす細胞たちの機能の正体は、細胞の内外で生じる様々な化学反応や電気信号であり、それらをコントロールするために決定的な役割を果たすのが**タンパク質**である。タンパク質は20種類の**アミノ酸**が数十〜数千個つながってできる物質*1で、アミノ酸のつながり方によって様々な立体的な形をつくり、様々な機能を発揮する*2。私たちヒトはおよそ10万種類のタンパク質をつくり、それぞれのタンパク質は目的に応じて細胞の内部や外側や細胞膜上に配置されている。

動物の細胞の内部には、核、小胞体、ゴルジ体、ミトコンドリアといった区分けされた空間（細胞小器官）が存在する。**核**は文字通りそれぞれの細胞の司令塔であり、私たちの遺伝情報を含んでいる。遺伝情報の本体は**デオキシリボ核酸**（**DNA**）と呼ばれる物質で、様々なタンパク質を、いつ、どこで、どれだけつくるのかを細かく指定した設計図である。小胞体やゴルジ体はタンパク質の合成や輸送に関わり、ミトコンドリアはエネルギーの産生工場としてはたらく。

---

*1　アミノ酸が数個〜十数個つながった短いものを「ペプチド」という。Episode-7以降に登場する。
*2　タンパク質の立体構造は、アミノ酸が複雑に折りたたまれてできあがる。Fig.0-1の右下の図は、PSMB11タンパク質の立体構造である（PSMB11は【ネオ免疫学 番外編③】：212ページに登場する）。

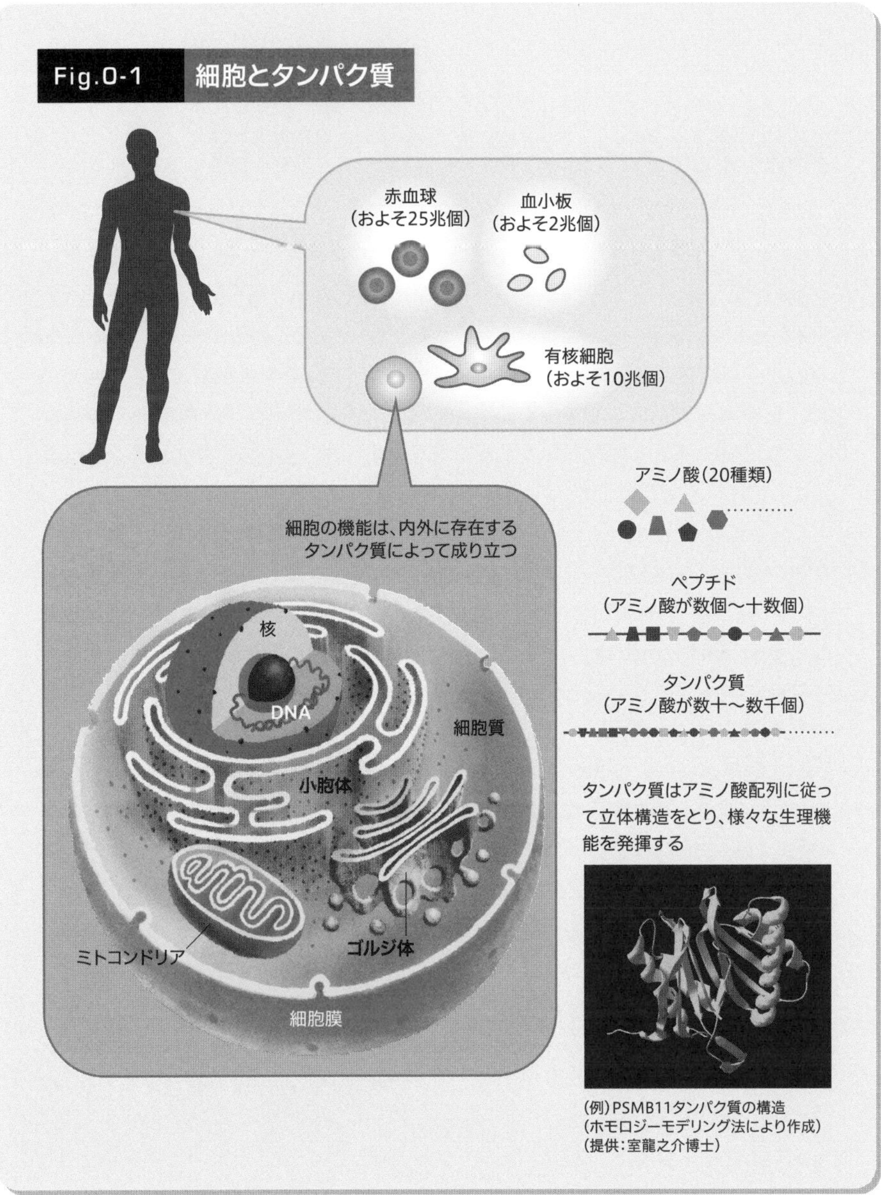

次に、遺伝情報の本体であるDNAからタンパク質がつくられるしくみを見てみよう。

遺伝子はタンパク質をつくる設計図

DNAは、デオキシリボヌクレオチドが長く連結され、二重らせん構造をとった物質である。デオキシリボヌクレオチドに含まれる4種類の塩基 ―アデニン（A）、シトシン（C）、グアニン（G）、チミン（T）― の並び方（塩基配列）、これが遺伝情報の正体だ。ヒトの遺伝情報はおよそ60億の塩基対からできていて、そのうちタンパク質をつくるための情報が存在する部分を**遺伝子**（**gene**）という。遺伝子の塩基配列は、まるで暗号のように、3つの塩基の組み合わせが1つのアミノ酸を指定している。

DNAの塩基配列にもとづいて、同じ配列をもつ**リボ核酸**（**RNA**）と呼ばれる別の物質が合成される*1。このDNAからRNAへの情報の受け渡しを**転写**という。RNAには複数の種類があり、特にタンパク質をつくるためのRNAを**メッセンジャーRNA**（**mRNA**）と呼ぶ。mRNAは核から細胞質に運ばれて、タンパク質合成装置（それ自体もタンパク質と別のRNAからできている）に取り込まれ、塩基配列の暗号通りにアミノ酸が連結され、タンパク質ができあがる。この過程を**翻訳**という。つまり、DNAはタンパク質の設計図であり、mRNAは現場で物づくりのために設計図を書き写したメモのようなものだ。DNAの塩基配列にもとづいてタンパク質がつくられることを、遺伝子の「**発現**」という。

それぞれの遺伝子が、どの細胞で、いつ、どれくらい、いつまで発現するか、といったもろもろの情報も、遺伝子の周辺の塩基配列によって指示されている。このようなきわめて複雑な遺伝子発現のしくみによって、それぞれの細胞は異なるタンパク質のセットをつくり出し、様々な生理機能を発揮し、私たちの体を形づくっている。ある生物のもつ遺伝情報全体のことを、**ゲノム**（genome）という。遺伝子（gene）の総体（-ome）という意味だ。ゲノムを構成するDNAは、母親と父親からそれぞれ半分（30億塩基対）ずつが受け継がれ、基本的には同じ個体の細胞はすべて同じゲノムをもっている*2。

---

*1　DNAのチミン（T）は、RNAではウラシル（U）に置き換えられる。
*2　免疫系の細胞の一部はこの「基本的」なしくみを逸脱する。Episode-4以降で説明する。

Fig.0-2 遺伝子の発現

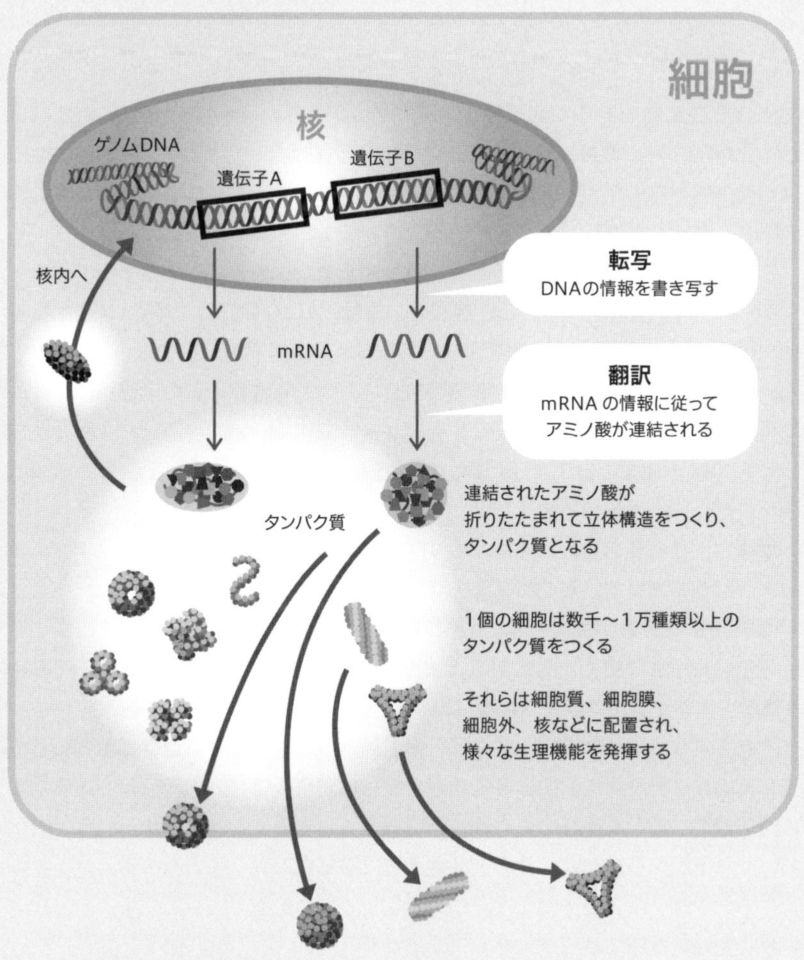

ヒトのゲノムには約2万の遺伝子がある。1つの遺伝子から複数の異なるmRNAが転写されたり、1つのタンパク質が切断されて2つ以上になったりする結果、体全体に存在するタンパク質の種類はおよそ10万にもおよぶ。

免疫系の細胞たち

私たちの体をつくる数百種類の細胞たちのうち、免疫に関わるのは主に血液中を流れる**白血球**である。白血球のサイズは10～30μm（1mmの1/100ないし1/30くらい）。血液1mlあたり、数百万個の白血球が含まれている。白血球は名前の通り白く見える細胞だが、血液中には白血球よりもはるかに多い数の赤血球（もちろん赤い）が含まれているため、私たちの血は赤く見える。

ヒトの血液の中の白血球を顕微鏡で観察すると、その形の特徴によって大きく3つの群に分けることができる。**顆粒球**、**単球**、**リンパ球**だ。顆粒球は内部に粒状の構造（顆粒）を多くもつ中型の細胞であり、血液中の白血球の60～70%を占める。顆粒球にもいくつかの種類があり、もっとも数が多いのは**好中球**。体内に侵入した微生物を攻撃することを専門とする細胞で、いわゆる「バイキンを食べる白血球」とはこいつのことだ。怪我をした後で傷口から出る膿は、細菌と闘って死んだ好中球の死骸である。

単球は、白血球のなかの5%ほど。白血球としてはもっとも大きな、アメーバのような姿の細胞で、マクロファージや樹状細胞へと変化する。

最後に**リンパ球**。血液中の白血球の20～40%で、本来はリンパ液の中に多くみられる小さな細胞たちである。彼らこそが私たちの免疫系の主役だ。**T細胞**、**B細胞**、**ナチュラルキラー（NK）細胞**などに分けられる。

これらすべての血球細胞（白血球、赤血球、血小板）は、**造血幹細胞**という共通の細胞から発生する。造血幹細胞が分裂しながら変化し、中間段階である前駆細胞を経て、異なる種類の白血球へと枝分かれしていくことを**分化**という。分化したそれぞれの白血球は、元の造血幹細胞に戻ることも、他の枝の細胞に変わることもできない。白血球たちは分化の過程で独自の機能を獲得し、様々な目的に特化した免疫細胞としてはたらくことになる。

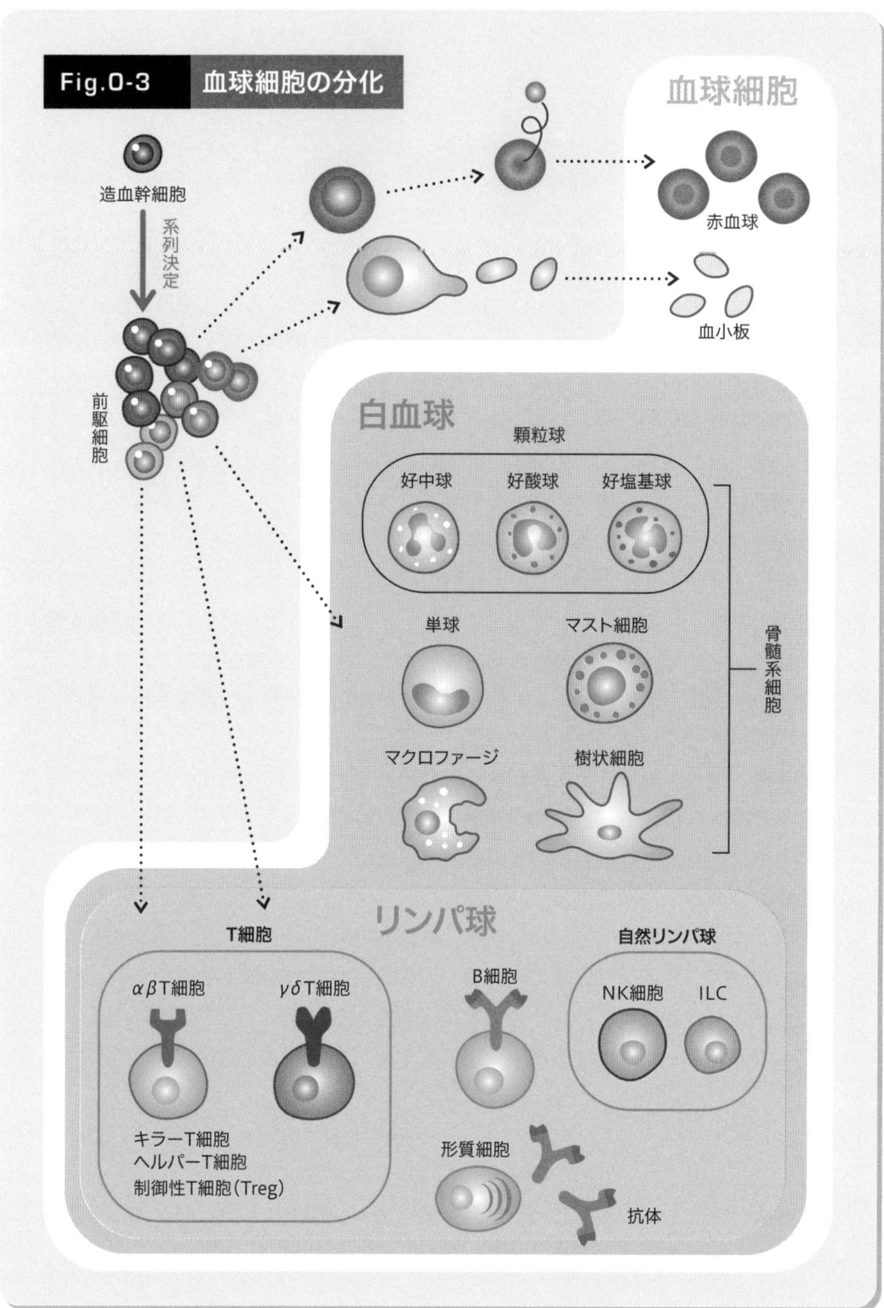
Fig.0-3 血球細胞の分化
血球細胞
造血幹細胞
系列決定
前駆細胞
赤血球
血小板
白血球
顆粒球
好中球
好酸球
好塩基球
単球
マスト細胞
マクロファージ
樹状細胞
骨髄系細胞
リンパ球
T細胞
αβT細胞
γδT細胞
キラーT細胞
ヘルパーT細胞
制御性T細胞(Treg)
B細胞
形質細胞
抗体
自然リンパ球
NK細胞
ILC

体内に侵入する病原体

私たちの周囲 ―空気中、土や水、ペットや野生動物、食べ物、衣服など― には、莫大な数の微生物やウイルスが存在し、常に私たちの体内に侵入するチャンスをうかがっている。ヒトの体は皮膚や粘膜のような物理的バリアのほか、唾液や涙に含まれる抗菌成分などの化学的なバリアを備えているが、力およばず微生物やウイルスが体内に侵入してしまうことがある。免疫細胞たちがはたらくのはこの段階以降である。ヒトの体内に侵入して病気を起こす微生物やウイルスのことを**病原体**と呼び、病原体によって引き起こされる病気のことを**感染症**という。

病原体は、以下の４種類に分けられる。

- **細菌：**英語でバクテリア。単細胞生物で、核や細胞小器官をもたない**原核生物**に属する。地球上でもっとも原始的な生物だ。大腸菌、サルモネラ菌など。
- **真菌：**いわゆるカビ。私たちと同じ、核や細胞小器官をもつ**真核生物**に属する。カンジダ菌や白癬菌（水虫菌）など。
- **寄生虫：**真核生物で、単細胞から多細胞動物まで様々な種類がある。原虫（マラリアなど）、多細胞動物である回虫（アニサキスなど）、さらに皮膚に寄生するダニなども、免疫細胞の攻撃の対象となる。
- **ウイルス：**遺伝物質であるDNAまたはRNAがタンパク質や脂質で覆われた構造体。自分で増殖することはできず、生物の細胞内に入り込み、細胞のエネルギーや資源を利用して増殖する。ウイルスは**生物なのか無生物なのか**、科学者によって意見が分かれるが、**この本では生物として扱う**。ここに挙げた４種類の病原体のなかでもっとも小さく単純な構造だが、地球上に存在する個体数としてはもっとも多い。ヒトに感染するウイルスのうち、一部が病気を起こす。コロナウイルスやインフルエンザウイルス、ヒト免疫不全ウイルス（HIV）など。

免疫系はこれらの病原体に対抗するため、様々な細胞やタンパク質を適材適所に配置し、私たちの体を守っている。

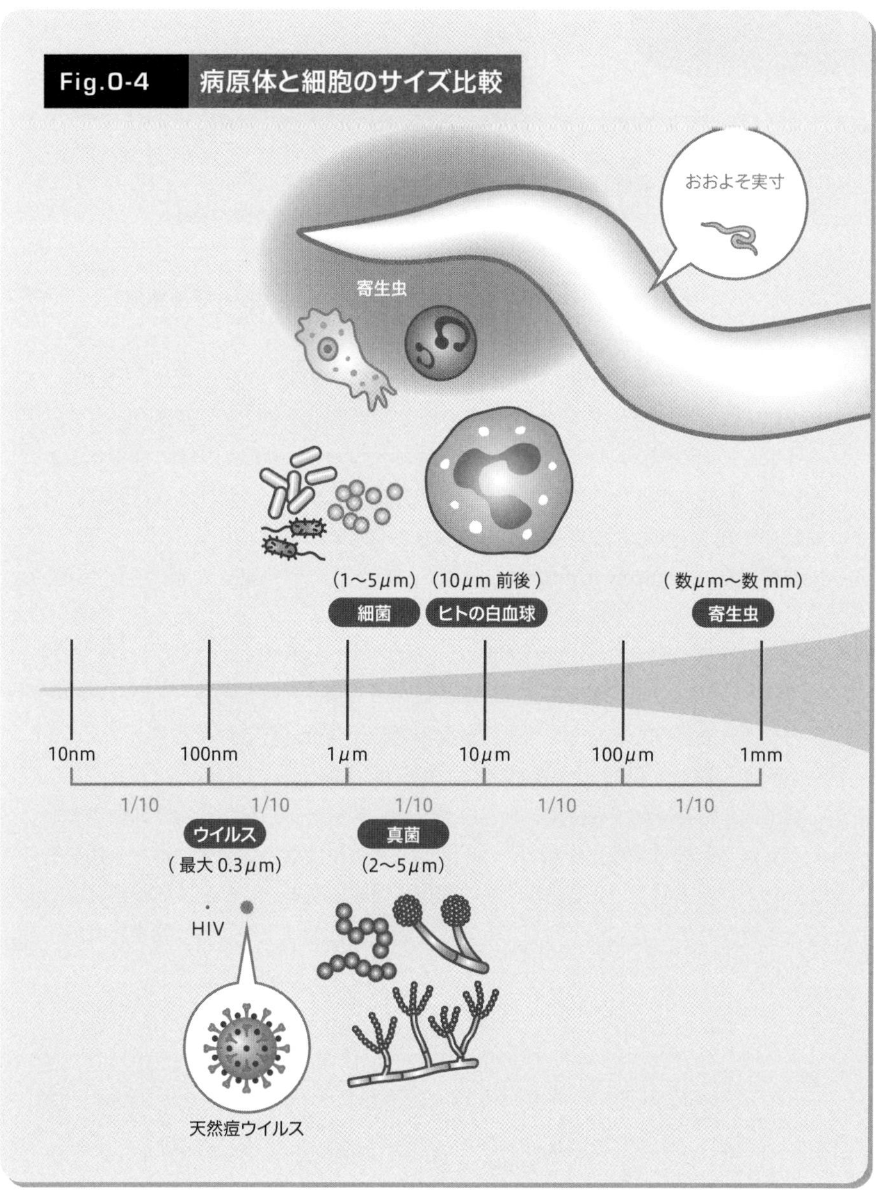
Fig.0-4
病原体と細胞のサイズ比較
おおよそ実寸
寄生虫
(1〜5μm)
細菌
(10μm 前後)
ヒトの白血球
(数μm〜数 mm)
寄生虫
10nm
100nm
1μm
10μm
100μm
1mm
1/10
1/10
1/10
1/10
1/10
ウイルス
(最大 0.3μm)
真菌
(2〜5μm)
HIV
天然痘ウイルス

Episode 1 自然免疫

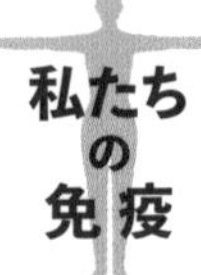

自然免疫と獲得免疫

私たちヒトの免疫系は、おおまかに、**自然免疫**(しぜんめんえき)と**獲得免疫**(かくとくめんえき)という2つのしくみに分けることができる。

自然免疫(innate immunity)*1は生まれつき備わっている —親から受け継いだ遺伝子によって決められた— 免疫のしくみである。主にマクロファージや好中球などの細胞が担当し、病原体の侵入直後からすぐに対応できる。病原体のおおまかな形や成分をゆるやかに認識して迅速に発動するが、特定の病原体だけを攻撃したり、記憶したりするしくみはもち合わせていない。

獲得免疫(acquired immunity)*2は、自然免疫に引き続いて発動する免疫のしくみである。初対面の病原体に対して発動するのには時間がかかるが、病原体の情報を正確に記憶し、2回目以降の感染時にはその病原体に対するきわめて強い免疫反応を起こすことができる。感染によって獲得される免疫、という意味だ。いわゆる「免疫がつく」という表現は獲得免疫が発動したことを示す。リンパ球 — 特にT細胞とB細胞 — が重要な役割を果たしている。

自然免疫と獲得免疫は独立してはたらくわけではない。自然免疫が活性化することによって獲得免疫が作動し、活性化した獲得免疫は自然免疫のはたらきを強める、というように、2つのしくみは密接に関連している。担当する細胞たちも完全に分業しているわけではないし、両方の特徴をもつ免疫細胞も存在する。

まず、自然免疫が病原体を認識するしくみについて説明してみよう。

---

*1 「自然感染(natural infection)」と混同されることがあるが、全く意味が違う。英語のinnateは「生来の」という意味。Innate immunityを「先天免疫」と訳すこともあるが、この本では「自然免疫」で統一する。

*2 「適応免疫」とも呼ばれるが、厳密に使い分けられているわけではなく、同じ意味である。この本では「獲得免疫」で統一する。

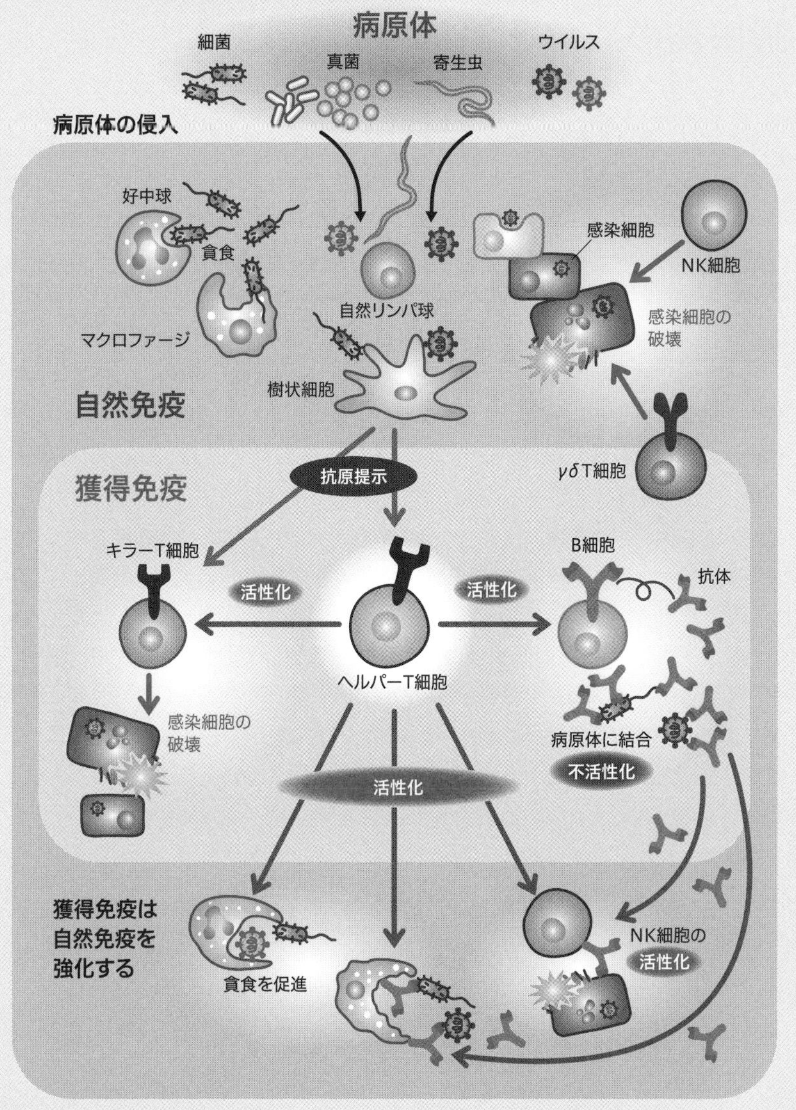

免疫系の全体像を１枚の図にまとめた。後の章でわからなくなったら、ここに戻ってきてほしい。

自然免疫のセンサー：病原体の成分をざっくりと認識する

免疫系は、免疫細胞がもつ特別なタンパク質が病原体を感知して警報信号を発することによって発動する。外界からの物質や刺激を感知して細胞内に信号を発するそのようなタンパク質を、**受容体**(じゅようたい)（**レセプター**）という。受容体に感知される物質を**リガンド**という。自然免疫に関わる受容体は細菌やウイルスに特有の成分をリガンドとして結合し、信号を発する。信号は核に伝わって遺伝子の発現を変化させ、病原体に対抗するための様々なタンパク質がつくられる。

自然免疫の受容体の多くは、**病原体の成分によくある形（パターン）をざっくりと認識するセンサー**であり、**パターン認識受容体**と呼ばれる。個別の病原体の特徴を細かく見定めるのではなく、「病原体っぽい成分」を効率よく見つけ出すためのしくみである。たとえるなら、自然免疫の受容体は防犯センサーのようなものだ。不審者の影や体温に反応して警告音をピーピー鳴らし、警備員を呼ぶ。犯人を撃退した後は元の状態に戻り、警備員は犯人の顔を憶えてはいない。これに対して、獲得免疫の受容体は不審者の顔を正確に記録する個人識別システムである。システムを扱うのは凄腕の刑事で、防犯センサーの音を聞いて現場に駆けつけ、事態を把握するまでにやや時間がかかるが、犯人の顔は決して忘れず、同僚を集めてその犯人専門の捜査本部を設置する。同じ犯人が侵入すると、刑事や警備員がただちに出動して捕まえる。捜査本部は数十年もの長いあいだ維持され、同じ犯人の侵入を決して許さないが、他の不審者には見向きもしない。

実際の免疫反応においては、防犯センサーが出す警告音はインターフェロンやケモカインなどのタンパク質、警備員はマクロファージや好中球、捜査本部の凄腕刑事はＴ細胞とＢ細胞にあたる。警告音を聞いた警備員たちが駆けつけて大騒ぎになっている状況が「炎症」である。局所的に血液の流れが増えるため赤くなって腫れが生じ、熱を出すことで免疫細胞が活発になる。駆けつけてくる免疫細胞の機能や役割については、後の章で詳しく説明しよう。

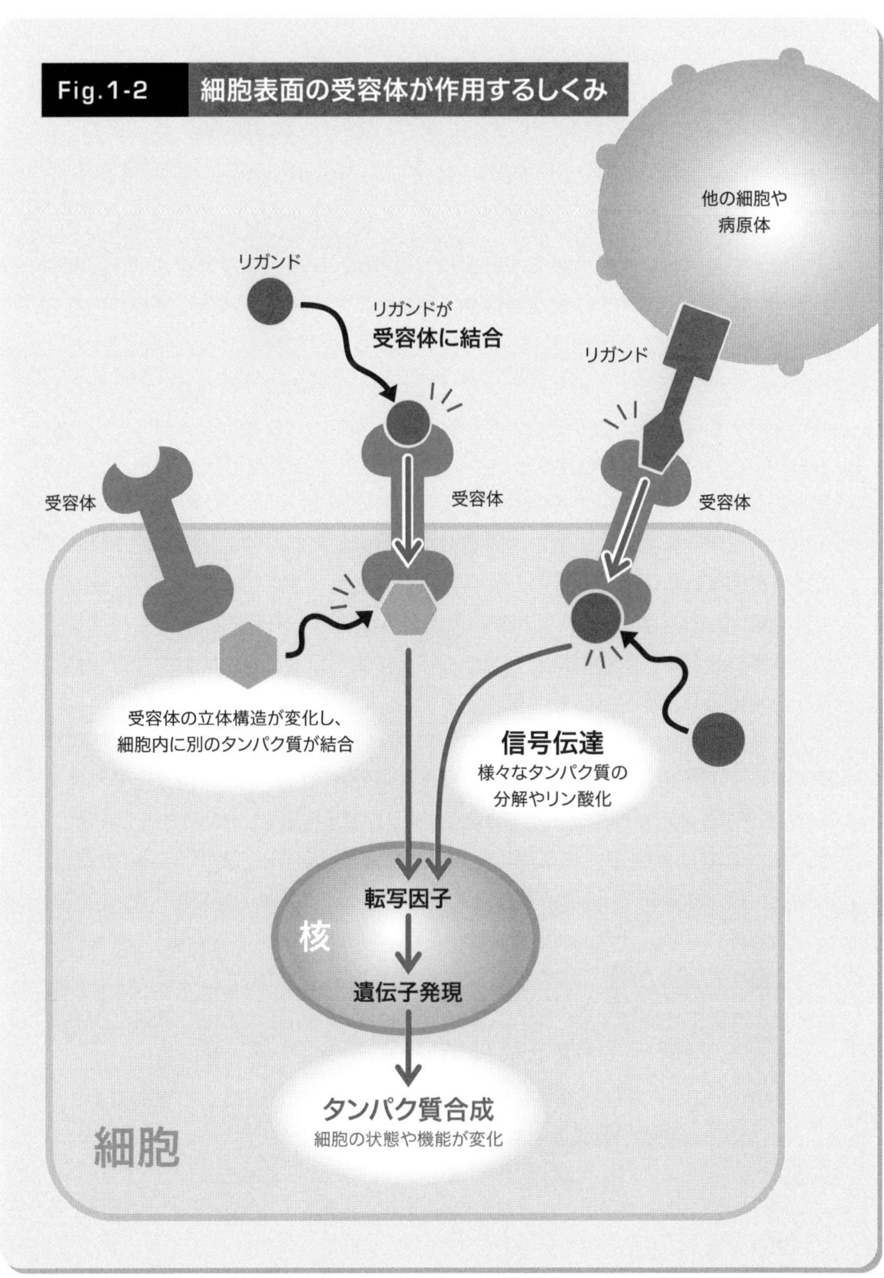
Fig.1-2
細胞表面の受容体が作用するしくみ
他の細胞や
病原体
リガンド
リガンドが
受容体に結合
リガンド
受容体
受容体
受容体
受容体の立体構造が変化し、
細胞内に別のタンパク質が結合
信号伝達
様々なタンパク質の
分解やリン酸化
転写因子
核
遺伝子発現
タンパク質合成
細胞の状態や機能が変化
細胞

自然免疫はどのようにウイルスを認識するか

自然免疫に関わるパターン認識受容体には、おおまかに、細胞内で待ち構え、膜を超えて侵入してきた病原体を感知する受容体と、細胞膜上で待ち構え、細胞の外側の病原体を感知する受容体に分けられる。細胞内の自然免疫受容体のリガンドとなるのは、細胞内に侵入した細菌やウイルスの成分である。

ウイルスは細胞内に入ると、タンパク質の殻を脱ぎ捨て、細胞質にある資源やエネルギーを盗んで自分の遺伝子を複製する。細胞内でむき出しになったウイルスのRNAは、**RIG-I**（リグアイ）と**MDA5**という2種類の受容体によって感知される。一方、ウイルスのDNAは別の受容体**cGAS**（シーギャス）によって感知され、その信号は**STING**（スティング）というタンパク質に伝わる。どちらの場合も、信号は最終的に核に到達し、ウイルスの増殖を抑えたり免疫細胞を呼び寄せて活性化したりするためのタンパク質がつくられる。また、別のDNAセンサーである**AIM2**は、細胞内にインフラマソームと呼ばれるタンパク質の集合体をつくる。インフラマソームは様々なタンパク質を活性化し、炎症や細胞死を引き起こす。

ウイルスのRNAやDNAは、細胞自身のRNAやDNAと同じ成分（リボ核酸やデオキシリボ核酸）でできているが、自然免疫受容体はウイルス由来と細胞由来のRNA/DNAのわずかな特徴の違いを認識して信号を出す。RIG-IとMDA5は、ウイルスのRNAが複製される際に生じる二本鎖のRNAを認識する。正常なヒトの細胞には二本鎖RNAはほとんど存在しないため、二本鎖RNAはウイルス感染のよい目印になる。また、cGASやAIM2は細胞質に存在する二本鎖DNAを認識する。細胞自身のDNAは核の中にあって通常は細胞質に出てこないので、細胞質に存在する二本鎖DNA＝（イコール）ウイルスDNAというわけだ。ただし、細胞に何らかの異常が生じて核DNAやミトコンドリアDNAの断片が細胞質に漏れ出てくると、DNAセンサーのしくみが発動し、炎症を起こしてしまうことがある。これはいわば自然免疫系の誤作動であり、過剰な炎症反応が病気につながる可能性もある。

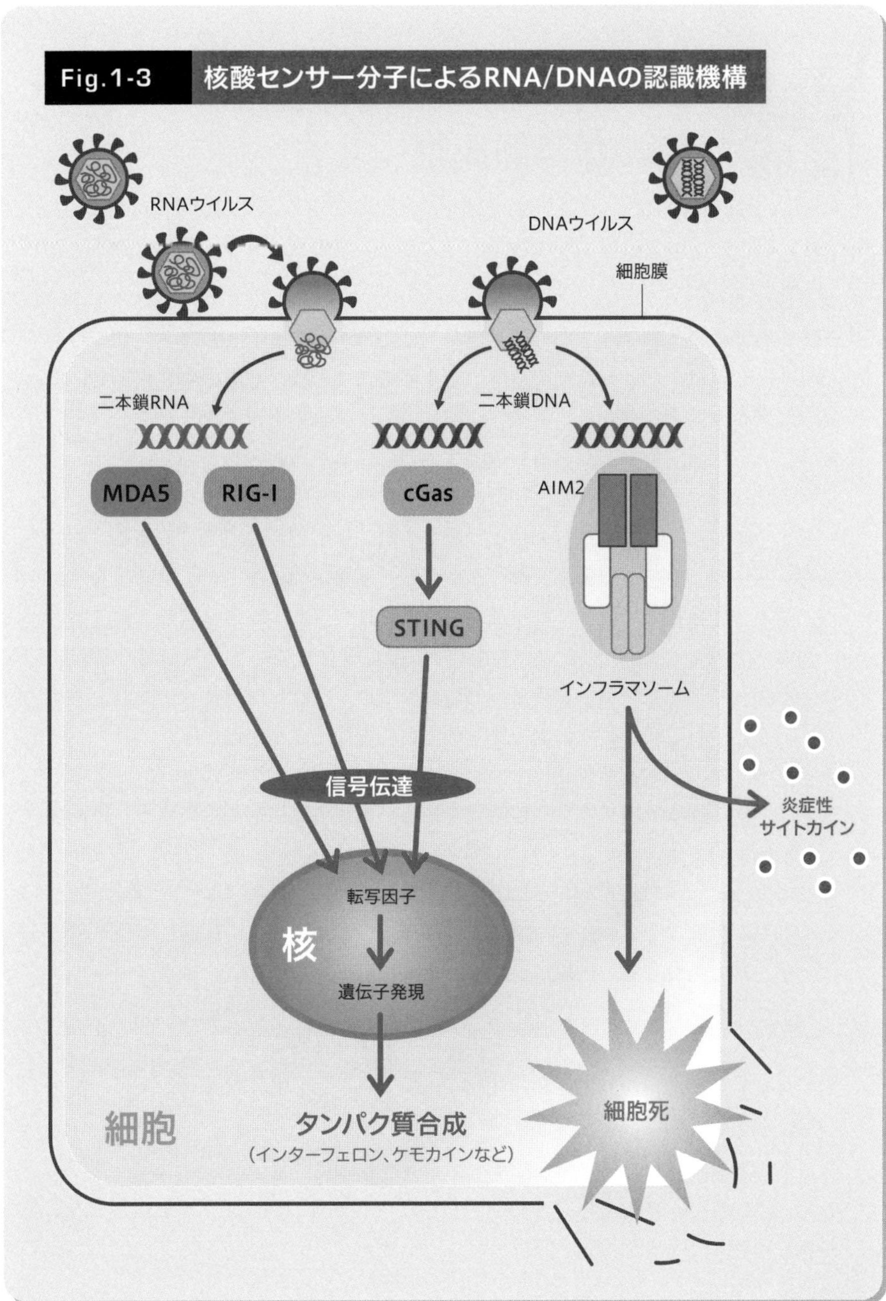
Fig.1-3
核酸センサー分子によるRNA/DNAの認識機構
RNAウイルス
DNAウイルス
細胞膜
二本鎖RNA
二本鎖DNA
MDA5
RIG-I
cGas
AIM2
STING
インフラマソーム
炎症性
サイトカイン
信号伝達
転写因子
核
遺伝子発現
タンパク質合成
（インターフェロン、ケモカインなど）
細胞
細胞死

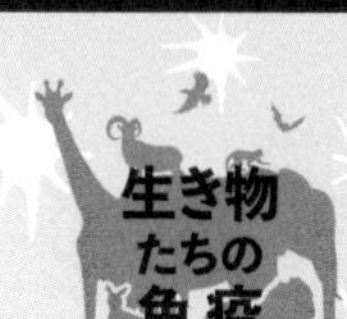

コウモリ：空飛ぶ哺乳類の奇妙な自然免疫

学生の頃、ある夏の夜のこと。真っ暗な部屋の上の方で何かが飛ぶ音で目が覚めた。パタパタパタ……はじめて間近に聞く独特の羽音。眠たい頭で考える。……これは虫でも鳥でもないな。たぶんアレだろ……。照明をつける。やはりそうか……。どこから入ったか知らないが**1匹のコウモリが部屋の中を飛んでいた。**私は元来動物好きで細かいことを気にしないガサツな男だが、さすがにコウモリが飛び回る部屋で朝まで眠れる自信はない。顔に糞を落とされるのもイヤだ。私は寝るのを諦めて起き上がり、部屋の天井近くを飛び回るそいつを追いかけて捕まえようとした。……しかし、相手が悪かった。なにしろコウモリである。超音波のレーダーで空間と対象物を瞬時に捉える「反響定位」能力と、急上昇や急旋回による変幻自在の飛行術。私は躍起になって枕やタオルを振り回し、叩き落とそうとしたが、ひとつも当たらない。おそらく奴からしたら、私の動きなど止まって見えたことだろう。コウモリとの追いかけっこはしばらく続いたが、さすがに相手も疲れてきたのか、カーテンの低い位置に止まったところをエイヤっと素手で捕まえた。体長5～6cm、翼幅20cmくらいのコウモリだった。こちらも夜中に起こされて眠気と疲労の限界である。窓から外に逃がしてやった後、手も洗わずに寝てしまった。

その後は特段何も起きなかったけど、今考えるとあれは危険な行為だったのかもしれない。コウモリはヒトに感染する**病原性ウイルス**を多く保持している動物であり、触ったりするときには注意が必要だ。狂犬病ウイルス、エボラウイルス、ニパウイルスなどの高病原性ウイルスが野生のコウモリから検出されている。海外では、部屋や車の中に飛び込んできたコウモリから狂犬病ウイルスに感染した例もある。また、新型コロナウイルス（SARS-CoV-2）やSARSコロナウイルス（SARS-CoV）と近縁のウイルスがコウモリから見つかっており、コウモリはこれらのウイルスの大元の保有動物とみられている。

というわけで、変な免疫系をもつ生き物のトップバッターはコウモリである。前振りが長くなってスミマセン。

キクガシラコウモリ

Rhinolophus ferrumequinum

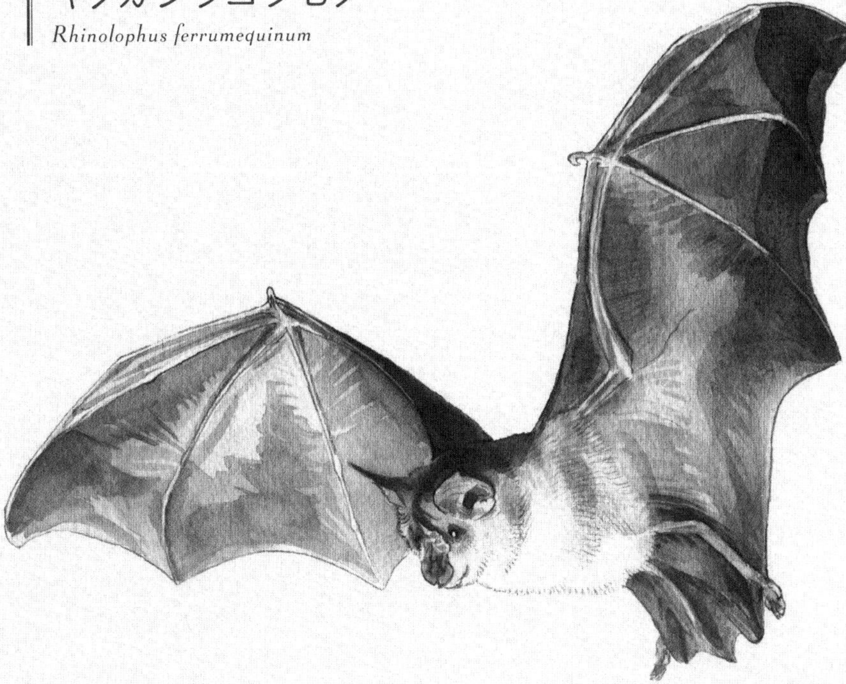

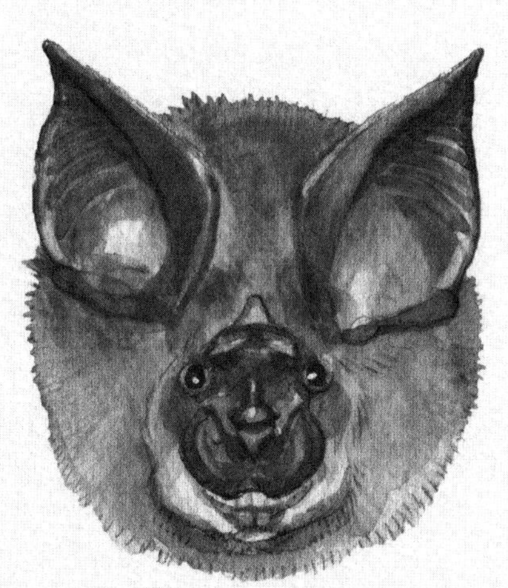

SARS-CoV-2と近縁のコロナウイルスを保有するキクガシラコウモリ。コウモリは世界各地に1000種以上が存在し、もっとも繁栄している哺乳類の一群といえる。進化的にはウマやイヌ、ネコに近い。

コウモリは自力で空を飛ぶことができる唯一の哺乳類であり、飛行に要するエネルギーを得るため他の哺乳類に比べて高い代謝能力をもっている。細胞内のミトコンドリアで酸素を大量に消費して効率よくエネルギーを生産することで空を飛ぶ力を手にしたわけだが、そのために背負った代償は大きかった。酸素消費の副産物として、細胞内に大量の活性酸素が生じてしまうのだ。活性酸素はDNAを傷つけ、その結果、核DNAやミトコンドリアDNAの断片が細胞質に漏れ出す。細胞質に出たDNA断片はウイルスのDNAと見分けがつかないので、自然免疫センサーに感知され、炎症を引き起こしてしまう。飛ぶたびにいちいち炎症を起こしていては身がもたない。空を飛ぶための高い代謝能力と、本来はウイルスを感知するための自然免疫センサー、……進化の過程でどちらか一方を選び、どちらか一方を捨てなければならなかった。

岐路に立たされたコウモリの祖先は、**まさかの選択**をした。自然免疫センサーを捨て、空を飛ぶ道を選んだのだ*1。

コウモリは、細胞質DNAの感知に関わる**STINGの遺伝子変異**をもっている。この変異はSTINGタンパク質を構成するアミノ酸をたった1つ変えるだけだが、DNAを感知した信号が核に伝わらなくなる。また、**AIM2遺伝子をまるごと欠損**しており、細胞質DNAを感知してインフラマソームをつくることもできない。すなわち、コウモリの細胞では、細胞質DNAに対する自然免疫反応を発動できない。これによって自分自身のDNA断片に反応しなくて済み、過剰な炎症から逃れられる。

……いやチョット待て、活性酸素がDNAを傷つけることを放置してよいのだろうか？　ご安心を。コウモリは傷ついたDNAを修復するしくみも発達させている。……う〜ん、なんかその場しのぎでツギハギだらけのように思えてくるが、生物とはそういうものだ。結果オーライ。とにかくこれで彼らは空を飛べるのだ。

当然、コウモリの細胞内では、細胞質DNAセンサーの本来の標的であるウイルス由来DNAに対して自然免疫を発動させウイルスを排除することができない。結果、コウモリは体内に多くのウイルスを抱え込むようになったと考えられる。もちろんコウモリたちは年がら年中病気になるわけではなく、上手にウイルスと共存している。一体どのようにしてウイルスと共存しているのか？　補完的に強化された免疫のしくみがあるのか？　まだよくわかっていない。

コウモリは多くのDNAウイルスとRNAウイルスを保持しているが、現在のところコウモリに保持されヒトで感染を起こすことが確認されているウイルスはすべてRNAウイルスである。なぜDNAセンサーの異常がRNAウイルスと関係するのか？　RNAウイルスの感染が細胞にとってストレスとなって核やミトコンドリアのDNAが傷つき、細胞質に漏れ出たDNA断片をDNAセンサーが感知する（コウモリは感知せず放置する）、というしくみが考えられているが、これも充分には解明されていない課題である。

いずれにせよ、コウモリの免疫系は研究する価値のあるテーマであり、我々がコウモリから学べることは多いと思うのだ。

ちなみに、コウモリのSTING変異の論文は、中国の武漢ウイルス研究所から発表された。同研究所は動物のウイルスを遺伝子改変し、ヒト細胞への感染力を高める研究も行なっていた。新型コロナウイルスはここでつくられて流出した可能性が指摘され、国際的な科学者グループ[*2]が追求しているが、2023年2月現在、いまだ真相は闇の中。闇夜を飛ぶコウモリたちもいい迷惑だろう。

＊1　もちろん、コウモリが自分の意思で自然免疫センサーを「捨てた」のではなく、自然免疫センサーを失った個体の方が生存と繁殖に有利で子孫を多く残して自然選択されていった、ということである。
＊2　この国際的研究会に日本から毎回参加しているのが筑波大学の掛谷英紀（かけやひでき）博士である。彼は論文やSNSなどで、研究所流出の可能性と危険なウイルス研究の規制を主張している。

Episode 2 食作用

私たちの免疫

食細胞：自然免疫の主役

自然免疫系が病原体を処理するしくみのひとつに「**食作用**」がある。細胞が細胞膜を変形させて外側にある異物を包み込み、細胞内に取り込んで分解する現象である。「**貪食**」（英語でファゴサイトーシス）ともいう。細胞内に取り込まれた異物を包み込む膜小胞は、リソソームという別の膜小胞と融合する。リソソームにはタンパク質や糖や脂質などの生体成分を分解する**酵素**[*1]が多く含まれていて、取り込まれた病原体はここで分解される。

好中球と**マクロファージ**は食作用の中心的な細胞であり、食細胞とも呼ばれる。好中球は食作用に特化した細胞で、微生物が粘膜や傷口から侵入するとただちに現場に動員されて強力な食作用を発揮し、数時間のうちに役目を終えて死ぬようにプログラムされている。さらに、死の間際に自分自身のゲノムDNAを細胞外にぶちまけて投網のような構造をつくり、微生物をとらえて殺すことさえする。まさに微生物と闘うために生まれてきた細胞といえる。

マクロファージはアメーバのような形をして動き回る大型の細胞で、細胞膜を変形させて触手のように伸ばし、病原体をとらえて貪食する。もっとも古くに見つかった免疫細胞で、1892年にロシアの科学者メチニコフ（1908年ノーベル生理学・医学賞）によって発見され、命名された。マクロ（大きい）+ファージ（食べる）=大食細胞 という意味だ。マクロファージは食作用の主役であると同時に、好中球を呼び寄せたり、T細胞に病原体の情報を伝えたりと、免疫反応における重要な役割をいくつも担っている。

マクロファージは、単球から分化する。血液中を流れる単球は、炎症が起きている場所に近づくと血管の壁を通り抜けて組織の中に入り、マクロファージへと分化する。病原体の侵入口である肺や腸、全身からの血液が集まる肝臓には、常に大量のマクロファージが配置され、病原体の侵入に備えている。

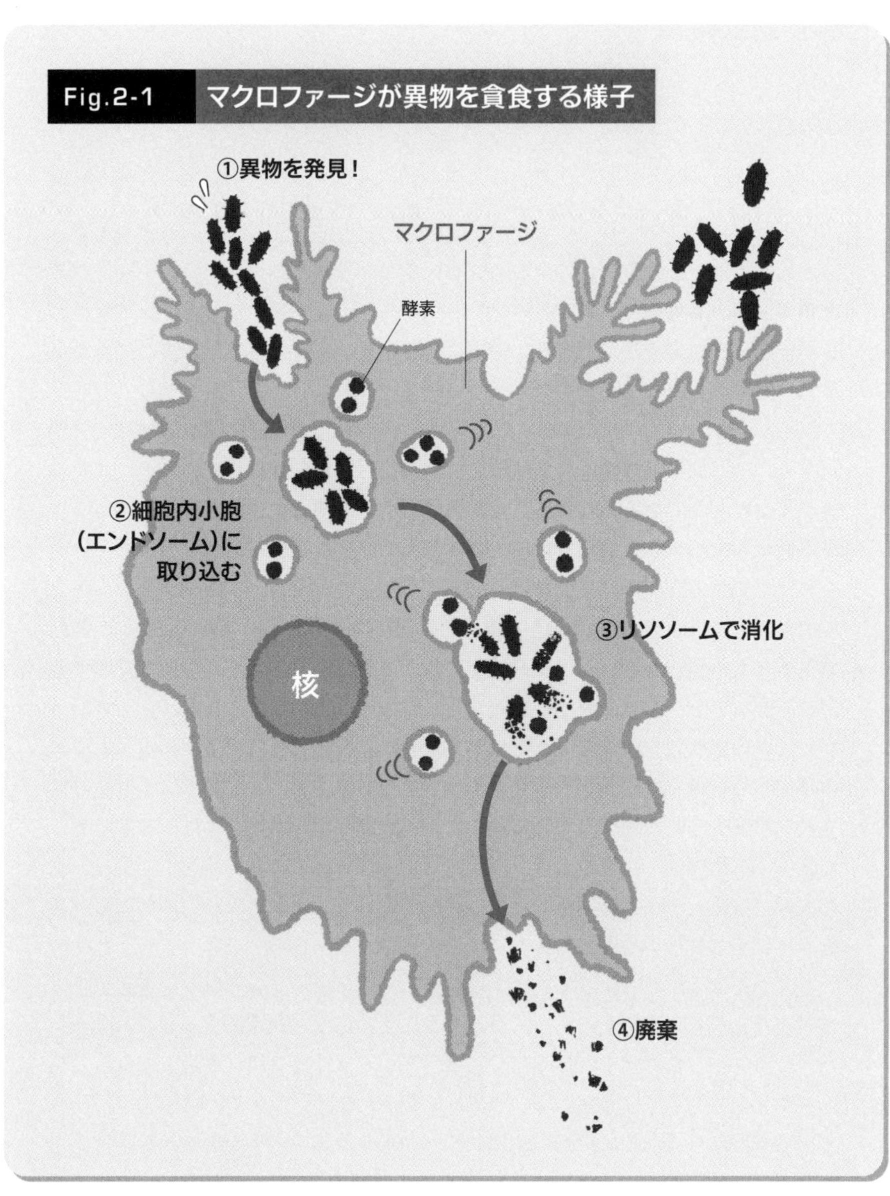

＊1 酵素もタンパク質である。

好中球やマクロファージをはじめ、すべての白血球は造血幹細胞に由来する。白血球を大きく分けると、好中球やマクロファージなどの自然免疫系の細胞は**ミエロイド系**（**骨髄系**）、獲得免疫ではたらくT細胞やB細胞などは**リンパ系**に属している。造血幹細胞から様々な細胞に分化していく過程はいまだ謎に満ちていて、現在でもさかんに研究が行なわれている。

Fig.2-2のように、ミエロイド系とリンパ系はそれぞれの共通前駆細胞に分かれた後、段階的により特化した機能をもつ細胞へと枝分かれしていく、と多くの教科書に書かれている。しかし、京都大学の河本宏博士はこれとは若干異なる血球細胞分化モデルを提唱している。河本博士の研究グループは、マウスの体内から様々な分化段階の前駆細胞を取り出して1個ずつ培養し、その分化運命を丹念に追跡する実験を行なった。その結果をまとめるとFig.2-3のようになる。教科書モデルとの大きな違いは、系列決定が完了したようにみえるT前駆細胞やB前駆細胞からでも、マクロファージが分化しうるという点だ。つまりT前駆細胞はすでにB細胞への分化能を失っているし、B前駆細胞はもはやT細胞にはなれないが、どちらもマクロファージを生み出すことはできる。この結果は、前駆細胞を別のマウスの体内に移植する実験によっても確かめられた。一連の実験結果から、河本博士らは、マクロファージはすべての血球細胞の基本的な形であり、進化的な「起源」といえる細胞ではないかと考察している。この点については、次のページでも詳しく解説する。

さて、ある細胞が分化するときには、その細胞の機能に必要な一群の遺伝子が発現する。それら遺伝子のスイッチをオンにするのは、**転写因子**と呼ばれるタンパク質である。転写因子は標的となる遺伝子の上流にある特別な塩基配列（プロモーターと呼ばれる）に結合し、mRNAの転写を開始させる。転写因子には多くの種類があり、細胞の種類や状況に応じて様々な転写因子が単独または組み合わせとして作用する。好中球やマクロファージの分化には、**CEBP**ファミリーと呼ばれる一群の転写因子が重要な役割を果たしている。

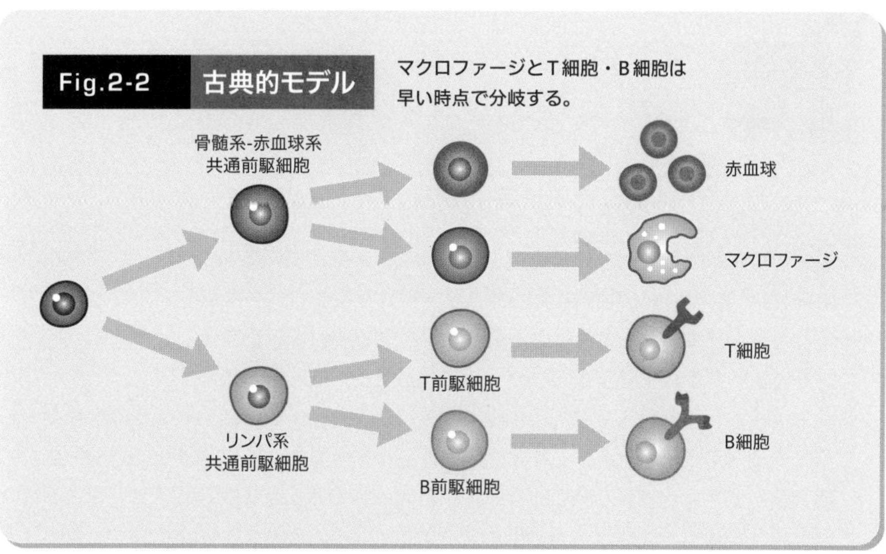

Fig.2-2 古典的モデル

マクロファージとT細胞・B細胞は
早い時点で分岐する。

骨髄系-赤血球系
共通前駆細胞
赤血球
マクロファージ
T細胞
T前駆細胞
B細胞
リンパ系
共通前駆細胞
B前駆細胞

Fig.2-3 骨髄系基本モデル

マクロファージに分化する能力はT細胞・
B細胞への系列決定の後も保持されている。

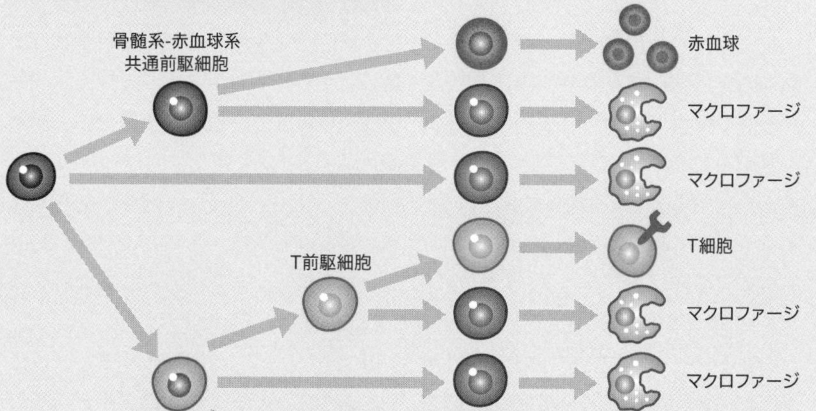
骨髄系-赤血球系
共通前駆細胞
赤血球
マクロファージ
マクロファージ
T細胞
T前駆細胞
マクロファージ
マクロファージ
リンパ系
共通前駆細胞
マクロファージ
B前駆細胞
B細胞

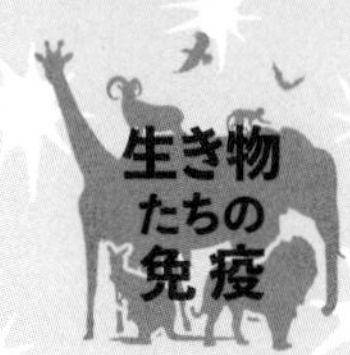

マクロファージは体内に棲むアメーバ？

河本宏博士と長畑洋佑(ながはたようすけ)博士らは、マクロファージはすべての血球細胞の進化的起源といえる細胞ではないかと考え、様々な動物の血球細胞を調べた。ホヤ（尾索動物）、カイメン（海綿動物）といった脊椎動物と近い共通祖先をもつと考えられる無脊椎動物の血液中にも、異物を貪食する細胞が存在することが知られている。これらがヒトのマクロファージに相当する細胞と思われる。

では、さらに原始的な単細胞生物と、マクロファージとの共通点は見つかるだろうか？　研究グループは、**カプサスポラ**という単細胞生物に着目した。動物に近い生物と考えられる、いわゆる**アメーバ**の一種である。マウスのマクロファージとカプサスポラに発現する遺伝子を調べたところ、唯一、共通する転写因子が見つかった。**CEBPα(アルファ)**だ。マウスの好中球やマクロファージの分化に必須の転写因子である。もちろんホヤやカイメンの貪食細胞にもCEBPαは存在する。面白いことに、ホヤやカイメンやカプサスポラのCEBPα遺伝子をマウスの前駆細胞に発現させると、本来マクロファージになれないような細胞が、マクロファージに変化した。血球細胞をマクロファージに分化させるというCEBPαの機能は、単細胞生物から哺乳類まで保存されているのだ。

ヒトやマウスでは、造血幹細胞から赤血球やＴ細胞やＢ細胞へと分化する途中の前駆細胞の段階で、CEBPαの発現が抑えられる。CEBPαの発現抑制はゲノムDNAの折りたたみ構造の変化によるものだ。では、ゲノムDNAの構造変化を阻害してCEBPαの発現を解放してやるとどうなるか？　それらの前駆細胞はすべてマクロファージへと分化してしまう。マクロファージ以外の血球細胞をつくるにはCEBPαを適切に抑え込む必要があるわけだ。

つまり、私たち動物は、かつてアメーバだったときにもっていたCEBPα遺伝子を血球細胞の一部に発現させ、アメーバのような食細胞・マクロファージをつくり出している。また、必要に応じてCEBPα遺伝子を抑え込むことでマクロファージへの先祖返りを防ぎ、赤血球やリンパ球などの様々な血球細胞をつくる。CEBPαは太古の記憶を呼び覚ます呪文であり、マクロファージは体内によみがえった古代のアメーバ ─**「生きた化石」**─ なのかもしれない。

カプサスポラ

Capsaspora owczarzaki

淡水性のカタツムリの体内に棲む共生生物として見つかった単細胞の真核生物。単細胞として動き回る状態と、複数の細胞が寄り集まって多細胞体としてふるまう状態を行き来することから、多細胞生物の起源を解明するうえで重要な生物として注目されている。

Episode 3

パターン認識受容体

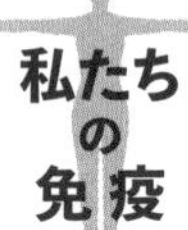

病原体関連分子パターン（PAMPs）

Episode-1で見た通り、自然免疫系は「病原体っぽい物質」を感知して発動する。細菌や真菌の細胞表層に多く存在する多糖類や糖脂質、糖や脂質が結合したタンパク質、ウイルス感染時にみられる二本鎖RNAなどは、ヒトの体内には本来みられない物質であり、体内に侵入した病原体をとらえる目印として有用だ[*1]。このような病原体っぽい物質の構造を、**病原体関連分子パターン**（Pathogen-associated molecular patterns, PAMPs（パンプス））[*2]と呼び、それらに結合する受容体を**パターン認識受容体**という。

食細胞（好中球やマクロファージ）は、細胞表面に、細菌や真菌のPAMPsを認識する多くの種類のパターン認識受容体を出している。パターン認識受容体が細菌や真菌に結合すると、食細胞の細胞膜が変化し、貪食と分解が引き起こされる。

自然免疫では、**補体**と呼ばれるタンパク質も重要である。補体は血液や組織液中に大量に存在する十数種類のタンパク質の総称で、もとは抗体の作用を補う因子としてその名がついた。実は、補体は抗体とは独立したしくみで、単独で細菌の表面にくっつくことができる。補体の多くはタンパク質切断酵素の活性をもっており、別の補体因子を切断し、切断された補体因子が活性化してまた別の因子を切断……という連鎖反応が起こる。最終的に活性化された補体因子C3bが大量に細菌の表面に結合する。補体は細菌の細胞膜に孔をあけて殺すほか、食細胞にとっての目印としても機能する。好中球やマクロファージの表面には補体受容体があり、補体がくっついた細菌は効率よく貪食される。補体が結合して食作用を受けやすくすることを「**オプソニン化**」という。

＊1　このような物質の構造は微生物の生存に必須であるため、変異によって自然免疫による探知を逃れることは難しい。

＊2　PAMPsは病原性のない微生物にも存在するので、用語としては今後改められる可能性がある。

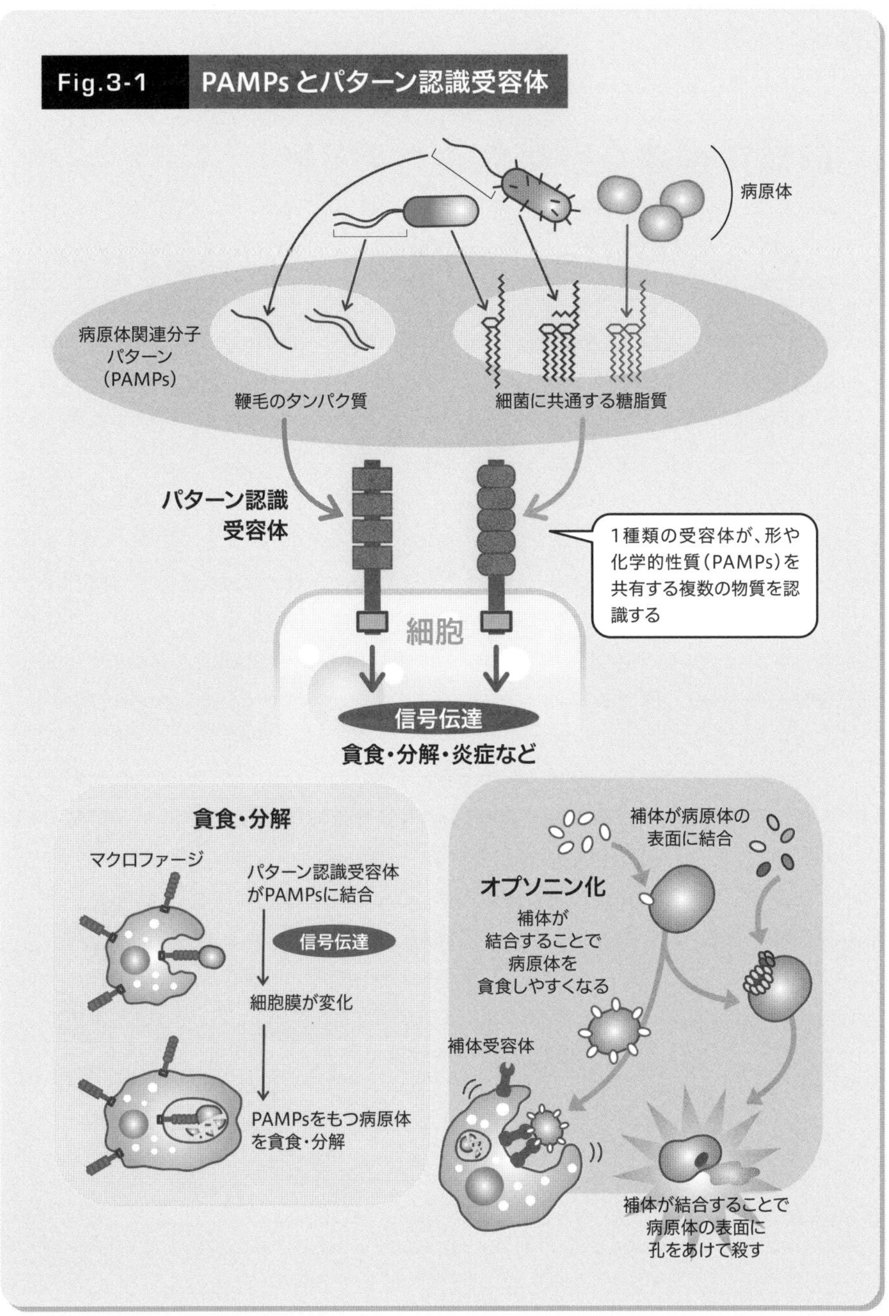
Fig.3-1 PAMPsとパターン認識受容体
病原体
病原体関連分子
パターン
（PAMPs）
鞭毛のタンパク質
細菌に共通する糖脂質
パターン認識
受容体
1種類の受容体が、形や化学的性質（PAMPs）を共有する複数の物質を認識する
細胞
信号伝達
貪食・分解・炎症など
貪食・分解
マクロファージ
パターン認識受容体がPAMPsに結合
信号伝達
細胞膜が変化
PAMPsをもつ病原体を貪食・分解
補体が病原体の表面に結合
オプソニン化
補体が結合することで病原体を貪食しやすくなる
補体受容体
補体が結合することで病原体の表面に孔をあけて殺す

自然免疫から獲得免疫へのリレー

パターン認識受容体のなかでも、**トル様受容体**（Toll-like receptor, TLR）と呼ばれる一群の受容体は特別の役割をもっている。ヒトには10種類のTLRがあり[*1]、それぞれ多糖類、糖脂質、リポタンパク質、フラジェリン（細菌の鞭毛を構成するタンパク質）、二本鎖RNAなどのPAMPsをリガンドとして認識する。細菌や真菌の成分を認識するTLRは細胞表面、ウイルス成分を認識するものはエンドソーム（貪食された異物を包む細胞内小胞）の膜に存在する。

TLRの機能として大事なのは、獲得免疫を発動するための警報を発することである。TLRがそれぞれのリガンドに結合すると、細胞内ドメインにアダプタータンパク質が結合し、細胞内にシグナルが伝わる。シグナルは細胞内タンパク質の分解やリン酸化という形で伝達され、最終的には核内の転写因子を活性化させ、様々な遺伝子の発現が引き起こされる。特に、**インターフェロン**（Interferon, **IFN**）の発現は、周辺の細胞のウイルス抵抗性を上昇させ、NK細胞を活性化してウイルス感染細胞を攻撃させるなど、ウイルスに対する警報として作用する。また、TLRシグナルは炎症性サイトカインと呼ばれる様々な分泌タンパク質の発現を引き起こす。これらは他の免疫細胞を活性化したり、感染部位に呼び集めたりする。

TLRはマクロファージや**樹状細胞**に多く出ている。樹状細胞がPAMPsを認識すると、IFNなどの警報分子に加えて補助刺激分子と呼ばれる細胞表面タンパク質を発現し、リンパ節に移動してT細胞を活性化する。T細胞の活性化のしくみについては、Episode-7以降で詳しく説明することにする。ここではひとまず、T細胞の活性化＝獲得免疫の発動と理解しておいてほしい。

樹状細胞によるTLRを介した病原体成分の認識は、自然免疫から獲得免疫へとバトンを渡す重要な意味をもっている[*2]。

＊1　ヒトの代表的なTLRをFig.3-2に示す。TLRの細胞外領域にはLRR（leucine-rich repeat）モチーフと呼ばれる構造が20数個連なり、特定のPAMPsに結合する。リガンドとなるPAMPsが細胞外領域に結合すると、細胞内領域から信号が伝わり自然免疫反応が引き起こされる。

＊2　樹状細胞を発見したラルフ・スタインマンは2011年にノーベル生理学・医学賞を受賞した。

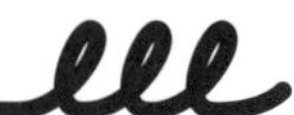

Fig.3-2　ヒトの代表的なTLR

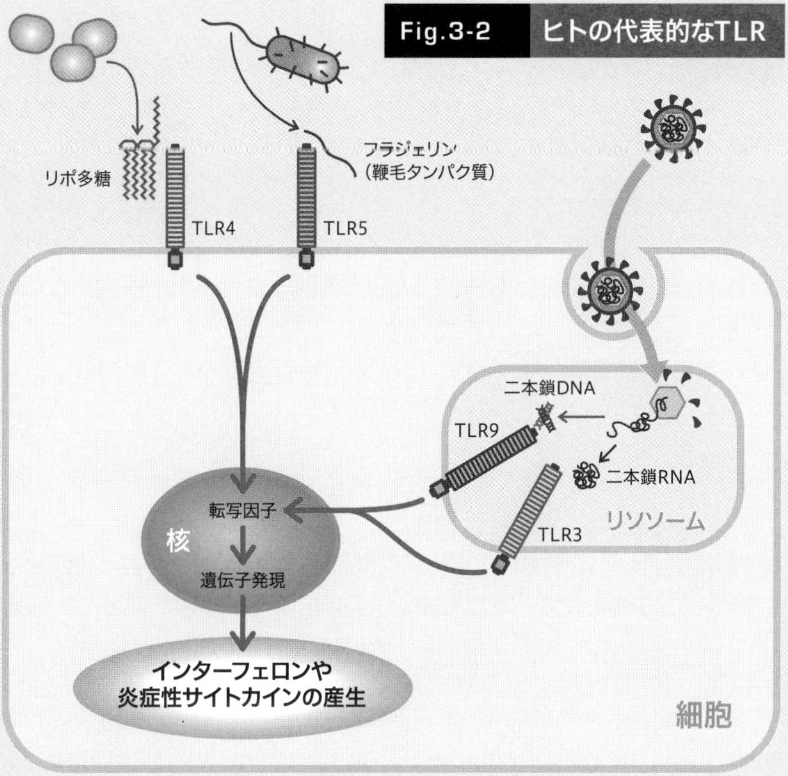

リポ多糖
TLR4
フラジェリン
（鞭毛タンパク質）
TLR5
二本鎖DNA
TLR9
二本鎖RNA
TLR3
リソソーム
転写因子
核
遺伝子発現
インターフェロンや
炎症性サイトカインの産生
細胞

Fig.3-3　樹状細胞

樹の枝のような突起をもち、体組織中を動き回る細胞。傷口などから病原体が侵入すると、樹状細胞が病原体を貪食し、リンパ節に移動して病原体の情報をT細胞に伝える。

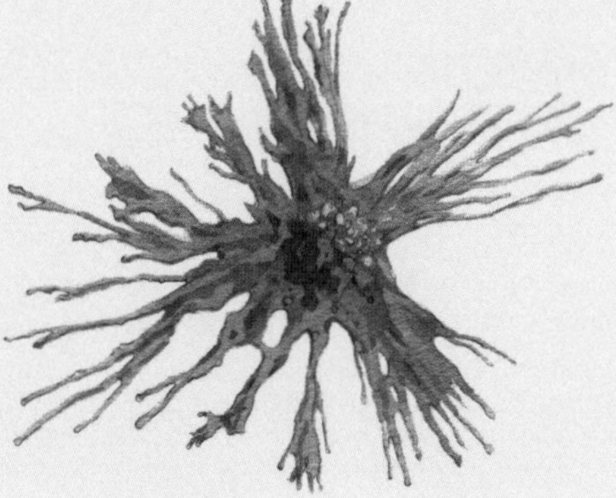

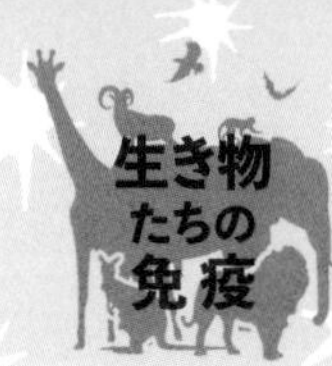

「Toll!」ヤバいハエの発見が免疫学の歴史を動かした

TLRの研究は、一見免疫とは無縁に思えるハエの観察から始まった。**キイロショウジョウバエ**は体長3mmほどの、果物や樹液などをエサとする小型のハエだ。卵（胚）から幼虫、蛹を経て成虫へと完全変態する昆虫で、一世代は約2週間。飼育しやすく、交配実験にも使いやすいため、20世紀初頭から遺伝学の研究材料として使われてきた。眼の色や体の形などの変化をもたらす遺伝子の関係性や染色体上の位置を調べる研究により、遺伝学の基礎が築かれていった。ショウジョウバエの研究はやがて発生学へと発展する。たくさんのショウジョウバエに突然変異を起こさせて胚発生のパターンを調べる実験が行なわれ、生物の体づくりをコントロールする基本的なしくみが明らかになったのである。

さて、そのようにして得られた変異ハエのなかに、奇妙な幼虫が見つかった。背中の部分に腹の特徴があり、上下両面が腹になったような形。発見したドイツ人研究者が「**Toll!**（トル）」と叫んだ。英語なら「Wow!」。日本語なら「すごっ！」か「ヤバっ！」。……とにかくこの言葉がそのまま変異ハエと遺伝子の名前として与えられ、Toll遺伝子は胚発生における背腹軸の決定に必要であることがわかった。さらに後の研究で、Toll遺伝子に変異をもつハエは、真菌に感染して死にやすいことが明らかになった。Tollタンパク質はハエの細胞表面にある受容体であり、背腹軸の制御だけでなく、微生物の成分を感知して自然免疫を発動するのに必須の役割をもっていたのだ。この発見をもとに、ハエのTollと類似した複数の受容体がヒトや哺乳類にも存在することがわかり、**トル様受容体（Toll-like receptor, TLR）**と名づけられたわけだ。その後の一連の発見は、自然免疫と獲得免疫の研究に新展開をもたらした*1。

“ショウジョウバエのTollの物語は、好奇心にもとづく研究が、後に医学応用に大きな影響を与える基礎的な理解をもたらす価値をもつことを示す顕著な例である”

Toll変異体を発見したクリスティアーネ・ニュスライン-フォルハルト博士の総説（2022年）より

*1 キイロショウジョウバエを使った研究で遺伝学の礎を築いたトーマス・モーガンは1933年に、ニュスライン-フォルハルトは1995年に、Toll遺伝子の免疫機能を発見したジュール・ホフマンと哺乳類のTLRの機能を最初に報告したブルース・ボイトラーは2011年に、ノーベル生理学・医学賞を受賞している。

キイロショウジョウバエ

Drosophila melanogaster

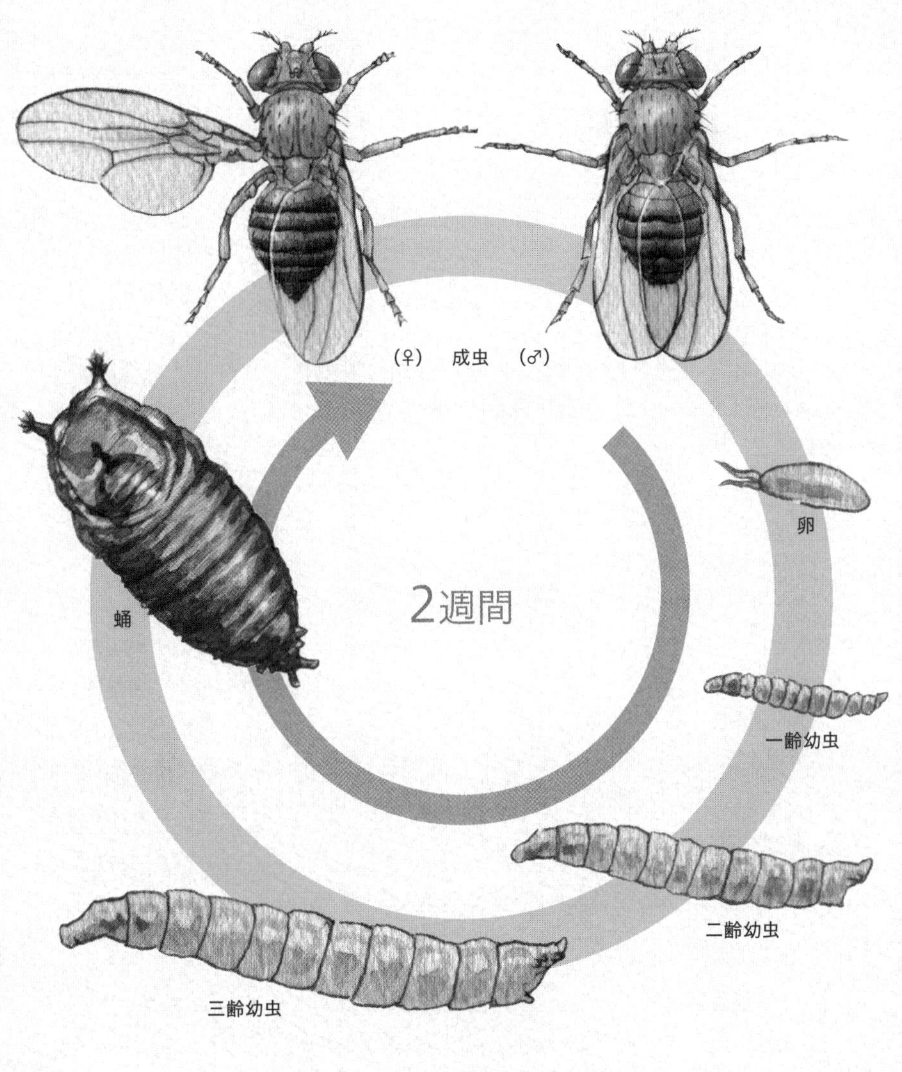

ショウジョウバエのライフサイクル

Episode 4 獲得免疫

抗原受容体

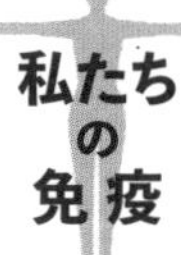

筆者が「私たち」という言葉を使うとき、その意味するところは「人類」「動物」「生物」といった広い範囲から「自分と仕事仲間」という狭い範囲まで様々であるが、この章でいう「私たち」は「ヒトを含む、背骨のある動物（脊椎動物）」をさす。私たち脊椎動物は、自然免疫に加えて、より高度な生体防御のしくみ ― **獲得免疫** ― をもっている。

獲得免疫が自然免疫と異なる最大のポイントは、**抗原受容体**（こうげんじゅようたい）によって発動する点である。自然免疫では、パターン認識受容体が病原体の成分をおおまかに認識することで免疫反応が開始される。これに対して獲得免疫の抗原受容体は、特定の病原体に由来する物質の、さらに特定の分子構造を認識して免疫反応を開始する。つまり、特定の受容体が特定の物質だけを認識する。このような性質を「**特異性**」という。抗原受容体の形は細胞ごとに異なっていて、その形の種類はきわめて多く、理論上はすべての病原体や異物を認識できる。この特徴を「**多様性**」という。

抗原受容体が認識し結合する物質のことを**抗原**という*1。抗原受容体と抗原……言葉が出てくる順序が逆ではないか？と思われるかもしれないが、もうしばらくこのままお付き合いいただきたい。

抗原受容体は、以下の3種類。それぞれ特別な細胞に発現している。

- **αβ T細胞受容体**（アルファベータ）（αβ T cell receptor, **αβ TCR**）：αβ T細胞に発現する。
- **γδ T細胞受容体**（ガンマデルタ）（γδ T cell receptor, **γδ TCR**）：γδ T細胞に発現する。
- **免疫グロブリン**：B細胞に発現する。

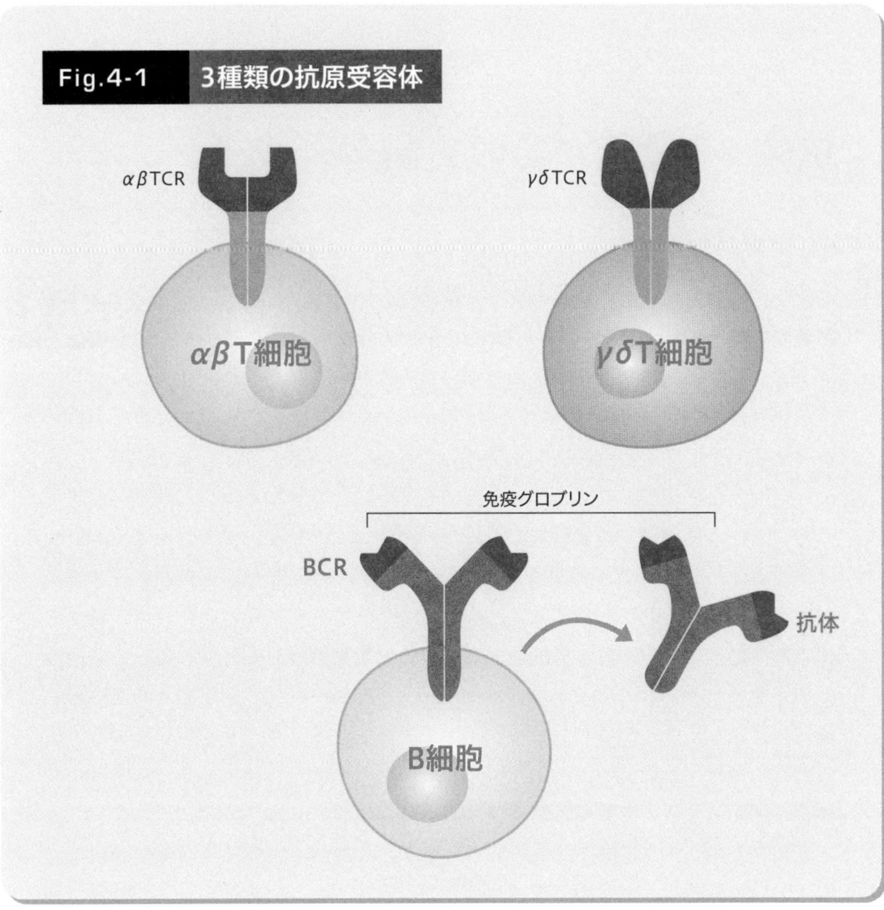

いきなりα、β、γなどとギリシャ文字が出てきて、難しくてスミマセン……。まずは読者の皆さんもよくご存じの、3番目の抗原受容体、免疫グロブリンから説明しましょう。免疫グロブリンには別名が2つある。**B細胞受容体**（B cell receptor, **BCR**）、もうひとつは「**抗体**」。聞いたこと、ありますよね？

＊1 抗原（antigen）という言葉はもともと「抗体（antibody）が結合する相手」という意味だが、現在の免疫学では、αβ TCRとγδ TCRが結合する相手（リガンド）も抗原と呼ぶ。ただし、免疫グロブリン（抗体）、αβ TCR、γδ TCRが結合する抗原は、それぞれ全く異なる特徴をもっている。つまりこれら3種類の抗原受容体はそれぞれに異なる大事な役割を担っている。αβ TCRについてはEpisode-7、γδ TCRについてはEpisode-11で詳しく述べる。

抗体：B細胞が発射する誘導ミサイル

免疫グロブリンは、体の中でB細胞だけがつくるタンパク質である。Fig.4-2のようにY字型をしたタンパク質で、足の部分で細胞膜に刺さっているものを**B細胞受容体（BCR）**、細胞膜から離れて細胞の外に飛び出していくものを**抗体**と呼ぶ。ここから先はしばらく抗体についての話をしてみる。

抗体は、左右2つの同じ形のパーツがくっついてY字型になっており、左右の腕の先端部分で特定の抗原にガッチリとくっつく。抗原を捕まえる抗体の「手」の部分はB細胞ごとに異なる形をしていて、それぞれ異なる形の抗原に結合する。この「手」の部分を**「可変領域」**と呼ぶ。可変領域の多様性は獲得免疫の本質的な要素のひとつであり、理論上は無限に近い種類の形をとり、自然界に存在する（あるいは存在しないものでも）あらゆる形の抗原に結合できる。一方、抗体の腕の付け根から足の部分は多様性をもたない**「定常領域」**と呼ばれる。定常領域の構造が少し変わることによって、免疫グロブリンはBCRとしてB細胞の細胞膜にとどまったり、抗体として細胞外に放出されたりする。B細胞からミサイルのように発射された抗体は、血液にのって体中に運ばれ、侵入してきた病原体や異物を正確にとらえて撃ち落とすのだ。

B細胞は、ヒトの体内に数百億個も存在する。実際には同じB細胞が分裂して増えたりするので、ヒトの体内の抗体のバリエーションは数百万～1億通りくらいと考えられる。このような抗体（抗原受容体）の形の多様性のことを**レパートリー（レパトア）**という。

抗体はタンパク質であり、可変領域の形はアミノ酸の配列によって決まる。アミノ酸配列は遺伝子によって決められている。そしてヒトのゲノムにはおよそ2万もの遺伝子がある。2万もの、とはいっても、数百万から億の桁（けた）の種類の抗体をつくるには遺伝子の数が絶対的に足りない。抗体のレパートリーをつくるには、1遺伝子＝1タンパク質という原則からはずれた何らかのしくみがあるはずだ。

Fig.4-2　BCRと抗体

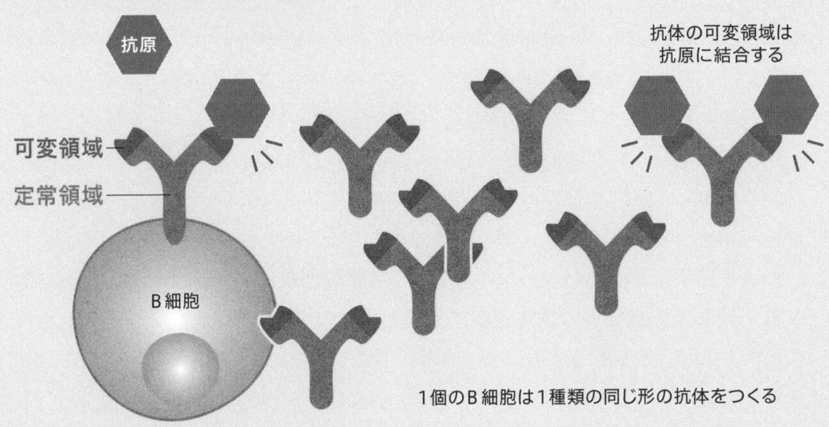

B細胞がつくる抗体のレパートリー（レパトア）

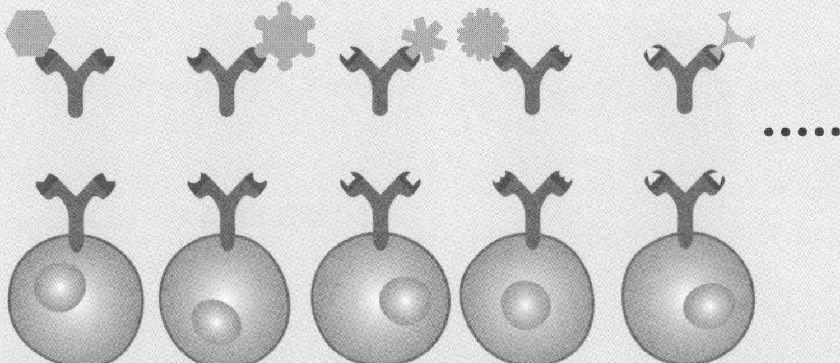

個々のB細胞はそれぞれ異なる形の可変領域をもつBCR/抗体をつくり、全体としてあらゆる形の抗原に対応することができる。

遺伝子再編成：無限の種類の抗体をつくるしくみ

抗体は、1遺伝子＝1タンパク質という生物の基本原則から大きく逸脱したしくみによって、その多様性をつくり出している。抗体のアミノ酸配列を決める遺伝子は、複数のパーツ（V、D、Jなどと呼ばれる）に分かれ、それぞれ少しずつ違う形をした同じ種類のパーツが数個〜数十個、ゲノム上に並んで配置されている。Fig.4-3のように、B細胞は数個〜数十個のパーツのうち1つを選んでその端の部分でDNAを切断し、離れた場所にある別の種類のパーツからも1つ選んで端を切断。2つのパーツはつなぎ合わされ、パーツとパーツのあいだのDNAは切り出されて捨てられる。切断はランダムに起こるので、どのパーツが選ばれるかはB細胞自身にもわからない。つまり**B細胞ごとに異なるパーツが組み合わされ、異なる塩基配列の抗体遺伝子ができる。**さらに、DNAがつなぎ合わされる部分にもランダムに塩基の欠損、挿入、置換が生じ、これらの偶然の積み重ねによって、B細胞ごとに様々な異なる形の抗体タンパク質ができあがる、というわけだ。切断されたDNAがうまく連結されず、正しい抗体タンパク質をつくれないこともある。そのような不運なB細胞には、細胞死という非情な結末が待っている。このようにして**B細胞は遺伝情報であるDNAを自ら切断・連結**するという危険を冒し、一定の確率で失敗して死ぬ運命をも受け入れながら、多様な抗体をつくっている。

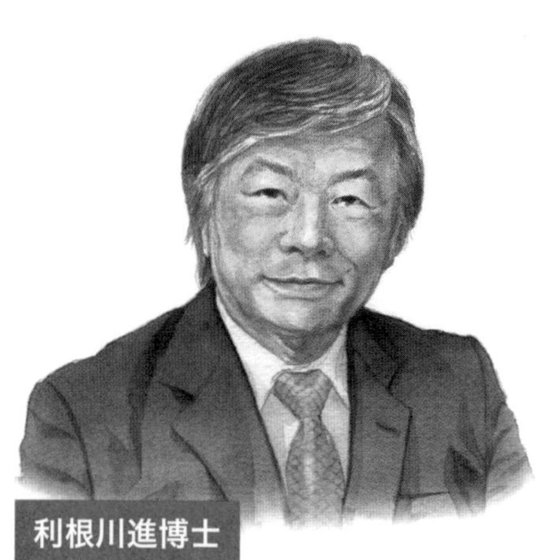
利根川進博士

DNAの切断と連結によって多様な抗体をつくり出すこのしくみを、**遺伝子再編成**という。抗体だけでなく、αβ TCRとγδTCRをつくる際にも同じ遺伝子再編成のしくみが使われる。すなわち、獲得免疫の抗原受容体はすべて、**遺伝子再編成によって生じた多様なレパートリー**を備えている。

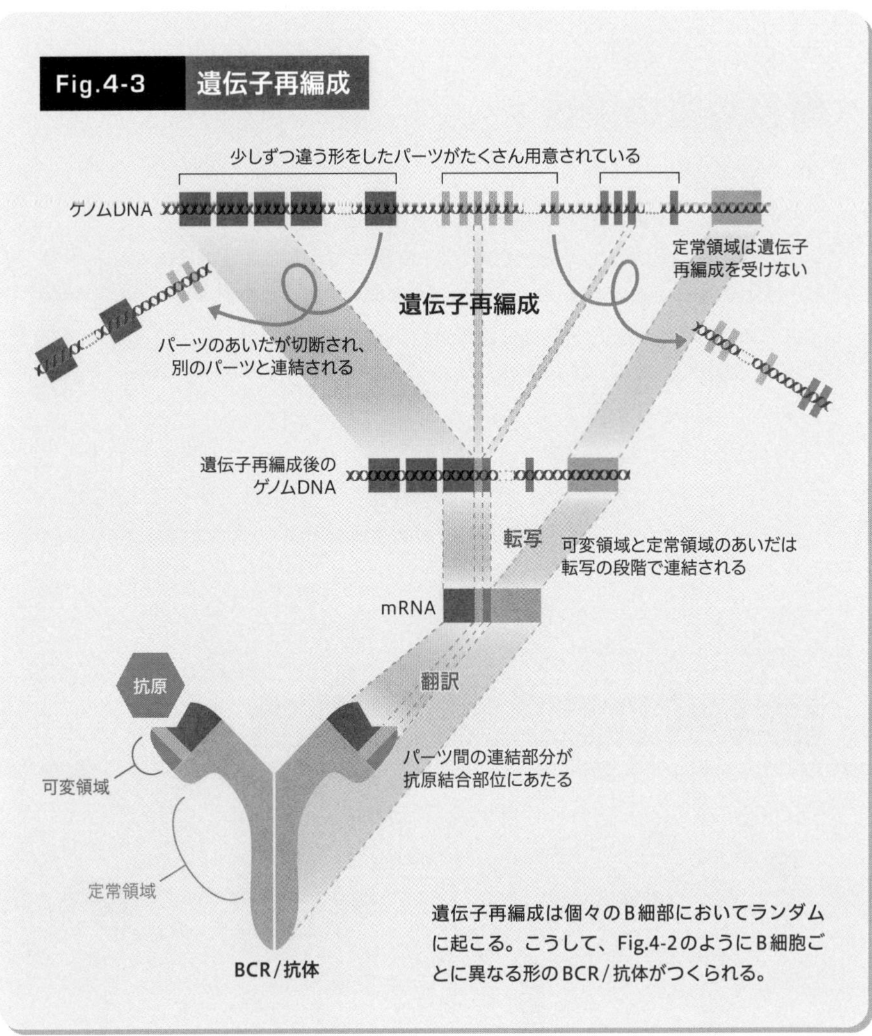

遺伝子再編成を発見したのは、利根川進(とねがわすすむ)博士である（当時はスイスのバーゼル免疫学研究所に所属）。1987年に利根川博士がノーベル生理学・医学賞を単独受賞した際、選考委員のひとりは「百年に一度の偉大な研究」と評したという。免疫学はもちろん、生物学の歴史においても最大級の発見といってよいだろう。

獲得免疫の原理

ここで改めて、**自然免疫と獲得免疫の原理の違い**を整理しておこう。

Fig.4-4に示すように、自然免疫では1種類の受容体が共通の構造パターンをもつ多くの種類の物質に対応している。病原体の種類を問わず、速やかに信号を伝えて免疫反応を発動させられるのが自然免疫の強みだ。

獲得免疫は、自然免疫とは異なる原理で病原体に対応している。抗体とB細胞を例にして説明してみよう（Fig.4-5）。

抗体（B細胞の表面にあるときはB細胞受容体（BCR））の種類はヒト1人あたり数百万以上あり、それぞれが特定の抗原にガッチリと結合することができる。しかし逆にいえば、ある1種類の抗原に結合できる抗体をもつB細胞は、B細胞全体の数百万分の1以下でしかない。はじめて出合う病原体が体内に侵入してき

Fig.4-4 自然免疫の原理（TLRを例として）

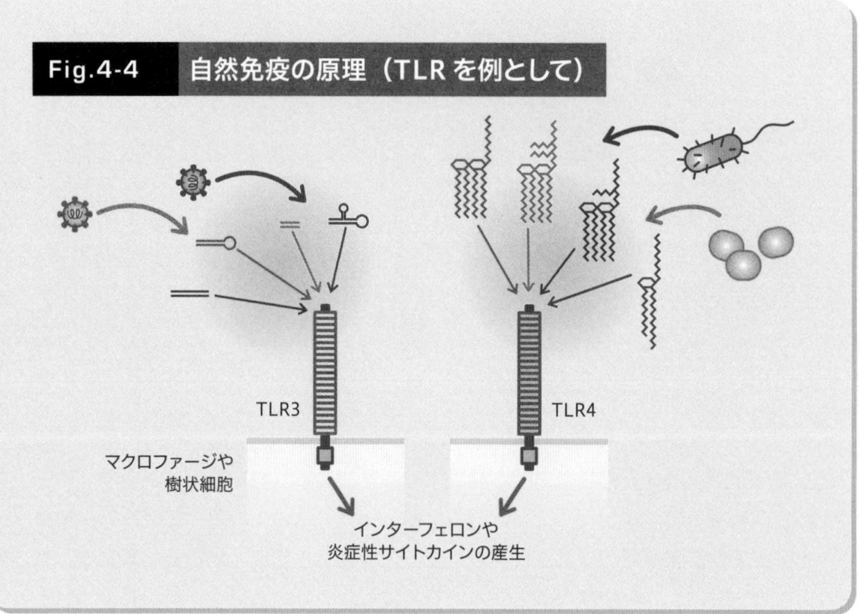

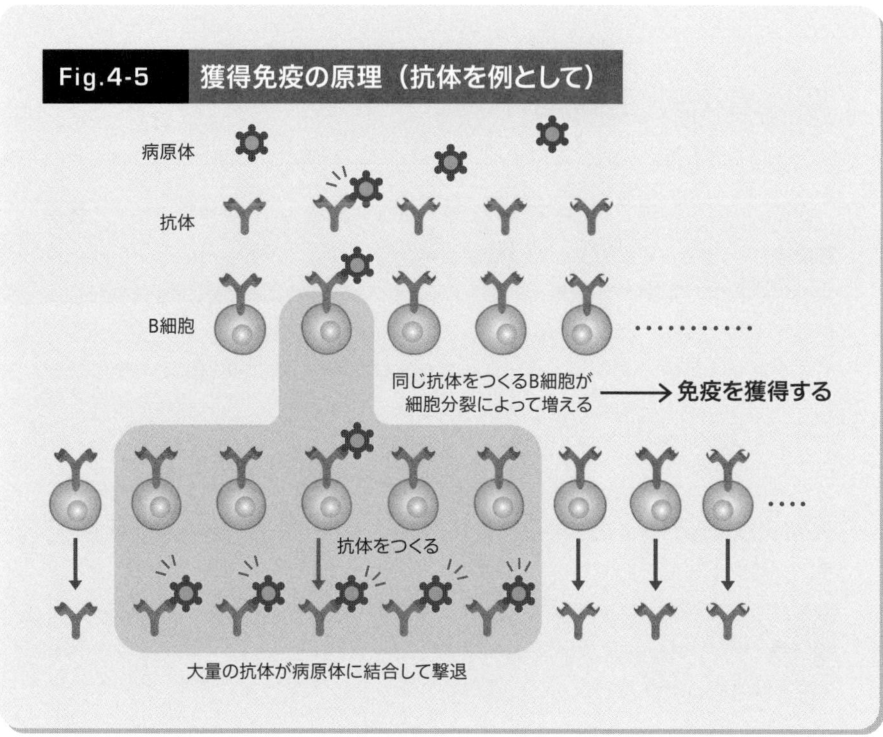

たとき、その病原体に結合する抗体をつくるＢ細胞の数は少なく、体の中全体に行き渡るほどの量の抗体をつくることはできない。Ｂ細胞が増殖して充分な量の抗体をつくるようになるまでには１週間〜数週間の時間が必要だ。だからはじめて出合う病原体に対しては、抗体はすぐに効果を発揮できないことが多い。

ただし、一度Ｂ細胞にスイッチが入って活性化・増殖すると、そのＢ細胞の一部は「**メモリー B細胞**」として長いあいだ生き続け、同じ病原体が侵入すると今度は速やかに活性化して大量の抗体をつくり、病原体を撃退する。これが感染によって獲得される免疫、すなわち「**獲得免疫**」の原理であり、いわゆる免疫の「**二度なし**」現象の正体である。

様々な病原体や異物に対して特異的にはたらき、その情報を記憶することができる ―我々が普段「免疫」という言葉に対してもつイメージのほとんどは獲得免疫のしくみによって成り立っている。

獲得免疫と動物の進化

さて、本章の冒頭で述べたように、私たち脊椎動物は、自然免疫に加えて**獲得免疫**のしくみを備えている。無脊椎動物は、自然免疫しかもっていない。彼らは自然免疫だけで細菌やウイルスの侵入に対抗し、数億年におよぶ生存競争を生き抜いて繁栄を築いている。現在の地球上に生息する動物のほとんど（95%以上）は無脊椎動物である。なぜ無脊椎動物は自然免疫だけで平気なのか？　なぜ私たち脊椎動物には獲得免疫が必要なのか？　現時点でもっとも科学的な答は、「わからない」だ。

生物の進化史はFig.4-6のように考えられている。自然免疫は、獲得免疫よりも進化的起源が古い。私たちの体に病原体が侵入した際、まず自然免疫が発動し、獲得免疫へとリレーされていく免疫反応の時間軸は、免疫系の進化史を反映しているようにも見える。脊椎動物の祖先は**4億5000万年前に出現**し、**円口類**[*1]と**顎口類**に分かれた。顎口類はその名の通り、顎をもつ動物群である。我々が普段、脊椎動物と呼ぶ動物たちはすべて顎口類に属する。すなわち、

- **魚類：**メダカ、コイ、サケなどの硬骨魚類、サメやエイなどの軟骨魚類
- **両生類：**カエル、イモリなど
- **爬虫類：**ワニ、カメ、ヘビ、トカゲなど
- **鳥類：**ニワトリ、ツバメ、スズメなど
- **哺乳類：**イヌ、ネコ、ウシ、クジラ、ウマ、コウモリ、サル、ヒトなど

これらの動物たちはすべて、抗原受容体を主体とする獲得免疫系をもっている。

ここから先は、獲得免疫系ではたらくタンパク質や細胞について詳しく説明しながら、それらのしくみを逸脱したフシギな獲得免疫系をもつ動物の話を紹介してみよう。いよいよ「ネオ免疫学」本編スタートといったところだ。筆者も本気モードである。

＊1　円口類のとっても面白い免疫系については、Episode-12でじっくりと説明する。

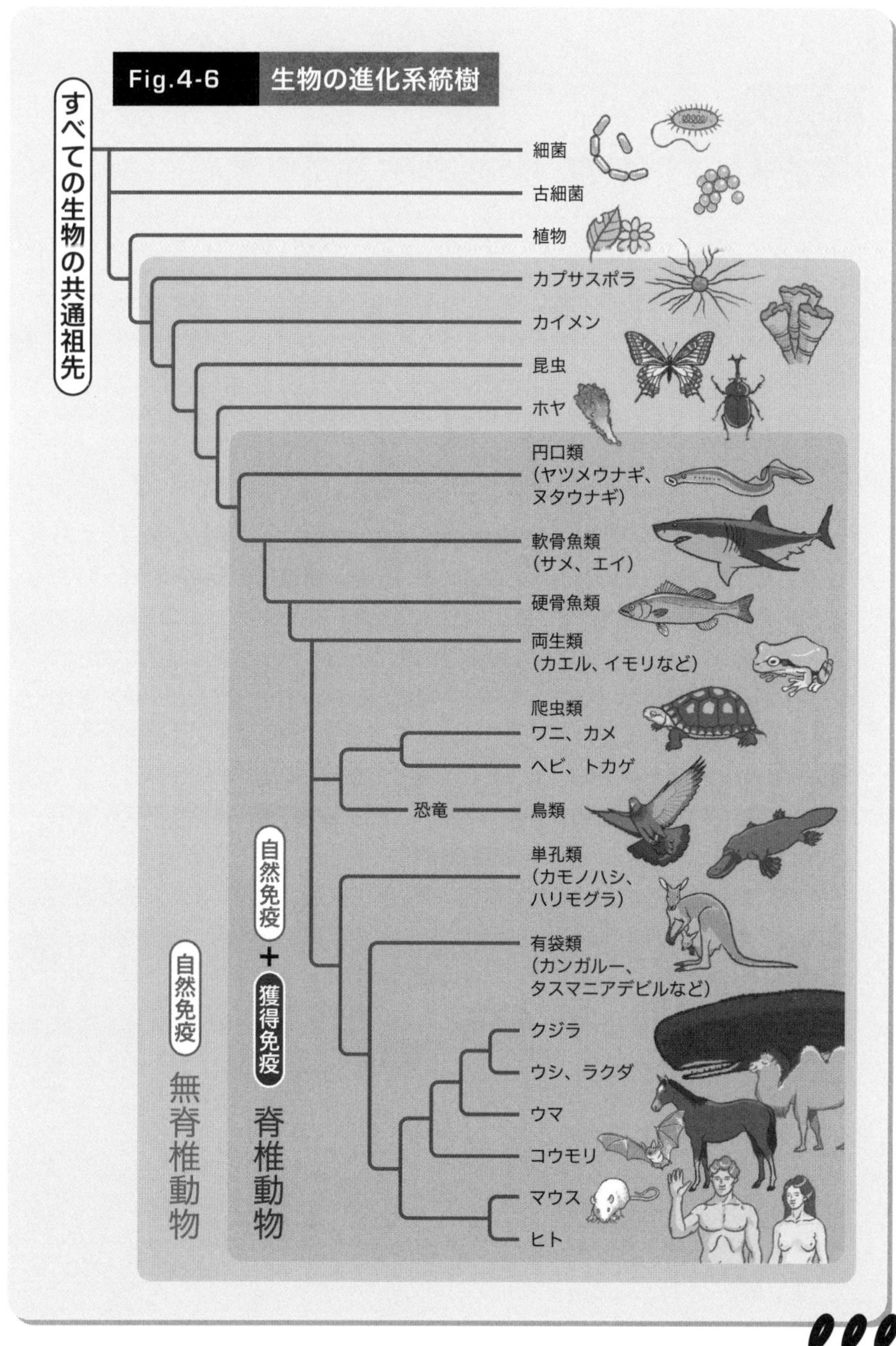
Fig.4-6
生物の進化系統樹
すべての生物の共通祖先
細菌
古細菌
植物
カプサスポラ
カイメン
昆虫
ホヤ
円口類
(ヤツメウナギ、
ヌタウナギ)
軟骨魚類
(サメ、エイ)
硬骨魚類
両生類
(カエル、イモリなど)
爬虫類
ワニ、カメ
ヘビ、トカゲ
恐竜
鳥類
単孔類
(カモノハシ、
ハリモグラ)
有袋類
(カンガルー、
タスマニアデビルなど)
クジラ
ウシ、ラクダ
ウマ
コウモリ
マウス
ヒト
自然免疫
無脊椎動物
自然免疫
+
獲得免疫
脊椎動物

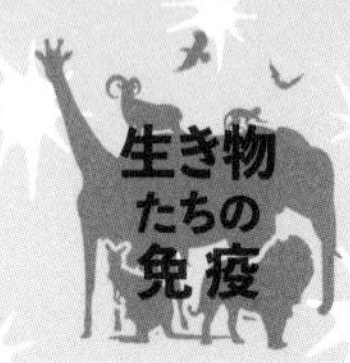

遺伝子変換：鳥は特別な方法で抗体をつくる

恐竜はおよそ6600万年前に絶滅したが、彼らの仲間は姿かたちを変えて現在も地球上に生きている。**鳥**たちだ。鳥類は脊椎動物のなかではもっとも新しく出現した生物群であり、ある意味もっとも高度に進化した動物であるともいえる。

鳥類は、私たちヒトと同じ形の抗体をもっており、V、D、J遺伝子の切断と再連結による遺伝子再編成が行なわれる。しかし、ヒトやマウスが数十個のV遺伝子をもつのに対し、鳥類ではV遺伝子が1つしかない。これではV遺伝子の選抜による多様性の獲得は見込めない。その代わりに、鳥類のV遺伝子の隣には、本来なら役に立たないV遺伝子の切れっ端（**偽遺伝子**（ぎいでんし）と呼ばれる）が多く並んで配置されている。V、D、J遺伝子の切断・再連結による遺伝子再編成を終えた後、V遺伝子に偽遺伝子の塩基配列の一部がランダムにコピーされる。こうして鳥類の抗体は、本来のV遺伝子の配列に偽遺伝子の配列がツギハギ状に貼り付けられた状態となり、これによって多様性が増大する。この、まるで**遺伝子のコピー＆ペースト**のようなしくみを「**遺伝子変換**」という*1。つまり鳥類は遺伝子再編成と遺伝子変換の2つのしくみを使って、抗体の多様性を生み出している。

鳥類は進化の過程のどの段階で遺伝子変換のしくみを獲得したのだろうか？ 化石から恐竜のDNAを採取し、ティラノサウルスなどの物騒な恐竜をよみがえらせ、結局逃げ出して大騒ぎになるのが恐竜映画の定番である。しかし本当に恐竜のDNAを手に入れることができたら、鳥類の免疫系の進化について多くのことがわかるはずだ。恐竜はすでに遺伝子変換のしくみをもっていたのか？ あるいは他の動物に近いしくみだったのか？ あるいは全く別のしくみが？ 興味は尽きない。

*1 鳥類だけでなく、ウサギやウマなどのいくつかの哺乳類の種でも抗体の遺伝子変換が起きる。収斂進化（しゅうれんしんか：異なる進化系統の動物がよく似た形質を獲得する現象）の結果だと考えられているが、免疫学的な意義はよくわかっていない。

Fig.4-7 ニワトリの抗体の遺伝子変換

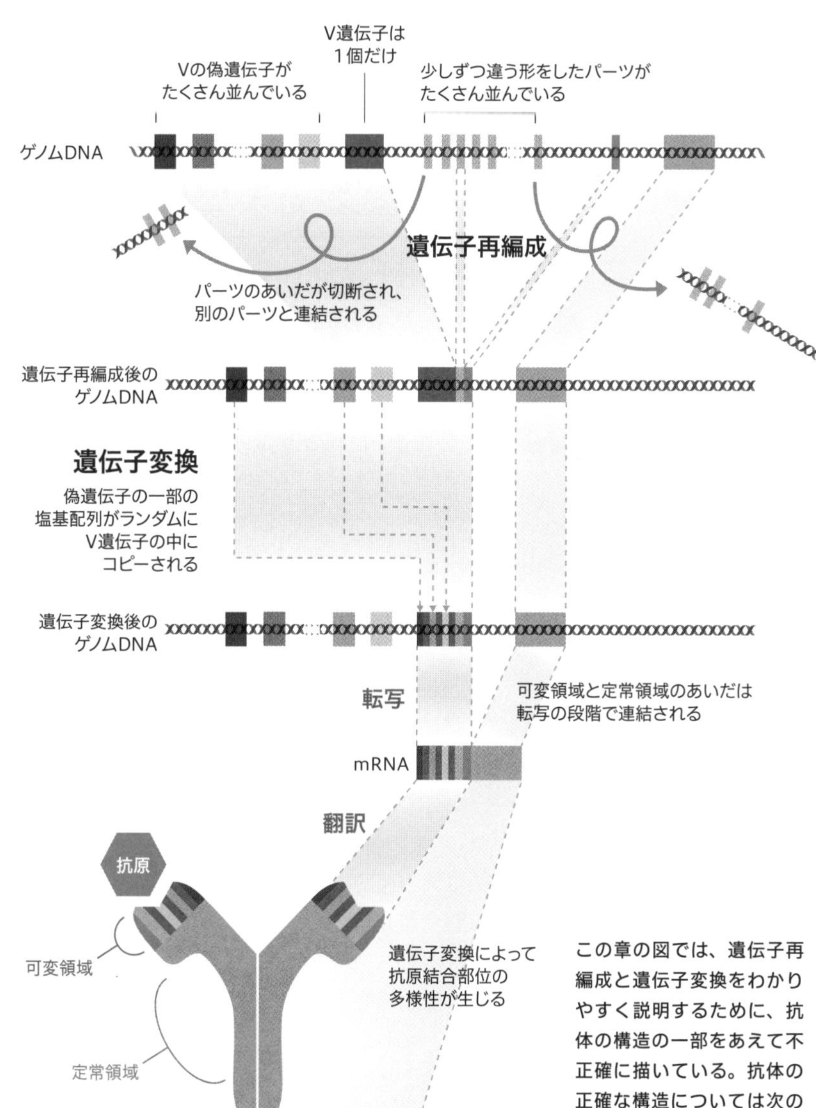

この章の図では、遺伝子再編成と遺伝子変換をわかりやすく説明するために、抗体の構造の一部をあえて不正確に描いている。抗体の正確な構造については次のEpisode-5以降で詳しく解説する。

Episode 5 抗体の構造－1：重鎖と軽鎖

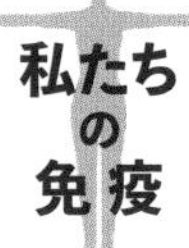

重鎖と軽鎖：抗体の基本構造

私たちの抗体の構造をもっと詳しく見てみよう。抗体（免疫グロブリン）は2種類のタンパク質が2つずつ集まってできている。2種類のうち大きい方を**重鎖**（heavy chainまたはH鎖）、小さい方を**軽鎖**（light chainまたはL鎖）という。Fig.5-1のように**2本の重鎖**と**2本の軽鎖**がYの字の形をとっていて、重鎖と重鎖、および重鎖と軽鎖は強い化学的な力でつながっている。

図にある重鎖と軽鎖それぞれの下側が、定常領域（多様性のない一定の形をとる部分）にあたる。重鎖の定常領域の構造によって、免疫グロブリンは細胞膜でBCRとなったり、細胞膜から離れて外に分泌される抗体になったりする。重鎖の定常領域には、抗体の使われ方を決める大事なしかけがあるのだが、それについてはEpisode-6で詳しく述べることにしよう。

重鎖と軽鎖それぞれの先端、すなわち「手」の部分が、**可変領域**である。ここがB細胞ごとに異なる形をもつ、すなわち多様性に富む部分だ。特に、可変領域の先端で重鎖と軽鎖が合わさった部分が、遺伝子再編成の連結部分に相当する。ここがもっとも多様な形をとる部位であり、様々な形の抗原と結合する「抗原受容体」としてのキモの部分だ。

Episode-4に書いたように、重鎖と軽鎖の可変領域は、ゲノムDNAの断片（パーツ）をランダムに切断して再連結することによってつくられる。重鎖の可変領域は**V**、**D**、**J**の3種類のパーツ、軽鎖の可変領域は**V**、**J**の2種類のパーツからなっている。ヒトの場合はVが30～40個、Dが25個、Jが4～6個あり、そのなかからどれか1つずつをランダムに選んでつなぎ合わせるわけだ。単純計算で、重鎖には40 × 25 × 6 = 6000通りの組み合わせが生じる。V-D-J間の連結部分に塩基の変異が生じるため、さらに多様性が増える。加えて重鎖と軽鎖の組

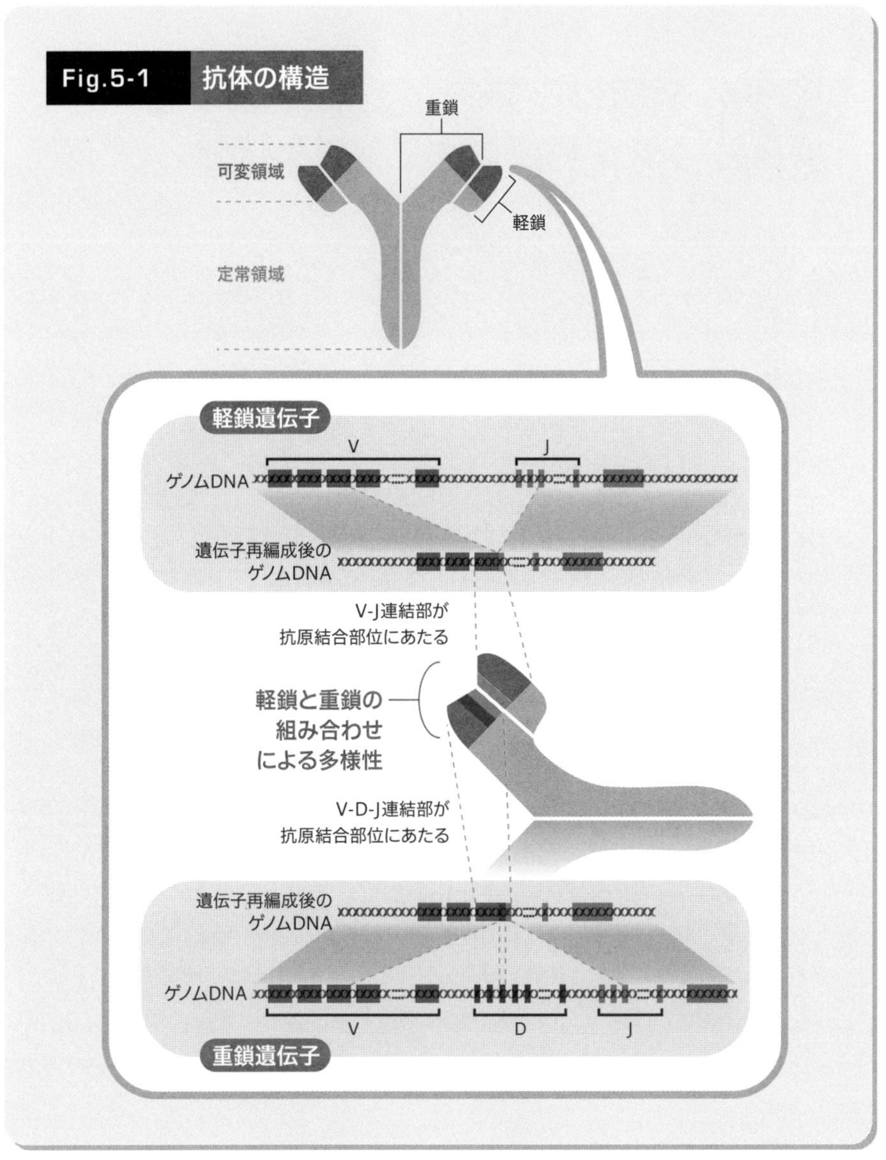

み合わせをも考慮していくと、最終的にできあがる免疫グロブリンの種類は100兆を超え、実質的に**無限**といってよい規模となる。これが、あらゆる病原体や異物に結合できる抗体をつくり出す原理である。

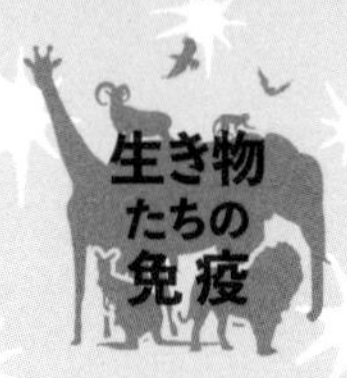

軽鎖は不要？ ラクダ科動物のフシギな抗体

抗体は2本の重鎖と2本の軽鎖からできている。しかし、このルールに反する特別な抗体をもつ動物がいるのだ。それがラクダ科の動物たち ―ヒトコブラクダ、フタコブラクダ、アルパカ、ラマなど― である。ラクダ科動物は哺乳類であり、彼らの獲得免疫のしくみは基本的には私たちヒトと同じである。が、しかしだ。他の哺乳類や脊椎動物とは違い、ラクダ科動物は**軽鎖を含まない**抗体をつくるのだ。

ラクダ科動物がもつユニークな抗体は「**重鎖抗体**」と呼ばれ、軽鎖を含まず、**2本の重鎖**のみからなっている*1。重鎖の遺伝子が発現する際に、定常領域の一部が削られて軽鎖が結合できなくなり、そのまま重鎖だけで抗体としてできあがってしまうのだ。

ラクダ科動物の血液中に存在する抗体の約半分が重鎖抗体であり、残りは他の動物と同じ重鎖/軽鎖からなる通常抗体である。通常抗体は重鎖と軽鎖が合わさった部分で抗原と結合するが、重鎖抗体は重鎖の可変領域だけで抗原に結合することができる（Fig.5-2）。

重鎖抗体がラクダの免疫系においてどのような役割を担っているのか、まだ充分に解明されていない*2。とはいえ、私たちの抗体が重鎖と軽鎖という2つのタンパク質の組み合わせの制約を受けるのに対し、重鎖という1つのタンパク質だけで抗原との結合を可能にしているラクダ科動物の重鎖抗体は、その生物学的な意義もさることながら、産業や医薬品への応用の可能性の点でも注目されている。

---

*1 同じような重鎖抗体はサメにも存在し、免疫グロブリン新抗原受容体（IgNAR）と呼ばれている。サメとラクダ科動物だけが重鎖抗体をもつ理由は、何らかの収斂進化だと思われるが、軽鎖のない抗体にどんな利点があるのか？　免疫における特別な役割があるのか？　……詳しいことはわかっていない。

*2 ラクダというと砂漠のイメージだが、彼らの祖先は北米大陸に生息し、数百万年前に一部がベーリング地峡を通ってユーラシア大陸に移動しヒトコブラクダやフタコブラクダとなった。別の集団は南米大陸に移ってラマやアルパカとなり、北米大陸に残ったものは絶滅した。したがって、重鎖抗体は砂漠への適応とは関係なく、数千万年前の北米地域での進化の過程で獲得されたものと思われる。

ヒトコブラクダ

Camelus dromedarius

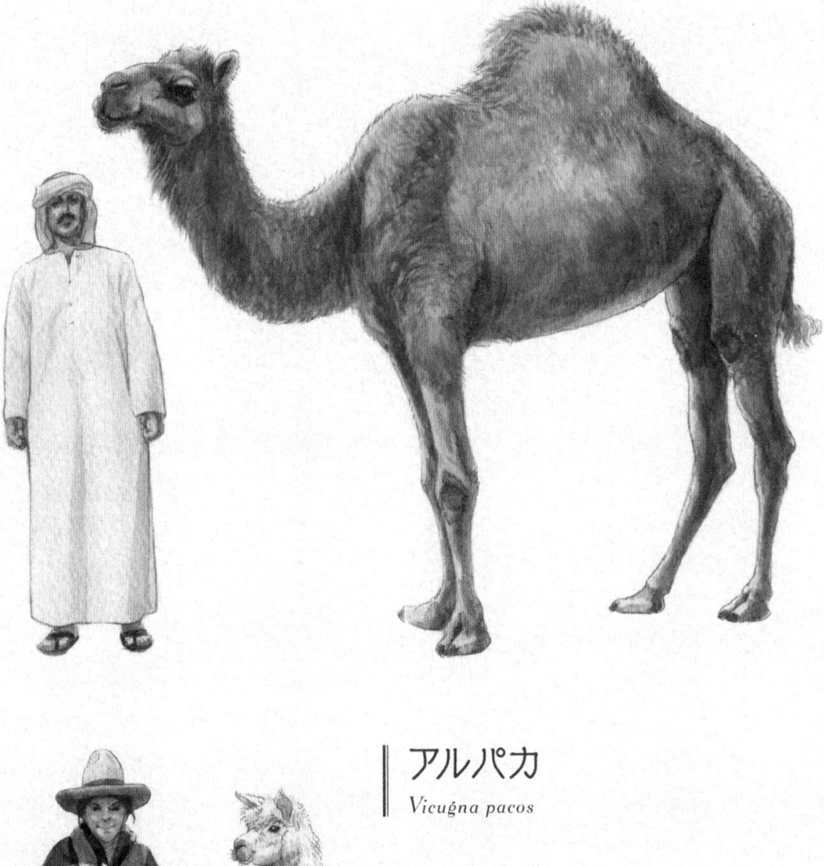

アルパカ

Vicuĝna pacos

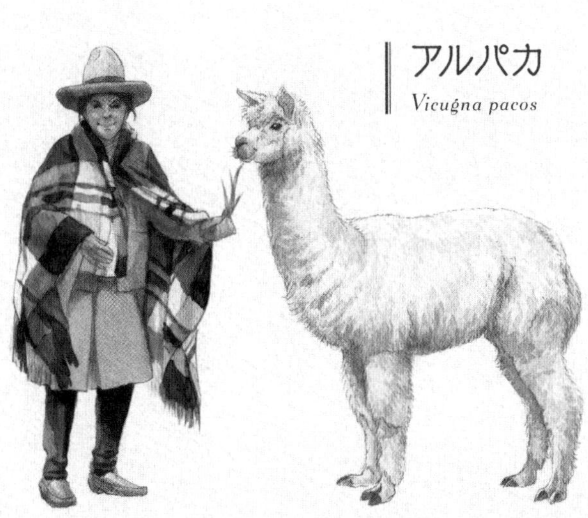

ナノボディ：ラクダの抗体を活用しよう

ラクダ科動物の重鎖抗体の可変領域は**VHH**（variable domain of heavy chain of heavy chain antibody）と呼ばれ、軽鎖を必要とせずに抗原と結合できる特別な構造をもっている。VHHのサイズは重鎖全体の1/3程度。通常抗体の全体（重鎖2本、軽鎖2本）に比べれば1/10以下だ。VHHだけを重鎖抗体から切り離せば、通常抗体よりもはるかに小さいサイズで、通常抗体と同じように特異的な抗原に結合するタンパク質として使うことができる。このようにしてつくられたタンパク質は、**ナノボディ**（**nanobody**）と呼ばれる。小さい（nano）抗体（antibody）という意味である。

ナノボディは通常抗体よりも小さくシンプルな構造であるため、遺伝子組み換え技術を使って簡単に扱うことができ、大腸菌や酵母などの細胞を使って大量に生産することが可能だ。タンパク質としても安定した構造をしていて、熱や酸などにも強いため、様々な用途に応用できる。目的のタンパク質に特異的に結合するナノボディは、数年前から研究用試薬として市販されており、私たちの研究室の冷蔵庫にもナノボディ試薬が何本か置いてある。

また、ナノボディは医薬品としての可能性がきわめて大きい。ヒトの体に投与したときに目的の組織に行き渡りやすく、通常の抗体医薬が効きにくい脳・神経系の病気の治療にも効果を発揮するかもしれない。病気の原因となるタンパク質に結合するナノボディを患者に投与し、血液中や組織中での作用を阻害することによって症状を改善できることが示されている。ナノボディ医薬品はすでに欧米で承認され、日本でも承認申請が出されている。

今後、ナノボディ医薬品の研究・開発はますます加速し、近い将来、既存の抗体医薬品はナノボディに置き換わる可能性もある。

Fig.5-2　重鎖抗体とナノボディ

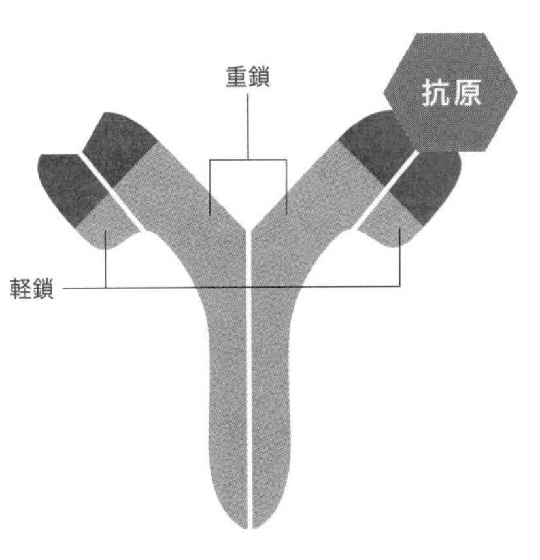

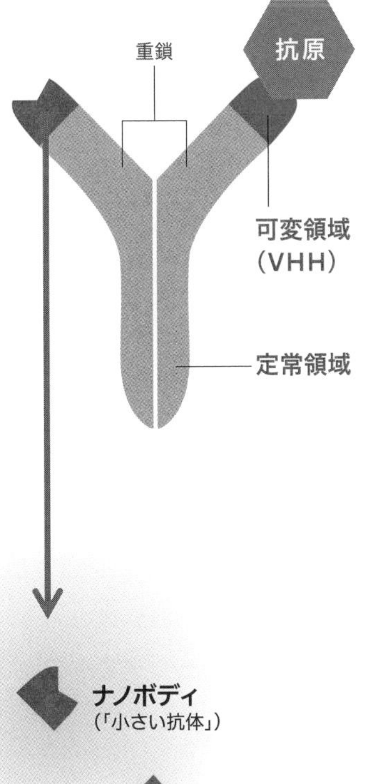

ラクダ科動物から目的の重鎖抗体をつくるB細胞を取り出し、遺伝子組み換え技術によってVHHだけを分離して大腸菌や培養細胞に発現させることで、ナノボディを大量生産することができる。

ナノマウス！：抗体をラクダ化したマウスの誕生

マウス（ハツカネズミ）は、実験動物として世界中の研究室で免疫学の研究に使われている。マウスはヒトとよく似た免疫のしくみを備え、もちろん通常抗体（重鎖と軽鎖からなる）をつくる。2021年6月、科学雑誌『Nature（ネイチャー）』に、**ラクダ型の重鎖抗体をつくるマウス**を遺伝子操作によってつくった、という研究成果が発表された。世界にはクレイジーな科学者がいるのだ*[1]。

この研究では、「**ゲノム編集**」という技術を使って、マウスのゲノム上にある抗体の重鎖のV断片をすべてラクダ科動物のV断片に置き換えた*[2]。さらに重鎖の定常領域の一部を削り、軽鎖と結合しないようにした。これでラクダのV断片、マウスのD断片とJ断片、軽鎖に結合しない定常領域がマウスのゲノム上に揃った。その結果どうなったか？　このマウスでは、B細胞が正常に分化し、遺伝子再編成も正しく行なわれ、**ラクダ科動物と同じような軽鎖を含まない重鎖抗体をつくっていた**。研究者たちはこのマウスを「**ナノマウス**」＝ナノボディをつくるマウス、と命名した（正確にはナノボディ（VHH領域だけ）ではなく、ナノボディとマウス抗体の融合体をつくっている）。さらに、ナノマウスに新型コロナウイルスのタンパク質を投与し、ウイルスを中和する重鎖抗体をつくらせることにも成功した*[3]。重鎖抗体は抗原への結合の仕方が通常抗体とは異なるため、変異株に対しても効果的であるといわれ、治療への応用が期待されている。

ナノマウスでは抗体遺伝子の一部がラクダ型に入れ替えられているが、B細胞の分化や抗体産生のしくみはマウスのままである。にもかかわらず、病原体に対して効果的なラクダ型重鎖抗体ができた。つまりB細胞が抗体をつくるための基本的なしくみは動物の種間で共通していて、抗体に軽鎖が必要かどうかはそれより下位の（置き換え可能な）しくみということである。

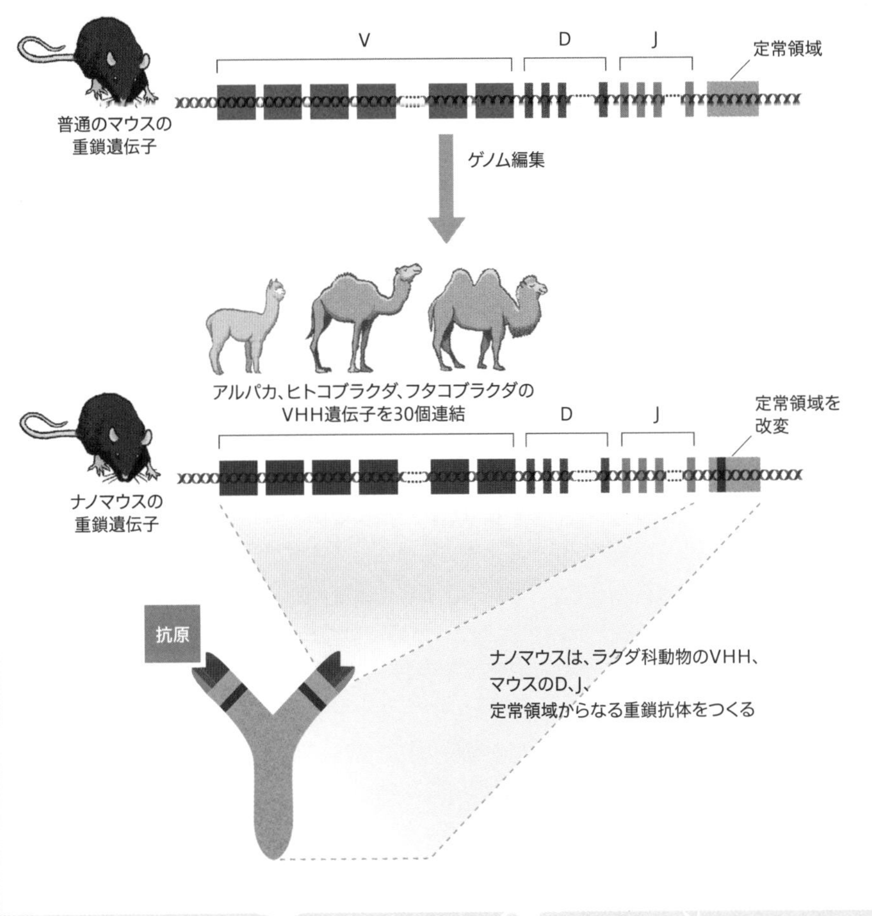

＊1 「クレイジー（crazy）」はすごい研究を行なう科学者に対するかなり上位の褒め言葉である（筆者の意見）。この本における重要ワードでもある。

＊2 ゲノム編集技術についてはEpisode-13で詳しく解説する。

＊3 ナノマウスの抗体には「体細胞超変異」が生じ、目的の抗原に対する結合力が強化されていた。この現象についてはEpisode-9で詳しく解説する。

Episode 6 抗体の構造－2：クラススイッチ

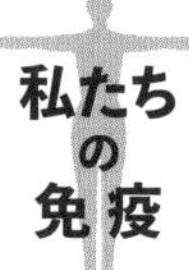

私たちの5種類の抗体

免疫グロブリンは、**重鎖の定常領域**の遺伝子（Cで表す）の違いによって複数の型（**クラス**）に分けられる。ヒトでは5つのクラスがあり、Fig.6-1のように**IgM**、**IgD**、**IgG**、**IgA**、**IgE**と呼ばれる。Igは免疫グロブリン（Immunoglobulin）の略だ。

それぞれのクラスのIgは、B細胞の成熟段階と関連し、免疫反応において異なる機能をもっている。Igのクラスの変化は定常領域だけに起こり、可変領域には影響しない。可変領域が変わらないということは、結合する相手の抗原も変わらない。つまり抗原特異性を変えずに重鎖の定常領域だけを入れ替えることで、同じ抗体を異なる目的に使うことができるしくみだ。

B細胞が骨髄で分化・成熟する過程で**最初につくられるのはIgM**である。細胞膜から放出されると、5つのIgMが合体し（五量体という）、血液中に出て抗体としてはたらく。

さらに成熟したB細胞は、IgMと同時にIgDをつくるようになる。IgDは血液中の抗体としてはきわめて量が少なく、その機能には不明な点が多い。

B細胞がT細胞に刺激され活性化すると、IgMとIgDをつくるのをやめ、IgGまたはIgA、IgEをつくるようになる。IgGは5つのクラスのなかで血液中にもっとも多く存在し、**一般的に抗体といえばIgG**をさす。IgGは体内に侵入した細菌やウイルスに対する防御の要である。また、母体から**胎盤を通して胎児に伝わり**、母親の免疫で子供を感染症から守るという点でも重要である。

IgAは呼吸器、消化器、生殖器などの粘膜組織で、主に二量体として粘液中に分泌される。病原体の侵入に対して**最前線で作用する抗体**である。また、**IgAは母乳に多く含まれ**、新生児を感染症から守る役割をもつ。

IgEは多くのアレルギーの原因となる抗体である。血液中にはほとんど存在せ

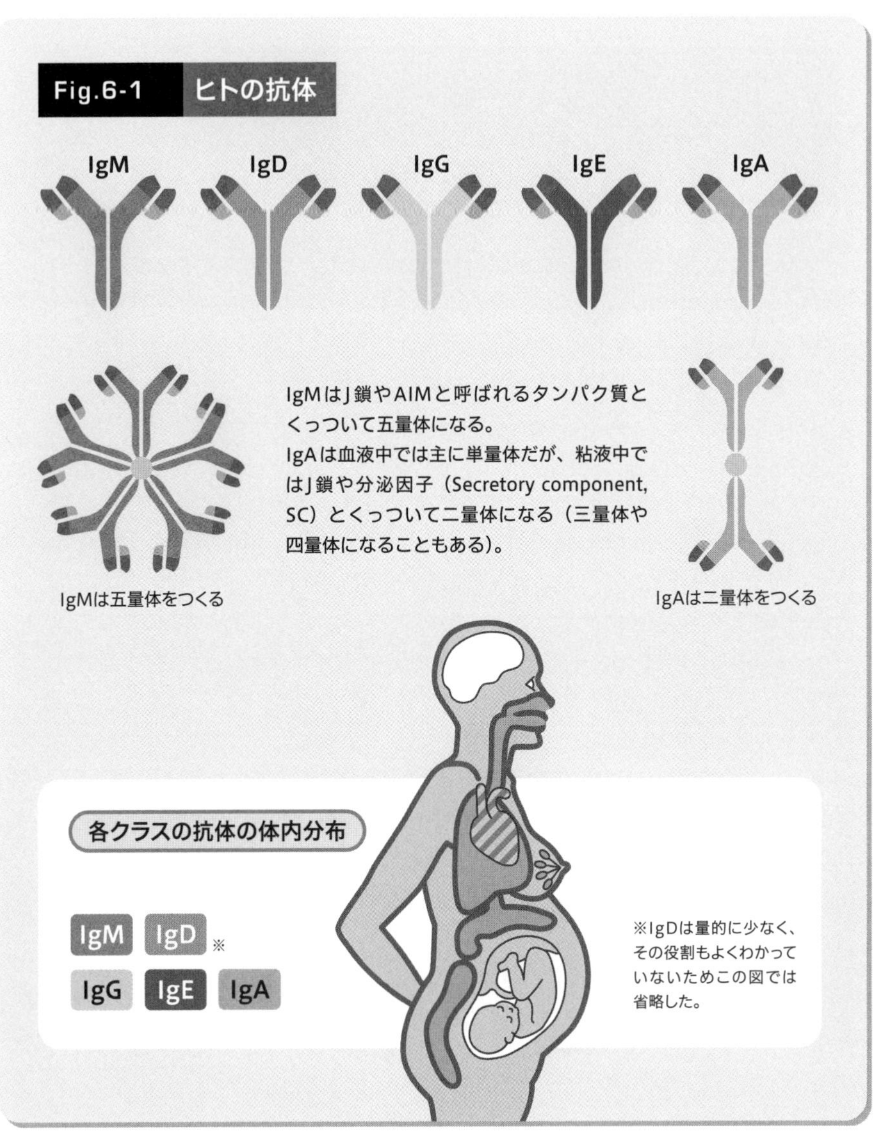

ず、皮膚や粘膜で寄生虫に対する防御応答に関わっているが、花粉などに結合するIgEができてしまうと、一連のアレルギー反応が引き起こされる。

もっと詳しく

クラススイッチ：抗体の定常領域を入れ替える

免疫グロブリンの定常領域が入れ替わることを**クラススイッチ**という。Fig.6-2のように、IgM、IgD、IgG、IgA、IgEそれぞれの重鎖の定常領域の遺伝子（Cμ、Cδ、Cγ、Cα、Cε）はゲノム上に離れて配置されている。ヒトではCγ遺伝子が4種類（Cγ1～Cγ4）、Cα遺伝子は2種類（Cα1、Cα 2）ある。定常領域の遺伝子の数は動物種によって違うが、各遺伝子の構造とクラススイッチのしくみは共通している。

Fig.6-2はヒト重鎖遺伝子の、V-D-J遺伝子再編成の前と後、そしてクラススイッチ後のゲノムの状態を示している。CμとCδは近い位置にあり、成熟B細胞ではどちらか1つのmRNAが可変領域のV-D-JのmRNAとつながり、IgMとIgDが同時につくられる。

IgG1（Cγ1）へのクラススイッチを例にして考えてみよう。Cμの上流からCγ3の下流までの領域のDNAが切り出されて両端が連結され、Cγ1がV-D-Jの近くに来る。これでV-D-JとCγ1のmRNAがつながり、IgG1がつくられるようになる（Fig.6-2「クラススイッチ後の成熟B細胞」）。同じように、あいだの領域が切り出されてCεが近くに来れば、IgEがつくられるというわけだ。クラススイッチにおける定常領域の切り出しと、可変領域のV-D-J遺伝子再編成は、遺伝子間のDNAが取り除かれて元に戻らないという点で似ているが、両者は異なるメカニズムによって行なわれている。

B細胞がどの抗体をつくるのかは、B細胞に刺激を与える**ヘルパーT細胞**の種類によって違う。T細胞がつくるサイトカインというタンパク質がB細胞に作用し、IgG、IgA、IgEのどれにクラススイッチするのかを決定する。**サイトカイン**にはたくさんの種類があり、IL-21はIgG、TGF-βはIgA、IL-4はIgEへのクラススイッチを指令する。B細胞が抗体をつくる作用は、ヘルパーT細胞の支配下にあるのだ。ヘルパーT細胞については次のEpisode-7で、B細胞が抗体を強化するしくみについてはEpisode-9で、サイトカインについてはEpisode-10で詳しく説明する。

Fig.6-2 ヒトの抗体のクラススイッチ

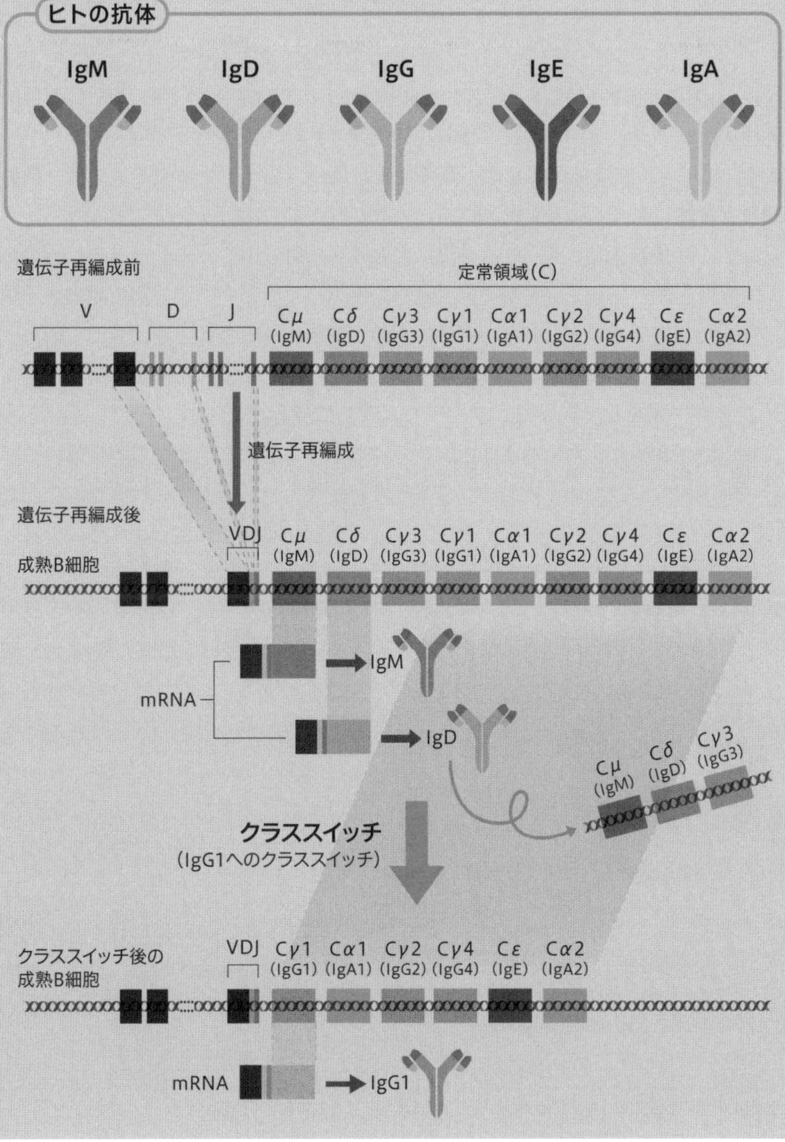

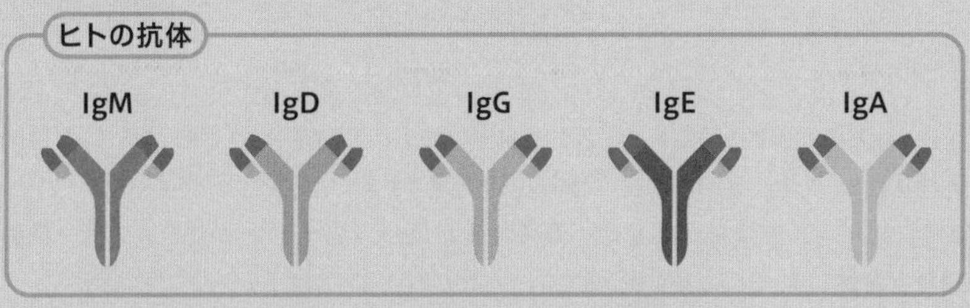

遺伝子再編成前

定常領域（C）

V D J Cμ (IgM) Cδ (IgD) Cγ3 (IgG3) Cγ1 (IgG1) Cα1 (IgA1) Cγ2 (IgG2) Cγ4 (IgG4) Cε (IgE) Cα2 (IgA2)

遺伝子再編成

遺伝子再編成後

成熟B細胞

VDJ Cμ (IgM) Cδ (IgD) Cγ3 (IgG3) Cγ1 (IgG1) Cα1 (IgA1) Cγ2 (IgG2) Cγ4 (IgG4) Cε (IgE) Cα2 (IgA2)

mRNA

→IgM

→IgD

Cμ (IgM) Cδ (IgD) Cγ3 (IgG3)

クラススイッチ

（IgG1へのクラススイッチ）

クラススイッチ後の
成熟B細胞

VDJ Cγ1 (IgG1) Cα1 (IgA1) Cγ2 (IgG2) Cγ4 (IgG4) Cε (IgE) Cα2 (IgA2)

mRNA →IgG1

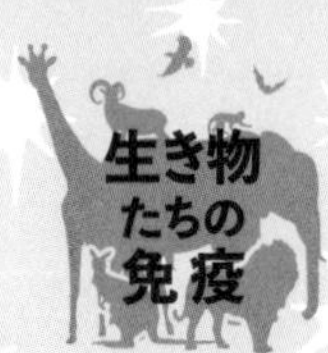

IgY：鳥は特別な抗体でヒナを守る

抗体のクラスは、生物種によって異なっている。哺乳類ではIgM、IgD、IgG、IgA、IgEの5種類だが、鳥類ではIgM、IgAそして**IgY**の3種類だ[*1]。IgYは哺乳類にはないクラスの抗体で、遺伝子の配置や抗体の役割としては哺乳類のIgGに相当する。IgYは鳥の血液中に多く含まれるが、もっとも特徴的なのは、**卵の黄身（卵黄）**に多く含まれる点だ。IgYのYはYolk（卵黄）からきている。

卵黄に含まれるIgYは、もとは母鳥のB細胞が血液中に分泌したものだ。母鳥の血液中を流れるIgYは卵巣の上皮細胞を通過して卵の中に運び込まれ、血液中よりも高い濃度で卵黄に蓄積される。卵の中で胎仔が成長するとともに、卵黄中に蓄えられたIgYは胎仔の血液に移行し、雛鳥として孵化した後に細菌やウイルスの感染から守る役割を果たす。一方、**卵白にはIgMとIgA**が含まれている。これらはもともと卵管の粘液に含まれていたものに由来し、胎仔の消化管内に移行して、やはり雛の体を病原体から守るためにはたらく。鳥類のIgYが雛の血液に、IgAが雛の消化管に移行する現象は、哺乳類が胎盤を介してIgGを、母乳を介してIgAを子に伝達することと似ている（Fig.6-1）。母親の獲得免疫を子に伝える「**母子免疫**」のひとつの形である。

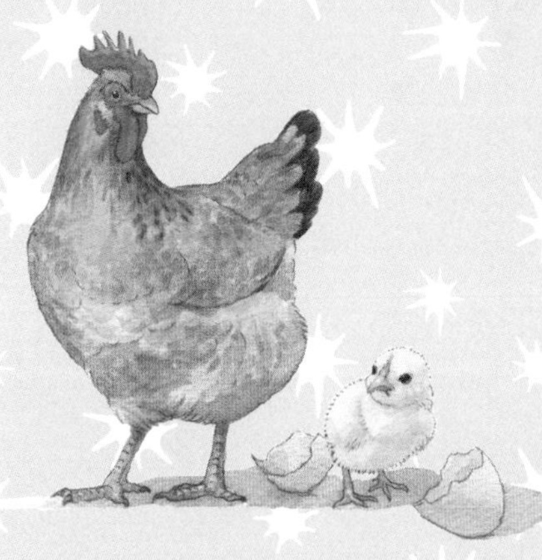

IgYは鳥類だけでなく、両生類と爬虫類にも存在し、やはり卵黄に移行する。母子免疫のしくみは、進化的にかなり古い段階から動物に備わっていたといえる。当然のことながら、IgYの性質や機能については**ニワトリ**を使った研究がさかんに行なわれてきた。母鳥が感染した病原体に対するIgY抗体が卵の黄身に蓄積される、という現象を利用すれば、IgYを大量につくって様々な用途に利用できそうだ。

＊1　鳥の種によって異なる。ダチョウはその3種類に加えてIgDももっている。

Fig.6-3 ニワトリの抗体

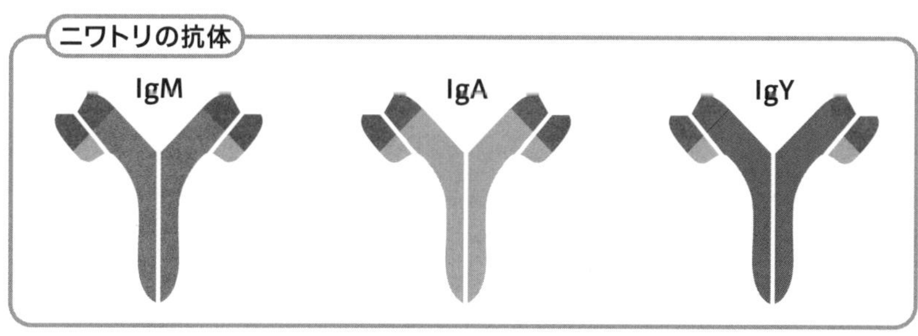

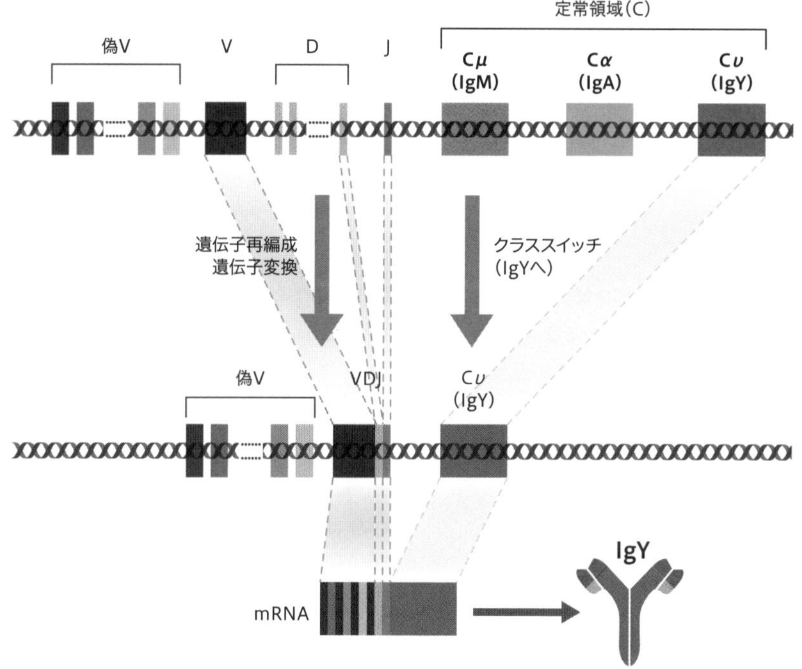

遺伝子変換の詳しいしくみについてはEpisode-4（Fig.4-7）を参照のこと。

IgYの利用：「食べる抗体」として

IgYは数十年前から、すでに研究や産業や食品に応用されている。一般的にはニワトリのIgYが利用される*1。ニワトリの卵はもともと食用であり、日本は卵の消費量が多い国で高品質の養鶏システムが整っていたことも、食品や医薬への応用を後押しした。特に、**IgYを利用した機能性食品**が多く開発されている。

雌鶏に抗原（病原体の成分など）を注射すると、数週間後には卵黄の中に抗原特異的なIgYが大量に含まれるようになる。雌鶏は年間数百個の卵を産む。1羽の雌鶏から1年間に得られるIgY抗体の量は、ウサギ30羽分の血液から得られるIgG抗体量に相当する。動物の血液や命を犠牲にせずに容易に大量の抗体を生産することが可能だ。ニワトリは免疫学の研究に使われてきた歴史があり Episode-4 Episode-18、養鶏場での感染症を予防するためのワクチン接種体制もある。かくして、目的の抗原に対するIgY抗体を鶏卵から大量に生産する技術が確立された。

もし、機能性食品として市販されているヨーグルト、ガム、のど飴、歯磨き粉やマウスウォッシュなどが手元にあれば、成分表示を見てみてほしい。「IgY」と書かれていたら、それはニワトリの卵からつくったIgY抗体だ。虫歯菌や歯周病菌、胃がんの原因となるピロリ菌や、悪玉の腸内細菌などの成分を雌鶏に投与し、卵黄に出てきたIgY抗体を精製して配合したものだ。IgYは口腔内や消化管内で標的となる細菌にくっついて増殖を防ぎ、口内環境や腸内環境を改善することを目的としている。インフルエンザウイルスに対する抗体製剤や、様々な病気に対する検査用抗体も開発されている。さらに、新型コロナウイルスに対するニワトリIgY抗体を含む食品や検査キットもすでに販売されているようだ。雌鶏が雛を守るために卵に蓄えたIgY抗体が、あなたの健康をウイルスから守ってくれる、かもしれない。

*1 ダチョウの卵を使ってIgY抗体をつくる研究も行なわれている。

Fig.6-4　ニワトリ IgY 抗体の作製方法

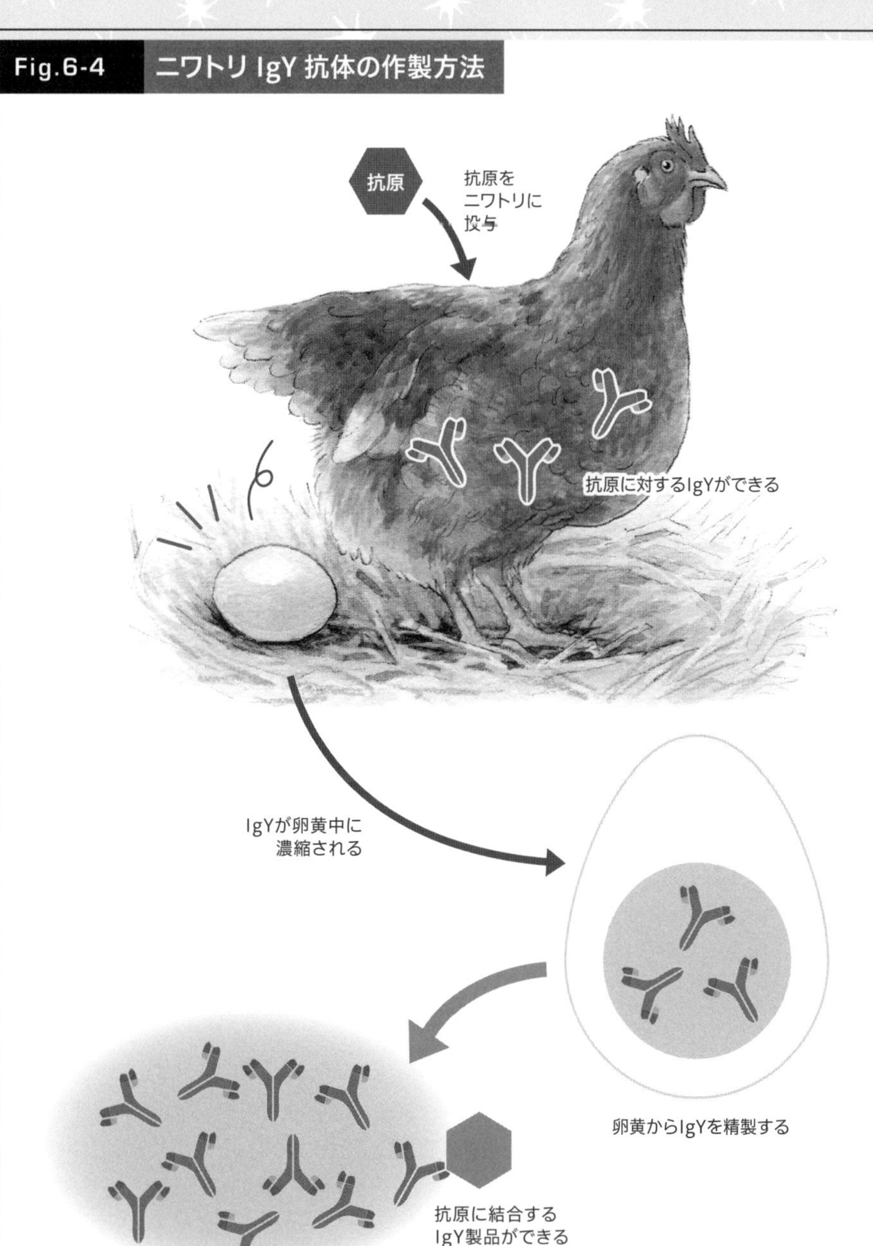

Episode 7 αβT細胞

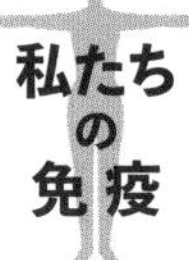

αβT細胞：獲得免疫の司令塔

獲得免疫の主役であるもうひとつのリンパ球、**αβT細胞**（アルファベータ）の話に移ろう。

αβT細胞とは、いわゆる「T細胞」である。一般向けの書籍に出てくるT細胞はすべてαβT細胞と考えてよい。この本ではあえて「αβT細胞」と「γδT細胞（ガンマデルタ）」を区別する。ややこしいが、免疫系のなりたちを理解するためには避けて通れないのだ。

αβT細胞は、抗原受容体**αβTCR**をもつ。αβTCRは名前の通り、**α鎖**（さ）（**TCRα**）と**β鎖**（**TCRβ**）という2種類のタンパク質がくっついてできている。α鎖とβ鎖それぞれに、先端の可変領域と、根元側の定常領域があり、可変領域の構造はT細胞ごとに異なっている。抗体の可変領域と全く同じように、αβTCRの可変領域も遺伝子再編成によってつくられる。**α鎖はV、Jの2種類のパーツ、β鎖はV、D、Jの3種類のパーツからなっており**、それぞれ抗体の軽鎖と重鎖とよく似ている。α鎖とβ鎖それぞれの可変領域が一緒になって抗原を認識する点も、抗体と同じである（抗体の場合は軽鎖と重鎖）。一方、抗体と違って、αβTCRには定常領域のクラススイッチはない。

αβTCRは常に細胞表面に出ていて、抗体のように細胞から離れて飛び出すことはない。また、抗体が標的物質（抗原）の表面に結合するのに対し、αβTCRは体内の他の細胞の表面にある**MHC**（エムエイチシー）というタンパク質とその上にのった**ペプチド**を認識する。ペプチドとは、アミノ酸が数個〜数十個つながったもので、いわばタンパク質の切れっ端（断片）だ Episode-0。このMHCとペプチドがαβTCRにとっての抗原である。αβTCRの根元には信号伝達の役目を果たすタンパク質が集まっていて、可変領域が別の細胞上のMHCとペプチドに結合すると、αβT細胞の内部に信号が伝わる。信号は最終的に核まで伝わり、遺伝子の発現を変

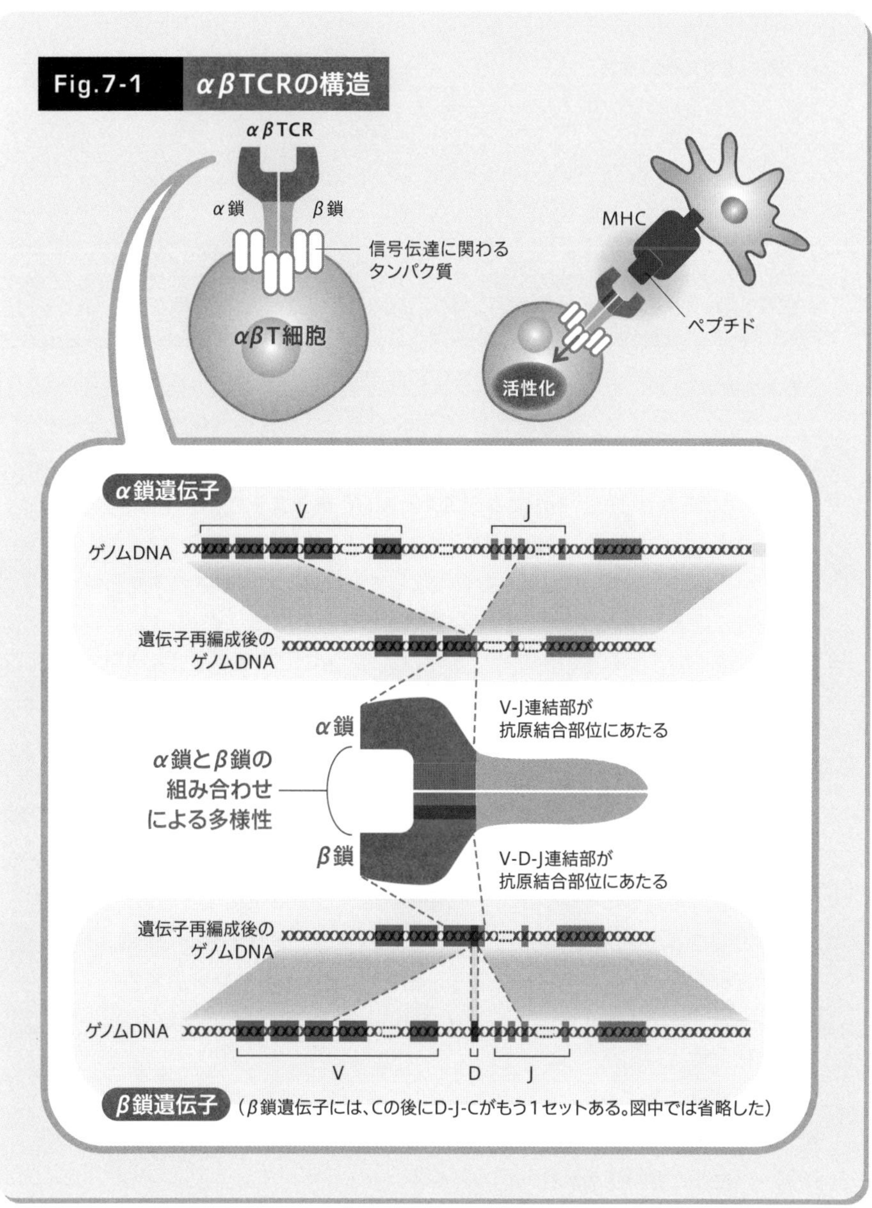

化させ、T細胞の分化や活性化をもたらす。個々のαβT細胞はそれぞれ異なる形のαβTCRを出しており、異なる抗原ペプチドを認識して活性化する。

αβT細胞：獲得免疫の司令塔

私たちの細胞は、毎日たくさんのタンパク質をつくり、それと同じ量のタンパク質を分解している。タンパク質は最終的にはアミノ酸にまで分解されるが、分解の中間産物であるペプチドの一部は、特殊なしくみによってMHCの上にのせられ、細胞の表面に提示される。ペプチドは生物を形づくるタンパク質の一部であり、ペプチドのアミノ酸配列はその生物を特定するための**バーコード**のようなものといえる。

MHCには2種類ある。**MHCクラス1**と**MHCクラス2**だ[*1]。MHCクラス1は細胞の中にあるタンパク質が分解されて生じたペプチドを提示する。MHCクラス2は、細胞外のタンパク質が貪食によって取り込まれ分解されて生じたペプチドを提示する。つまり両者は由来の異なるペプチドを提示する。MHCクラス1は赤血球を除くすべての体細胞に出ているが、MHCクラス2はB細胞、マクロファージ、樹状細胞などの一部の細胞だけに出ている。

もし私たちの体に病原体が侵入したら？ ウイルスに侵入された細胞は、自分自身のペプチドに加えて、ウイルスのタンパク質に由来するペプチドをMHCクラス1にのせて提示することになる。細菌を貪食したマクロファージや樹状細胞は、細菌のタンパク質に由来するペプチドをMHCクラス2にのせて提示する。このような自分以外のもの（異物）に由来するペプチドを監視するのがαβT細胞の役目である。αβTCRは、言ってみれば**バーコードリーダー**であり、MHCに提示されたペプチドというバーコードを次々に読み取り、自分由来のペプチドはスルーし、異物由来のペプチドを見つけるとたちまち信号を発してαβT細胞を活性化させる。

様々な自分のペプチドと、様々な異物のペプチド。免疫学でいうところの「**自己**」と「**非自己**」の正体だ。すなわち、αβT細胞は獲得免疫における超大事な任務 ―「**自己と非自己の識別**」― を果たす、まさに司令塔なのだ。

「自己と非自己」……哲学的で格好イイ響きだが、ではなぜαβT細胞は「非自己」ペプチドにのみ反応し、「自己」ペプチドには反応しないのか？ αβT細胞は胸腺（きょうせん）という臓器で分化・成熟する。その過程で、「自己」ペプチドに反応するよ

Fig.7-2　MHCクラス1とMHCクラス2

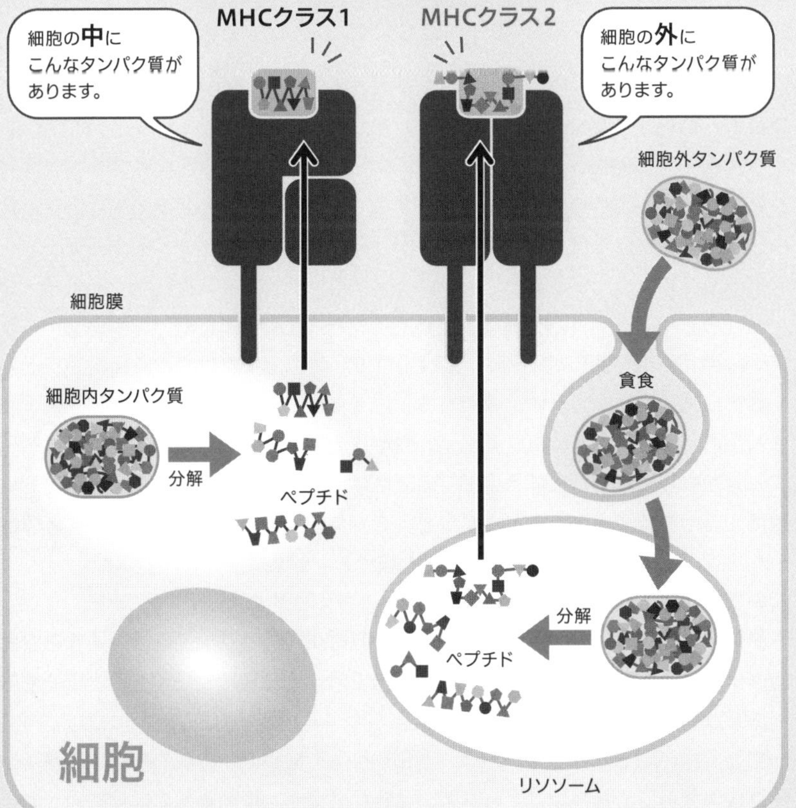

MHCクラス1は細胞内のタンパク質に由来するペプチドを、MHCクラス2は細胞外から取り込まれたタンパク質に由来するペプチドを、それぞれ提示する。

うなαβT細胞は未熟な段階で取り除かれてしまうのである。実は筆者は、胸腺でαβT細胞がどのように教育され成熟するのかを研究している。Episode-19で詳しく説明するので楽しみにしていてください。

＊1　学術的にはクラスI、IIと表記されるが、この本では読みやすいようにクラス1、2で統一する。

ヘルパーT細胞とキラーT細胞

αβT細胞は、ヘルパーT細胞、キラーT細胞*1、制御性T細胞などに分けられ、それぞれ異なる機能をもっている。

ヘルパーT細胞は、MHCクラス2によって提示された非自己ペプチド、すなわち貪食された細菌やウイルスに由来するペプチドを認識し、その名の通り、他の免疫細胞を助けるはたらきをもつ。「助ける」というと弱いイメージがあるが、実際には「支配している」に近い。具体的には、ヘルパーT細胞はサイトカインと呼ばれる様々なタンパク質を放出し、キラーT細胞やB細胞、マクロファージ、NK細胞などの機能をコントロールしている。獲得免疫だけでなく自然免疫をも制御する**司令塔**というべき存在である*2。

ヘルパーT細胞は、放出するサイトカインの種類によってさらに複数のグループに分かれ、それぞれ異なるタイプの病原体（ウイルス、細菌、寄生虫など）に対応するための分業体制をとっている。さらに、B細胞に抗体をつくらせる専門のヘルパーT細胞もいる Episode-9 Episode-10。

キラーT細胞は、MHCクラス1によって提示された非自己ペプチド、すなわち細胞内に侵入したウイルス由来のペプチドを認識し、感染細胞を破壊することでウイルスを駆除する。また、がん細胞の排除にも重要だ Episode-15。標的細胞の破壊という点ではNK細胞と同じだが、キラーT細胞の方が抗原に対して特異的で強力な作用を発揮する。キラーT細胞やNK細胞による標的細胞の破壊は、マクロファージや好中球による細菌の貪食とは違う。標的細胞に信号を送って自発的な細胞死（アポトーシス）に追い込むのだ Episode-16。

制御性T細胞は、ヘルパーT細胞やキラーT細胞のはたらきを抑える細胞だ。過剰な免疫反応を抑えたり、免疫系が自分を攻撃すること（自己免疫）を防ぐ重要な役目をもっている Episode-14。

*1 細胞障害性Tリンパ球（cytotoxic T lymphocyte, CTL）とも呼ばれる。

*2 ある免疫細胞が体から失われたとき、どのような病気になるのか？を考えると、ヘルパーT細胞はヒトの免疫系においてもっとも大事な細胞といえる。その恐ろしい病気とは、ヒト免疫不全ウイルス（HIV）感染症である。HIVはヘルパーT細胞に感染し、殺してしまう。司令塔をなくした免疫系は病原体に対する抵抗力を失い、普段なら何ともないような病原性の弱い細菌やウイルスを排除できなくなる。これが後天性免疫不全症候群（AIDS）である。

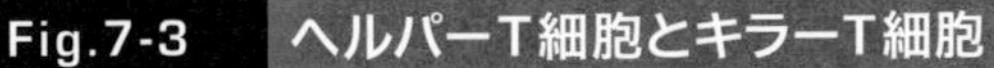

キラーT細胞
ヘルパーT細胞
αβTCR
MHC
クラス1
ペプチド
細胞膜
MHC
クラス2
細胞

キラーT細胞
破壊
ウイルス感染細胞
ヘルパーT細胞
活性化
マクロファージ等
NK細胞
破壊
ウイルス
感染細胞
ヘルパーT細胞
活性化
B細胞

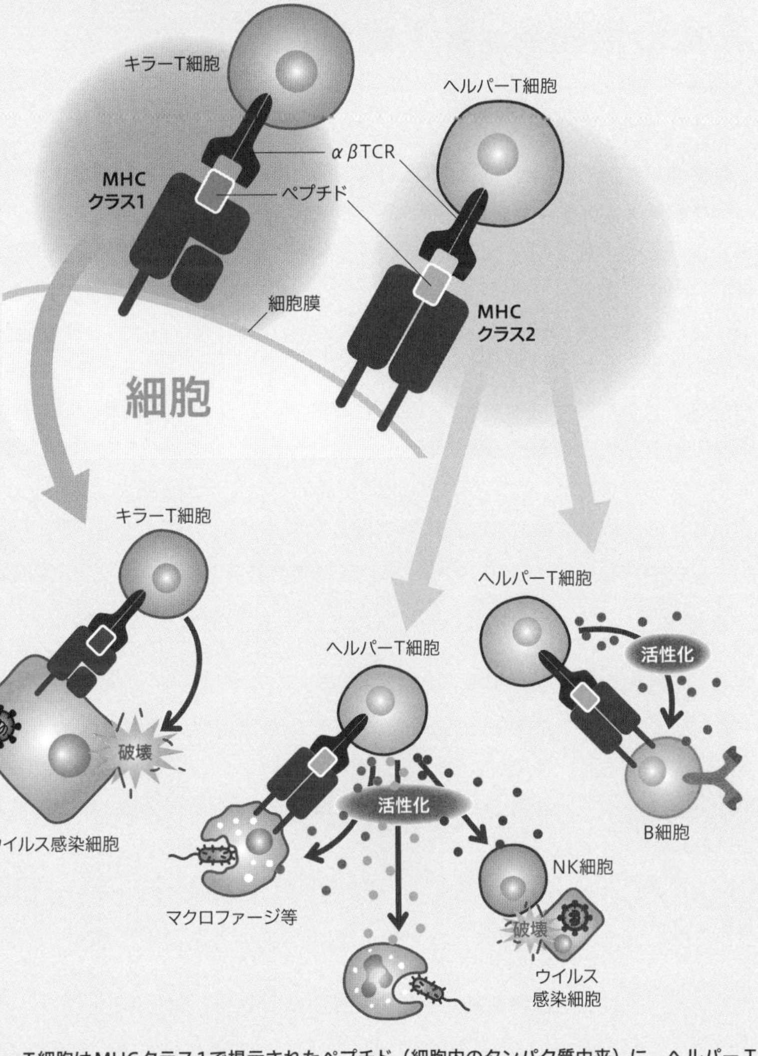

キラーT細胞はMHCクラス1で提示されたペプチド（細胞内のタンパク質由来）に、ヘルパーT細胞はMHCクラス2で提示されたペプチド（細胞外から取り込まれたタンパク質由来）に、それぞれ反応する。Fig.7-2と対応させて見てほしい。

樹状細胞による抗原提示：異物の情報をαβT細胞に伝える

αβT細胞をはたらかせるためには、MHCによるペプチドの提示、すなわち「**抗原提示**」が必要だ。抗原提示において特別に重要なのが**樹状細胞**である。

樹状細胞は、名前の通り樹の枝のような突起を生やした細胞で、マクロファージのように高い貪食作用をもち、特にαβT細胞を活性化するための抗原提示の能力が高い。樹状細胞は**TLR**をはじめとする様々なパターン認識受容体をもち、普段は皮膚や粘膜で病原体の侵入に備えている。病原体に出合った樹状細胞は、それらを貪食するとともに、TLRでそれらの成分を感知して活性化し、持ち場を離れてリンパ管を通ってリンパ節へと移動する。リンパ節にはαβT細胞が集まっていて、ここで樹状細胞は貪食した病原体由来のペプチドをMHCクラス2にのせて提示する。これによって病原体特異的なヘルパーT細胞が活性化される。さらに、樹状細胞は貪食した病原体由来のペプチドをMHCクラス1にのせて提示することもできる。これは**クロスプレゼンテーション**といって、樹状細胞だけがもつ作用だ。細胞の外を漂っているウイルスは樹状細胞によって捕捉され、貪食・分解されてMHCクラス1で抗原提示され、これによってウイルス特異的なキラーT細胞が活性化される。

ペプチドを提示した樹状細胞のもとには、αβT細胞たちが次々とやって来てαβTCRでペプチドをスキャンする。病原体由来ペプチドを提示する樹状細胞と、病原体由来ペプチドと結合するαβTCRをもつαβT細胞が出合うとき。それが獲得免疫のはじまりの瞬間である。MHCクラス1による抗原提示はキラーT細胞を、MHCクラス2による抗原提示はヘルパーT細胞を活性化させ、強力な免疫反応が発動する。αβT細胞が獲得免疫の司令塔として異物の排除に乗り出すためには、樹状細胞による抗原提示が必須なのだ。これが、Episode-1、Episode-3で見た**「自然免疫から獲得免疫へのリレー」の正体**である。TLRによる病原体成分の認識と樹状細胞の活性化は、自然免疫だけでなく獲得免疫の発動という意味においても、ひときわ重要な発見だったのだ。

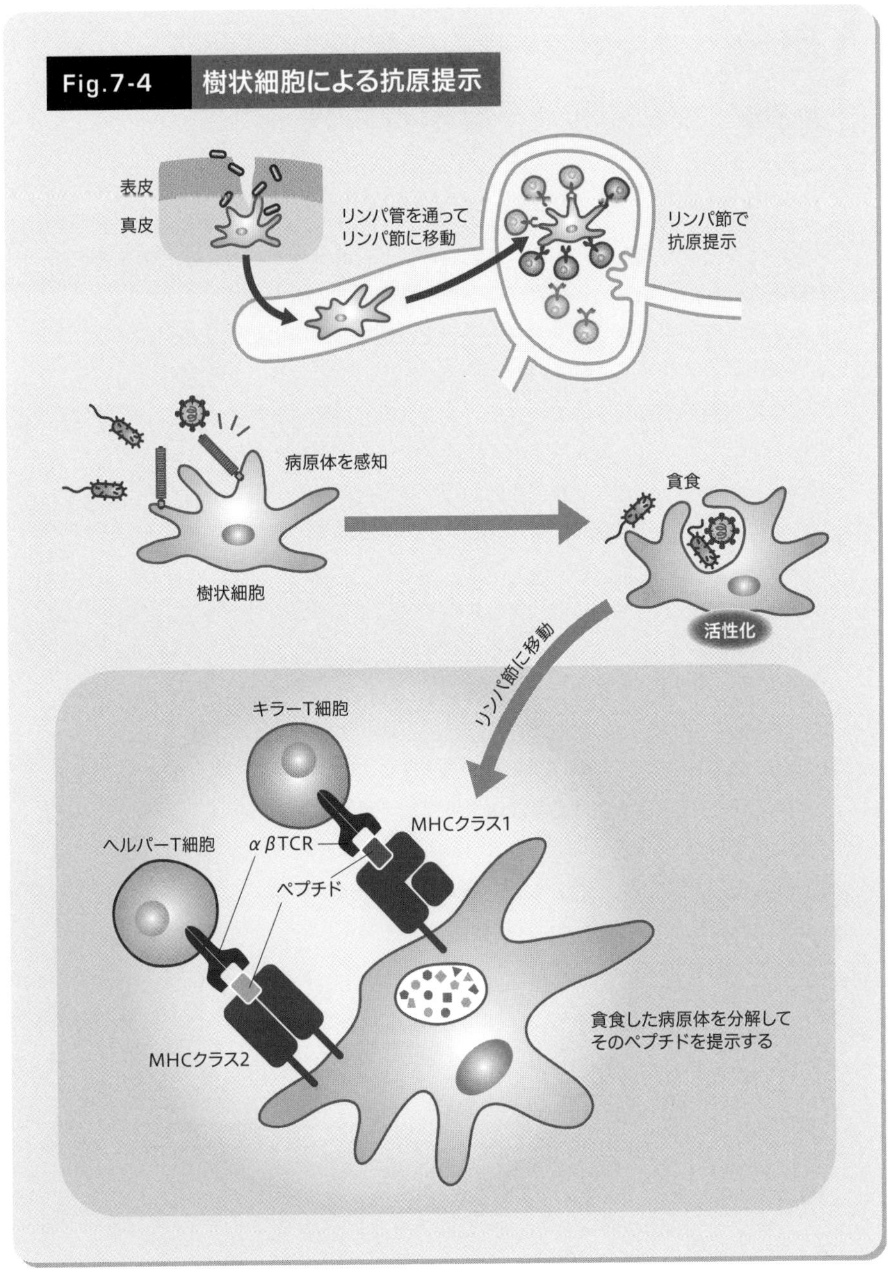
Fig.7-4 樹状細胞による抗原提示
表皮
真皮
リンパ管を通って
リンパ節に移動
リンパ節で
抗原提示
病原体を感知
樹状細胞
貪食
活性化
リンパ節に移動
キラーT細胞
MHCクラス1
ヘルパーT細胞
αβTCR
ペプチド
MHCクラス2
貪食した病原体を分解して
そのペプチドを提示する

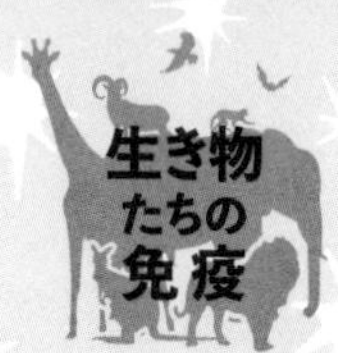

オタマジャクシの尻尾は異物？ 免疫系による動物の体づくり

αβT細胞が異物を排除する作用は、病原体に対する防御だけでなく、動物が体をつくるためにも役立っている可能性がある。**オタマジャクシからカエルへの変態**に着目した、新潟大学の井筒ゆみ博士らの研究成果を紹介しよう。

カエルは両生類に属し、オタマジャクシ（幼生）の頃は胴体に長い尾がついた姿で魚のように泳ぐ。成長すると変態期を迎え、足が生え、手が飛び出し、腸や心臓などの機能が変化するとともに、長かった尾は短くなりやがて胴体に吸収されるように消失する。尾の消失は、変態期に一過性に体内濃度が上昇するホルモンの作用によって尾の細胞が自発的な細胞死（アポトーシス）を遂げるためと考えられてきた。井筒博士は、尾の消失にはαβT細胞による免疫反応も関わっていると考え、独自の研究を進めている。

このアイデアは、カエルの幼生と成体のあいだで皮膚を交換移植した実験に端を発している。成体カエルの皮膚を同じ系統の別の成体カエルに移植すると、皮膚は生着し、移植先のカエルの一部となる。同じ方法で変態前の幼生の皮膚を成体の背中に移植すると、拒絶反応が起き、皮膚は生着せず剥がれ落ちてしまう。変態末期の幼生を用いると、胴体部分の皮膚は成体に生着するが、尾の皮膚はやはり拒絶される。つまり、**成体は幼生の尾を「異物」とみなす**ようだ。変態期には免疫系も大きく変化し、αβT細胞の大部分が入れ換わる。成体期のαβT細胞は幼生の尾を異物として認識し、排除するのではないか。

実際、成体のαβT細胞は、試験管内の実験では、幼生の尾の皮膚細胞に対して反応する。この反応にはMHCクラス2と、樹状細胞が関わっている。もちろん幼生のαβT細胞は自分の尾の皮膚細胞には反応しない。さらに、異物としての目印となる抗原タンパク質も見つかった。変態末期にはこのタンパク質は尾でつくられるが、胴体部分ではつくられない。また、変態末期の尾にはαβT細胞が集まるのが観察される。さらに、幼生の尾でこの抗原タンパク質の発現を抑えると、成体になっても尾の一部が消失せずに残ってしまう。

一連の実験結果から、幼生から成体への変態期には次のようなことが起きていると考えられる。

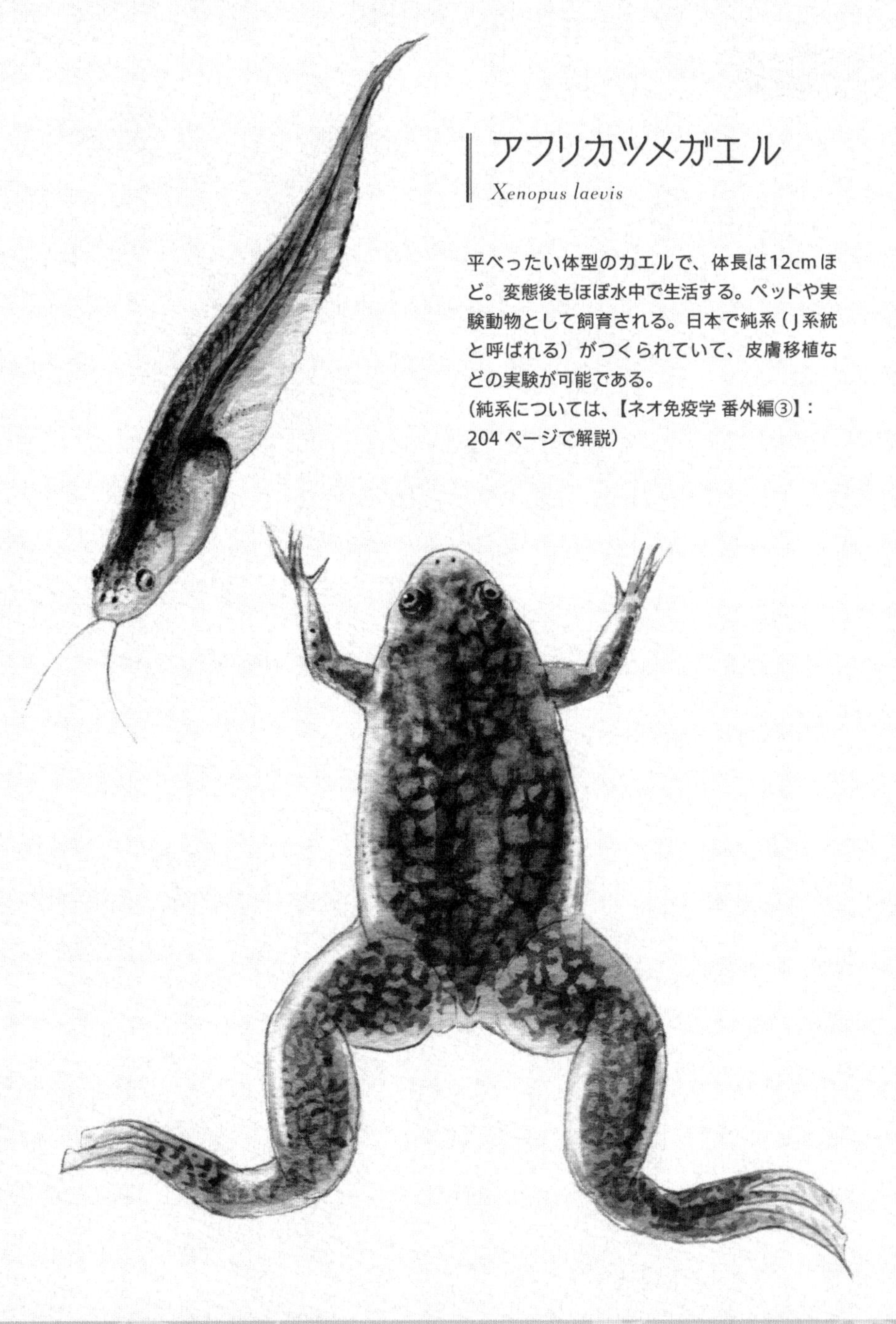

アフリカツメガエル

Xenopus laevis

平べったい体型のカエルで、体長は12cmほど。変態後もほぼ水中で生活する。ペットや実験動物として飼育される。日本で純系（J系統と呼ばれる）がつくられていて、皮膚移植などの実験が可能である。
（純系については、【ネオ免疫学 番外編③】：204ページで解説）

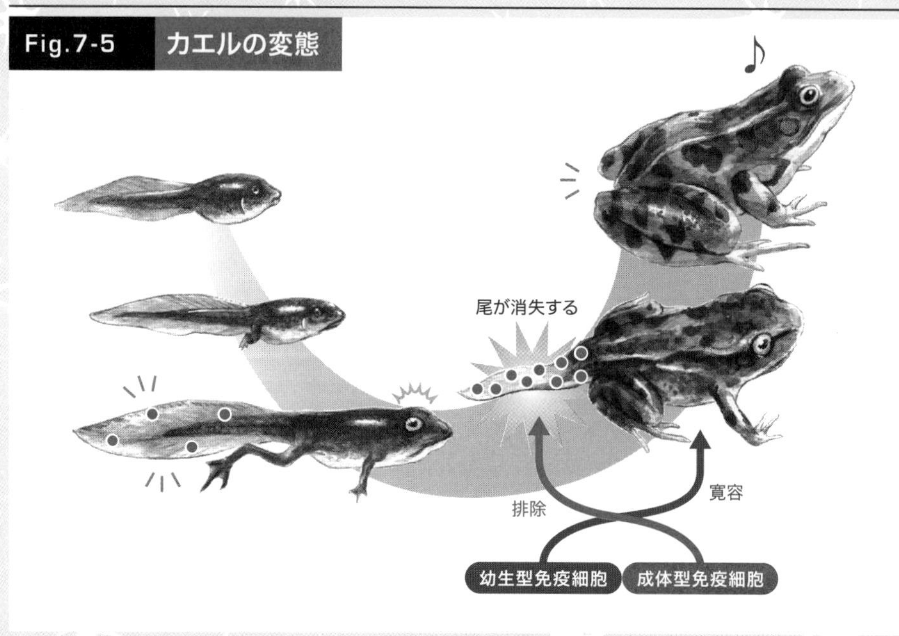

1）尾で抗原タンパク質がつくられ、その分解産物であるペプチドが樹状細胞などに提示される。
2）尾の抗原ペプチドを認識するαβT細胞ができ、尾に集まる。
3）αβT細胞は抗原提示を受けて活性化し、尾の細胞を排除することで尾を消失させる。

とはいえ、まだ疑問点はいくつも残っている。幼生のαβT細胞は尾を攻撃しないのに、成体のαβT細胞はなぜ攻撃するのか？　両者のαβT細胞は具体的にどう違うのか？　αβT細胞やMHCクラス2をもたないカエルをつくったら、果たして尾の消失はどうなるのか？

研究とはこのような疑問点に対してひとつずつ仮説を立て、実験による検証を続けてゆく地道な営みである。αβT細胞による動物の体のリモデリング。このようなしくみはカエルだけにみられるのか？　ひょっとしたら他の動物にも存在し、ヒトの病気にも関わってはいないか？

研究者たちはそんな思いを胸に、今日も実験室へ向かい、顕微鏡を覗くのだ。

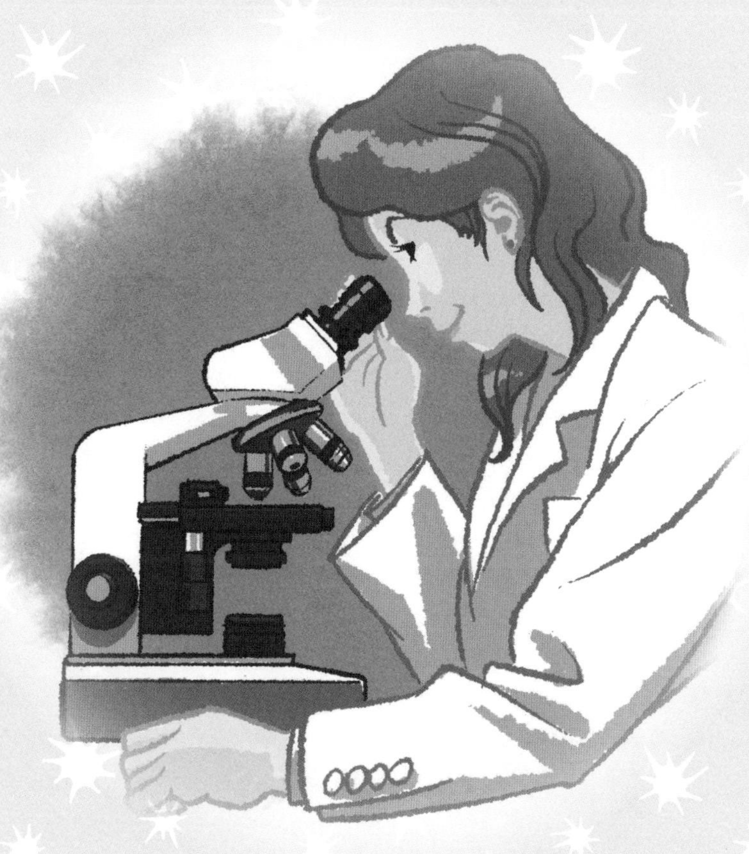

Episode 8 MHC

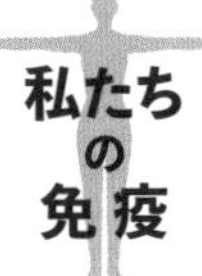

MHCの「型」：免疫系の個人差

……そもそも**MHC**って、**どうゆう意味の言葉？**

MHC……フルネームは「major histocompatibility complex（主要組織適合性遺伝子複合体）」という。「組織」「適合性」（histocompatibility）という言葉は、臓器移植や組織移植の際に、ドナー（提供する人）とレシピエント（移植される人）のあいだの適合性に関わるという意味だ。MHCは移植された臓器・組織の不適合や拒絶反応を引き起こす主な原因である。ヒトのMHCは、ヒト白血球抗原（human leukocyte antigen, **HLA**）とも呼ばれる。

実は、MHCクラス1とクラス2は、複数の遺伝子/タンパク質からなるグループである*1。ヒトでは、MHCクラス1はHLA-A、HLA-B、HLA-Cの3種類、MHCクラス2はHLA-DP、HLA-DQ、HLA-DRの3種類である（これらの名前は憶えなくていい。複数あるという理解だけで充分）。MHC遺伝子群はゲノム上にまとまって配置されている。

それぞれのMHC遺伝子には多くの変異型、すなわち**個人差**がある。Fig.8-1の通り、例えばHLA-A遺伝子には人類全体で約200種類の型がある。親から子に伝わる際に型が混じることもあるので、**人類集団全体では数万通りのMHC型**が存在する。すなわち、すべてのMHC型が一致する人に出会う確率は数万分の1だ。兄弟でも（一卵性双生児を除いて）MHCの型が一致するとは限らない。異なる型のMHC遺伝子からは、異なる形のMHCタンパク質がつくられる。MHCの多様性は、ペプチドをのせて提示する溝の部分に集中している。すなわち、MHCの型によって提示できるペプチドが異なる。ある病原体由来のペプチドが、この人のMHCには提示されやすいが別の人のMHCには提示されにくい、といった違いが生じ、同じ病原体に対して$\alpha\beta$T細胞が発動しやすい人としにくい人、という個人差が生じうる。全員が同じMHC型をもつような（多様性が低

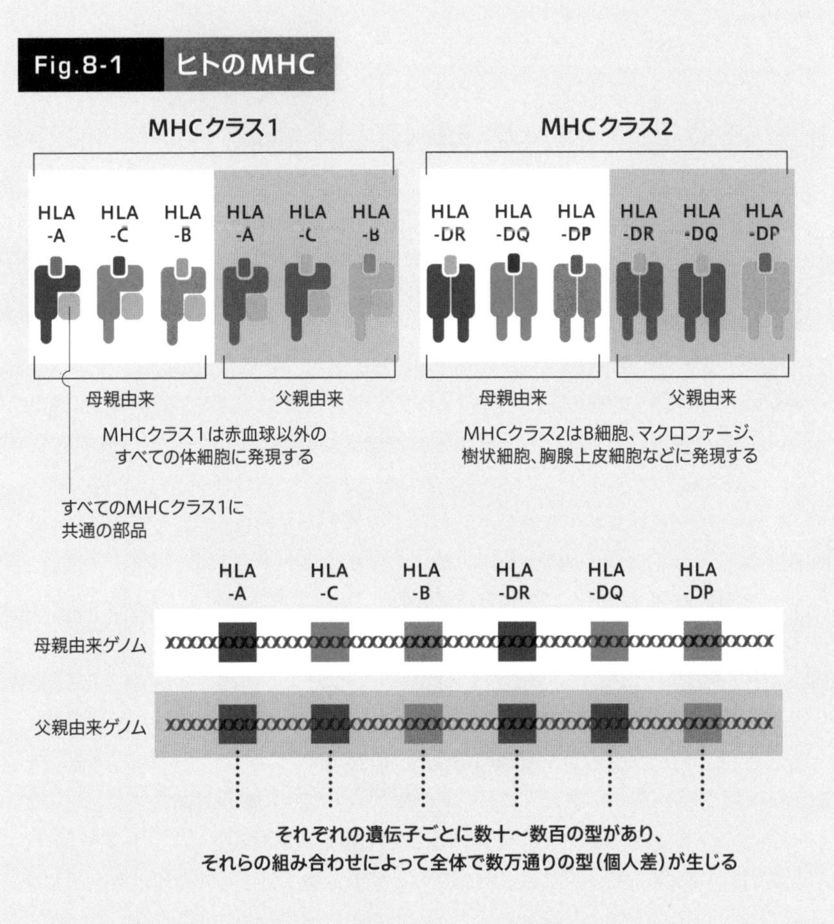

い）集団では、流行した病原体に対して免疫反応を起こせず、全滅してしまう恐れがある。MHCに多様性があることで、集団として様々な病原体に対して免疫反応を起こし、種を存続させることができる。

このような遺伝子の変異による生物集団内の多様性のことを「**多型**（たけい）」と呼ぶ。**MHCは全遺伝子のなかで特に多型に富む**遺伝子群である。

＊1 複数のMHCタンパク質が1つの細胞表面に出る。これによって、なるべく多くの種類の異物由来ペプチドを提示できるようになっている。1つのリンパ球が常に1種類の抗原受容体をもつのと対照的である。

拒絶反応：他人のMHCは「異物」

αβT細胞は、自分の体内にある型のMHCに提示されたペプチドを認識するように教育されている。αβT細胞の教育は、胸腺という臓器で行なわれるきわめて興味深い現象であるEpisode-19。

さて、MHCの型の違いは、組織の適合性すなわち移植の成否を決定づける。MHCの型が違う人のあいだで臓器を移植するとどうなるのか？　移植されたドナー由来の臓器の細胞は、レシピエントとは異なる型のMHCを出している。実は、αβT細胞は異なる型のMHCに出合うと、提示されたペプチドにかかわらず、いきなり活性化して攻撃してしまうことがある。MHCのような遺伝子の型が異なる同種動物の個体同士を「アロ（同種異個体）の関係」といい、アロに対する攻撃的な免疫反応を**「アロ反応」**という。αβT細胞のうち1～10%ほどが、異なるMHC型に対するアロ反応を示す。

したがって、MHCが一致しないドナー・レシピエント間の移植では、移植臓器はαβT細胞のアロ反応によって攻撃を受けて破壊される。これが**拒絶反応**の正体だ。また、移植された臓器や骨髄の中に含まれていたドナーのαβT細胞がレシピエントの体内に入り、MHC型が異なる細胞を攻撃して様々な臓器の障害を引き起こすこともある。移植を行なう際にはドナー・レシピエント間でMHC型が完全に一致していることが理想だが、何万分の1の確率で理想的なドナーを見つけることはきわめて難しい。このMHC型とそのMHC型は一致していなくても拒絶の危険性は低いとか、逆に相性がとても悪いので避けるべきとか、移植に関わる医師や研究者のあいだでは様々な経験則が積み重ねられ、移植医療の向上が図られている。そして多くの場合、アロ反応を抑えるために免疫抑制剤が用いられる。

某マンガでは、主人公の**無免許医**が見事なメスさばきで移植手術を成功させる話が出てくるが、現実はそういうわけにはいかないのだ*1。

*1　移植医療については間違っているところもあるが、名作である。

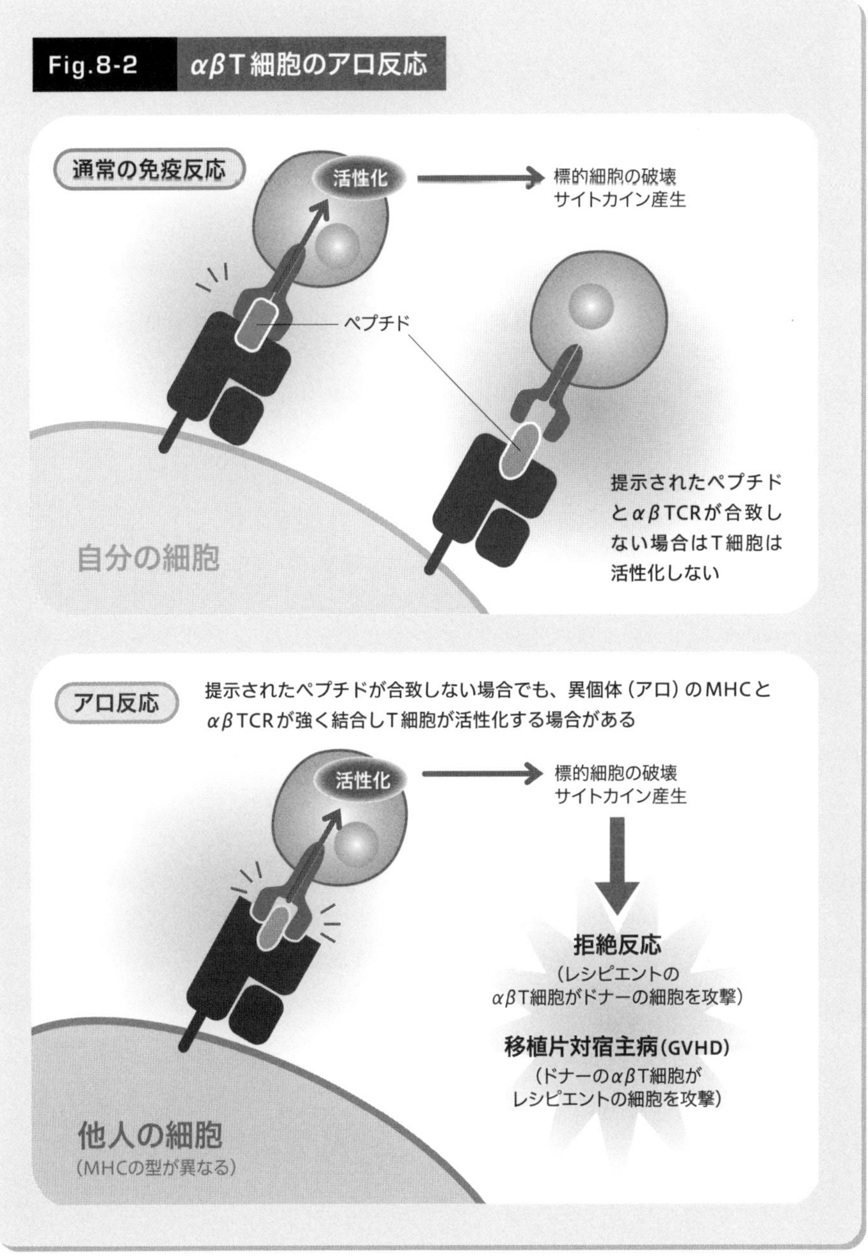
Fig.8-2
αβT細胞のアロ反応
通常の免疫反応
活性化
標的細胞の破壊
サイトカイン産生
ペプチド
提示されたペプチド
とαβTCRが合致し
ない場合はT細胞は
活性化しない
自分の細胞
アロ反応
提示されたペプチドが合致しない場合でも、異個体（アロ）のMHCと
αβTCRが強く結合しT細胞が活性化する場合がある
活性化
標的細胞の破壊
サイトカイン産生
拒絶反応
（レシピエントの
αβT細胞がドナーの細胞を攻撃）
移植片対宿主病(GVHD)
（ドナーのαβT細胞が
レシピエントの細胞を攻撃）
他人の細胞
（MHCの型が異なる）

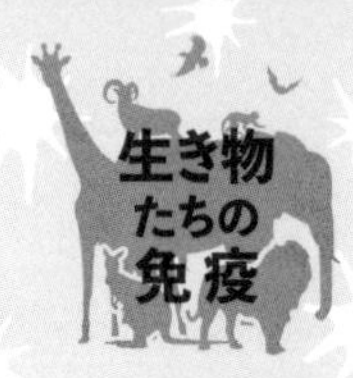

アンコウの雌雄融合

MHCの多型とアロ反応は、すべての脊椎動物に存在する。つまり獲得免疫をもつ動物は、他者の細胞を拒絶するようにできている。獲得免疫による「自己と非自己の識別」は厳密だ。同じ種の動物であっても、他の個体は「非自己」なのだ。……ところが、このような獲得免疫の原則から逸脱した動物がいる。深海魚の**アンコウ**である。

チョウチンアンコウ類の多くの種では、雄の体長が雌の1/10ほどしかない。このような雌に比べて極端に小さい体をもつ雄を「矮雄（わいゆう）」という。アンコウの雄は体が小さいだけでなく、生殖の方法も特殊である。暗闇の深海で、雌と雄が出会うのは容易ではない。雄は雌の発する光を頼りに雌を見つけると、その腹部に食らいつき、離れない。それどころか、雄の小さな体は雌の体に吸収されるようにして癒着していき、やがて血管までもがつながってしまう。血液を介して雌から栄養を得るようになると、雄の体は徐々に退縮する。ヒレや眼、消化器官までも失い、最終的に雄の体に残る臓器は精子をつくる精巣だけ。生殖のためだけの**雌の体の一部と化してしまう**のだ！　1匹の雌に2匹以上の雄が一体化する場合もあるという。このような現象を**「性的寄生」**と呼ぶ。深海で命をつなぐために編み出された、特殊な繁殖戦略である。**究極のヒモ男戦略**ともいえる。

アンコウは魚類であり、獲得免疫をもっている。MHCの多型と、αβT細胞によるアロ反応も存在するはずだ。血管がつながり、血液細胞が行き来すれば、雌と雄のαβT細胞が相手のMHCを異物として認識し、攻撃すると考えられる。なのに、**なぜアンコウの雌と雄はお互いの体を拒絶しないのか？** これは免疫学における大きな謎だった。……若干大げさだが、でも一部の生物学者や免疫学者のワクワク心をくすぐってきたのは間違いない。

そんなワクワク心旺盛な研究者たちによって、最近、アンコウのゲノムDNAが解読された。アンコウの免疫に隠された秘密とは？

チョウチンアンコウ（ペリカンアンコウ）
Melanocetus johnsonii

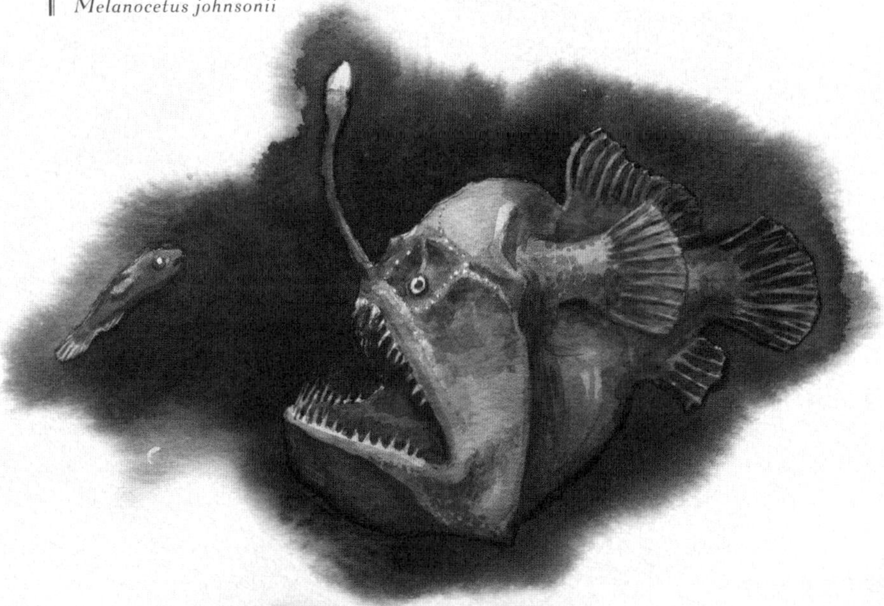

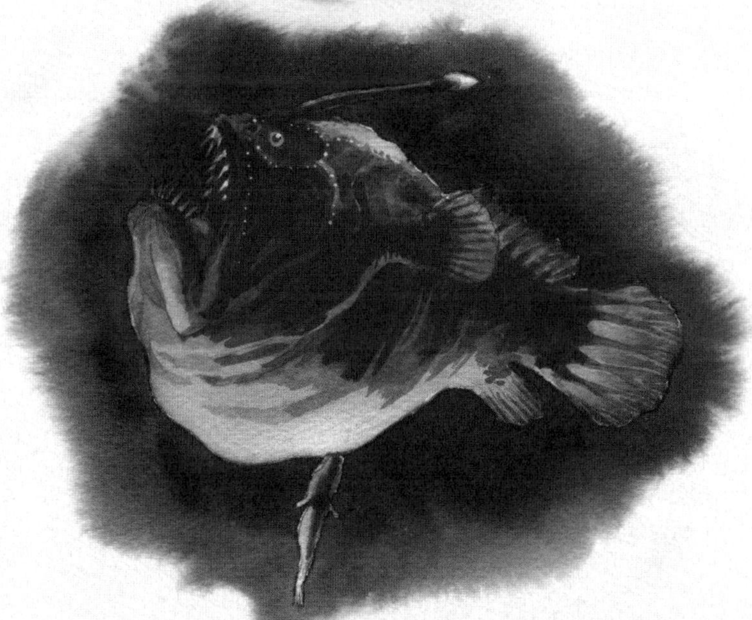

なぜアンコウの雌と雄はお互いを拒絶せずに融合できるのか？

アンコウには多くの種があり、雌雄融合をしないもの、一時的に融合するがまた離れてしまうもの、完全に融合して一生添い遂げるもの、に分けられる。2020年に発表された論文の著者たちは、10種のアンコウの標本（合計31点）からゲノムDNAを採取し、免疫に関連する遺伝子の塩基配列を調べた。解析に先立ち、いくつかの可能性が考えられた。

1）アンコウにはMHCの多型が存在しない。
2）アンコウにはMHCの多型はあるが、何らかのメカニズムによってMHC型が異なる相手を避けている*1。
3）アンコウの免疫系には、αβT細胞によるアロ反応を避ける何らかの秘密がある。

雌雄融合したアンコウの雌と雄のそれぞれのDNAを比較したところ、雌と雄のあいだでMHCの型が異なる例が複数確認された。つまり **(1) (2)** は却下された。**(3)** の可能性を考える必要がある。

結論からいうと、実に驚くべきことに、雌雄融合するアンコウの種には、***αβ*** **T細胞による獲得免疫が存在しない**ようなのだ。ヘルパーT細胞とキラーT細胞の機能に必要な遺伝子、αβTCRの細胞内シグナル伝達に重要な遺伝子、抗体のクラススイッチや成熟を促す遺伝子……これらの遺伝子は、雌雄融合しないアンコウにはちゃんと存在しているが、雌雄融合するアンコウでは大部分が削れて失われているか、突然変異によって機能しなくなっていた。特に、種によって融合の度合いが強くなるほど免疫関連遺伝子の欠損が多い。さらに完全融合するアンコウでは、αβTCRそのものの遺伝子や、抗体の遺伝子再編成に必要な遺伝子までもが失われていた。つまり、アンコウは生殖を目的とした雌雄融合を実現するために、**獲得免疫を捨てた**のだ。

アンコウは生殖のために獲得免疫を捨てた……本当だろうか？　この研究で解析されたのはゲノムDNAの配列だけで、実際にアンコウの免疫細胞の機能を調べたわけではない（それは簡単ではない）。標本から採取したDNAの品質が充分でなかった可能性もないわけではない（著者たちも認めている）。しかしそのような研究の限界を考慮に入れたとしても、この研究成果の質は高く、著者たちの結論には充分な説得力があるように思える。

アンコウたちが棲む深海にも、多くの細菌やウイルスが存在する。いったい全体、なぜアンコウは獲得免疫なしで生きていられるのか？ もっとも可能性が高いと思われる仮説は（身も蓋もないが）「**自然免疫だけでなんとかやっている**」というものだ。獲得免疫の遺伝子を多く失ったアンコウの種でも、自然免疫の遺伝子は（調べられた範囲内で）すべて保持されている。マクロファージやNK細胞などによる細菌やウイルスに対する防御応答は生きていると思われるのだ。あるいは別の免疫細胞の機能が強化されているのかもしれない*2。アンコウの自然免疫はどのように獲得免疫の欠落をカバーしているのか？ これは今後の重要な課題である。アンコウという特殊な生物への好奇の観点だけでなく、獲得免疫の欠損をもつ先天的な免疫不全症患者やHIV感染患者にとって、自然免疫を強化することで感染症に対抗する新たな治療戦略を生み出せる可能性もあるのだ。そして、地球の極限環境に適応した動物たちのなかには、さらに驚くべき姿の免疫系のバリエーションが見つかるに違いない。この論文の結末は、そんなワクワクする予言で締め括られている。

---

*1　MHCの遺伝子型は、生殖相手を選ぶための固体識別にも関わっているといわれている。

*2　タラ（鱈）もヘルパーT細胞とMHCクラス2を欠損していて、異物に対する抗体をつくることができない。しかしタラではMHCクラス1やTLRの遺伝子の数が他の魚に比べて増えている。キラーT細胞や自然免疫の作用を向上させることで、ヘルパーT細胞と抗体の欠損を補っていると考えられる。アンコウも同じような戦略をとっているのかもしれない。

Episode 9 ヘルパーT細胞とB細胞

私たちの免疫

ヘルパーT細胞とB細胞のカンケイ

B細胞がクラススイッチを起こしてIgGなどの強力な抗体をつくるためには、ヘルパーT細胞による指令が必要だ。ヘルパーT細胞はどのようにB細胞に作用し、抗体をつくらせるのか？　この辺からいよいよ、**免疫細胞同士の相互作用**の話が増えていく。小難しいが、免疫系の大事な局面に近づいてきた証拠である。

病原体が体内に侵入し、樹状細胞の自然免疫センサーによって捕捉されると、樹状細胞はリンパ節に移動し、病原体由来のペプチドをMHCにのせて提示するようになる。リンパ節には、まだ抗原に出合ったことのない（「ナイーブ」な）ヘルパーT細胞やキラーT細胞が待機している。ヘルパーT細胞は樹状細胞のMHCクラス2による抗原提示を受けて活性化し、「**エフェクター**」と呼ばれる状態になる。樹状細胞がT細胞に対し「**あなたは異物に反応するT細胞です**」というお墨付きを与えるわけだ。活性化したヘルパーT細胞は、リンパ節内の別の場所へと向かう。そこではB細胞たちが待機している。

体内に侵入し増殖し始めた病原体（例えばウイルス）は、細胞から放出されてリンパ液に流れ込み、リンパ節へと運ばれる。もしこのリンパ節に、ウイルスに結合するBCRをつくるB細胞がいるとどうなるか？　B細胞はBCR（細胞表面にある免疫グロブリン）でウイルスをくっつけて貪食し、細胞内で分解し、できたペプチドをMHCクラス2にのせて提示する。ここに活性化したヘルパーT細胞がやってくる。ウイルスのペプチド特異的なヘルパーT細胞（樹状細胞によって活性化されている）がB細胞上に提示されたペプチドを認識し、B細胞を活性化する。つまり、B細胞からT細胞に「**私はこんな抗原に対する抗体をつくることができます**」という情報が伝わり、T細胞からB細胞に「**OK。その抗体をつくりなさい**」という指令が下る。T細胞からB細胞への指令の正体はサイトカイ

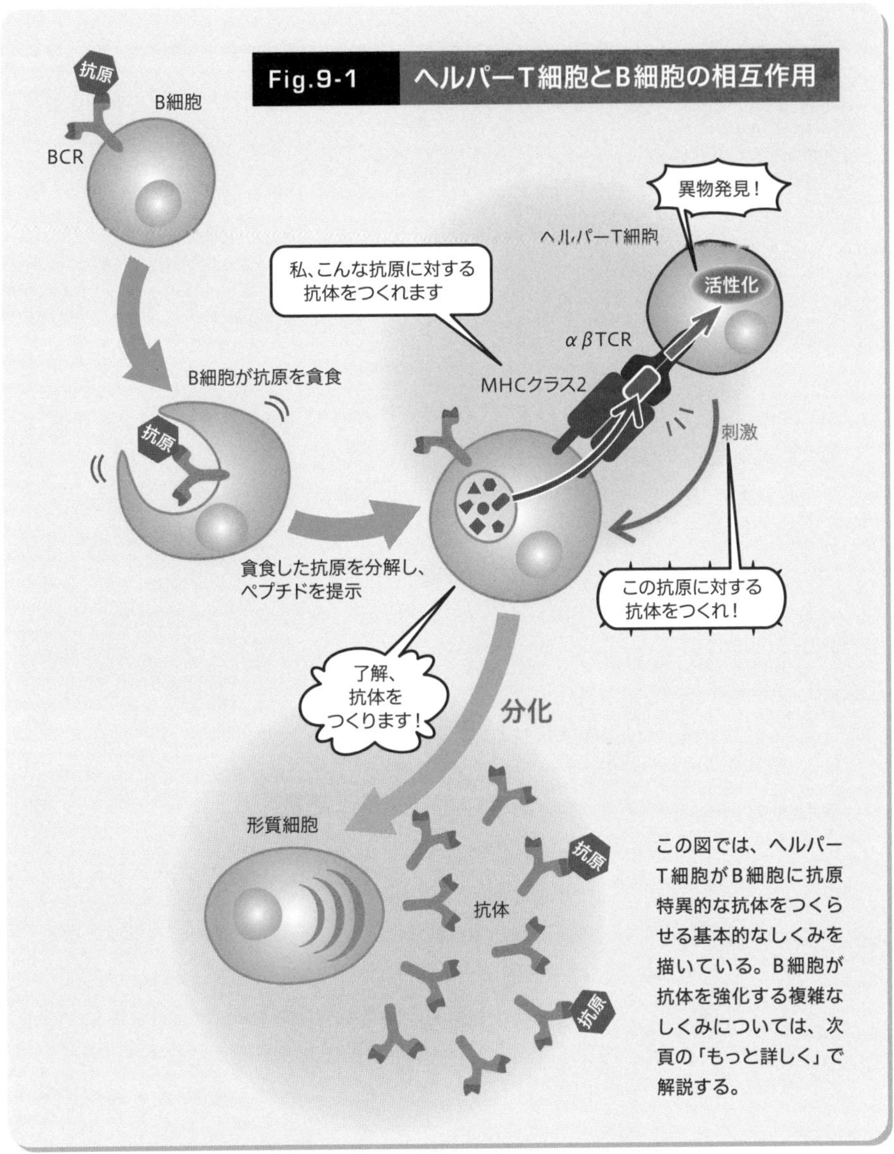

ンである。対処すべき病原体によってサイトカインの種類は異なり、IgG、IgA、IgEといった異なるクラスの抗体へのスイッチングが決定され、目的に応じた抗体がつくられる。

もっと詳しく

親和性成熟：抗体をさらに強化する

クラススイッチを起こしたB細胞は、ヘルパーT細胞とペアになってリンパ節の中を移動する。「濾胞」と呼ばれる場所にたどり着くと、B細胞は猛烈に分裂して自身の数を増やし、**胚中心**と呼ばれる球状の構造をつくる。強力な抗体を生み出すための総仕上げの段階だ。ここでB細胞は自分のBCR/抗体の遺伝子の**可変領域に突然変異（塩基配列の変化）**を起こさせ、抗原に対する結合力を変えてしまう。1回の細胞分裂ごとに約1回の変異が導入され、これは通常の体細胞の突然変異の100万倍も高い頻度である。このような異常な突然変異はB細胞以外ではみられない。この現象を「**体細胞超変異**」という。これらの変異はBCR/抗体のアミノ酸配列をランダムに変え、抗原との結合力を上げることもあれば、逆に下げる場合もある。B細胞は変異が入ったBCRを細胞表面に出し、抗原との結合力を試されることになる。

胚中心の内部には**濾胞樹状細胞**と呼ばれるユニークな細胞が陣取っている。これまで説明してきた樹状細胞とは全く別の種類で、血液細胞ではなく、線維芽細胞という身体を形づくる細胞の一種である。濾胞樹状細胞は樹の枝のように伸ばした手足で、体内から運び込まれた抗原（ウイルス粒子など）を捕まえ、そのままB細胞に提示する。この抗原とBCRとの結合力によって、B細胞の運命が決まる。結合力が上がったBCRをもつB細胞は合格だが、抗原との結合力が下がったBCRをもつB細胞には死刑宣告が下される。B細胞たちは濾胞樹状細胞に提示された抗原をめぐって競合し、多くの脱落者を出しながら、より強い結合力のBCRをもつB細胞が選抜されてゆく。勝ち抜いたB細胞はヘルパーT細胞からの指令を受け、**形質細胞**（プラズマ細胞ともいう）へと分化する。形質細胞は抗原に強く結合する抗体を大量につくり、抗体は血液や組織液に広がってゆく。

この一連の過程を、抗体の「**親和性成熟**」と呼ぶ。ランダムな突然変異によって多様化した集団のなかから最適なものが選ばれる、という**生物の進化と共通する現象**が、私たちの体内で日々起きているのだ。

Fig.9-2 リンパ節における抗体の親和性成熟

リンパ節内のヘルパーT細胞やB細胞は、ケモカイン（サイトカインの一種）によって適切な場所に行くように指示されている（ケモカインについてはEpisode-10にて）。

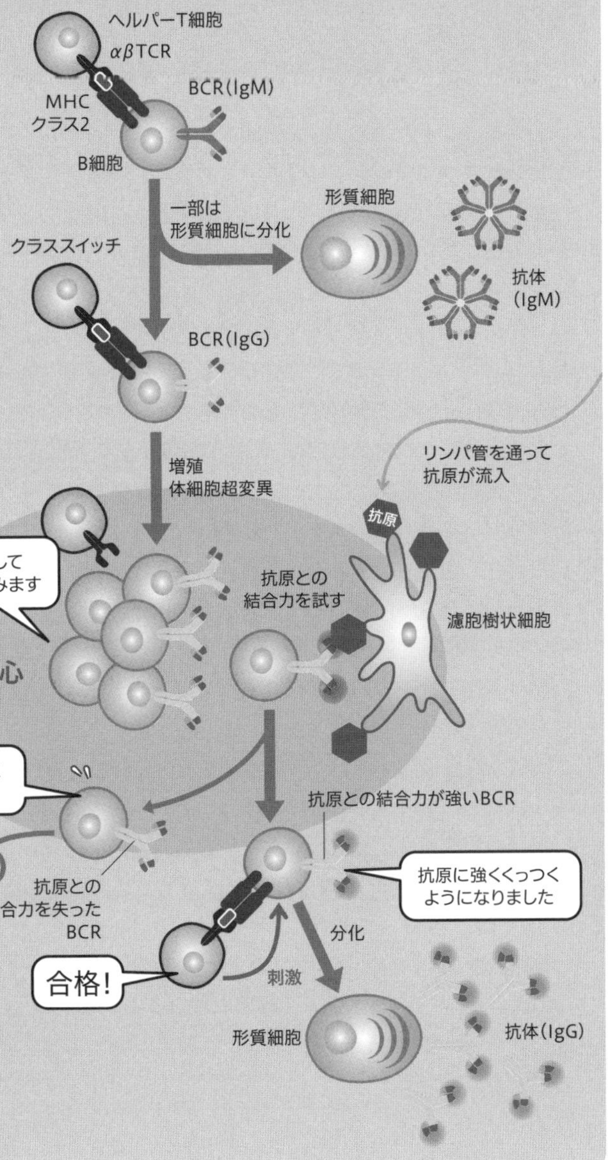

ヘルパーT細胞
αβTCR
MHC
クラス2
BCR(IgM)
B細胞
一部は
形質細胞に分化
形質細胞
抗体
(IgM)
クラススイッチ
BCR(IgG)
増殖
体細胞超変異
リンパ管を通って
抗原が流入
抗原
突然変異を起こして
BCRの形を変えてみます
抗原との
結合力を試す
濾胞樹状細胞
胚中心
抗原にくっつかなく
なりました…
抗原との結合力が強いBCR
抗原に強くくっつく
ようになりました
細胞死
抗原との
結合力を失った
BCR
分化
合格!
刺激
形質細胞
抗体(IgG)

もっと詳しく

免疫記憶：メモリー細胞が生き続ける限り

形質細胞は抗体産生細胞とも呼ばれる。彼らがつくる免疫グロブリンはBCRではなくすべて抗体として細胞外に放出される。形質細胞は、細胞機能の大部分を抗体という1種類のタンパク質をつくるために充(あ)てるという、かなり特殊な状態にある。細胞内のタンパク質合成装置に大きな負荷がかかり、不良品タンパク質ができてしまうため、形質細胞はそれらを速やかに処理するしくみをもっている（そのしくみがないと形質細胞になれない）。形質細胞の寿命は数ヶ月。この間、同じ種類の抗体がつくられ続けるが、形質細胞の消失とともに減っていく。体が免疫系に割ける資源やエネルギーは限られているので、いつまでも同じ抗体を大量につくり続けるわけにはいかないのだ。

その代わり、胚中心でクラススイッチと体細胞超変異を終えたB細胞の一部は、形質細胞にはならず、**メモリーB細胞**へと分化する。メモリーB細胞の**寿命は長い**。体内で数年〜数十年間維持され、主にリンパ節や扁桃(へんとう)、腸管リンパ組織など、抗原を迎え撃つ最前線に配置される。

メモリーB細胞のもうひとつの特徴は、2度目の感染時、つまり同じ抗原に再び出合うと、素早く活性化して形質細胞へと分化できることだ。あるいは再び胚中心に入って体細胞超変異を起こすこともできる。この、2度目の感染時の迅速かつ強力な免疫反応を、**二次応答**という。「二度なし」現象として昔から経験的に知られていた生理作用の正体である。

最近の研究成果では、抗原に対する結合力が低い抗体をつくるB細胞の方が、メモリーB細胞になりやすいことが示されている。ある抗原に対する特異的な結合力が強くない抗体の方が、今後も体細胞超変異で強化する余地があり、変異した抗原に対しても対応しやすいためと考えられる。

ヘルパーT細胞とキラーT細胞も、抗原提示を受けて活性化される際に、一部がメモリー細胞へと分化し、リンパ組織で長期間生きながらえる。同じ病原体が侵入すると迅速に活性化して二次応答を起こす点もB細胞と同じである。

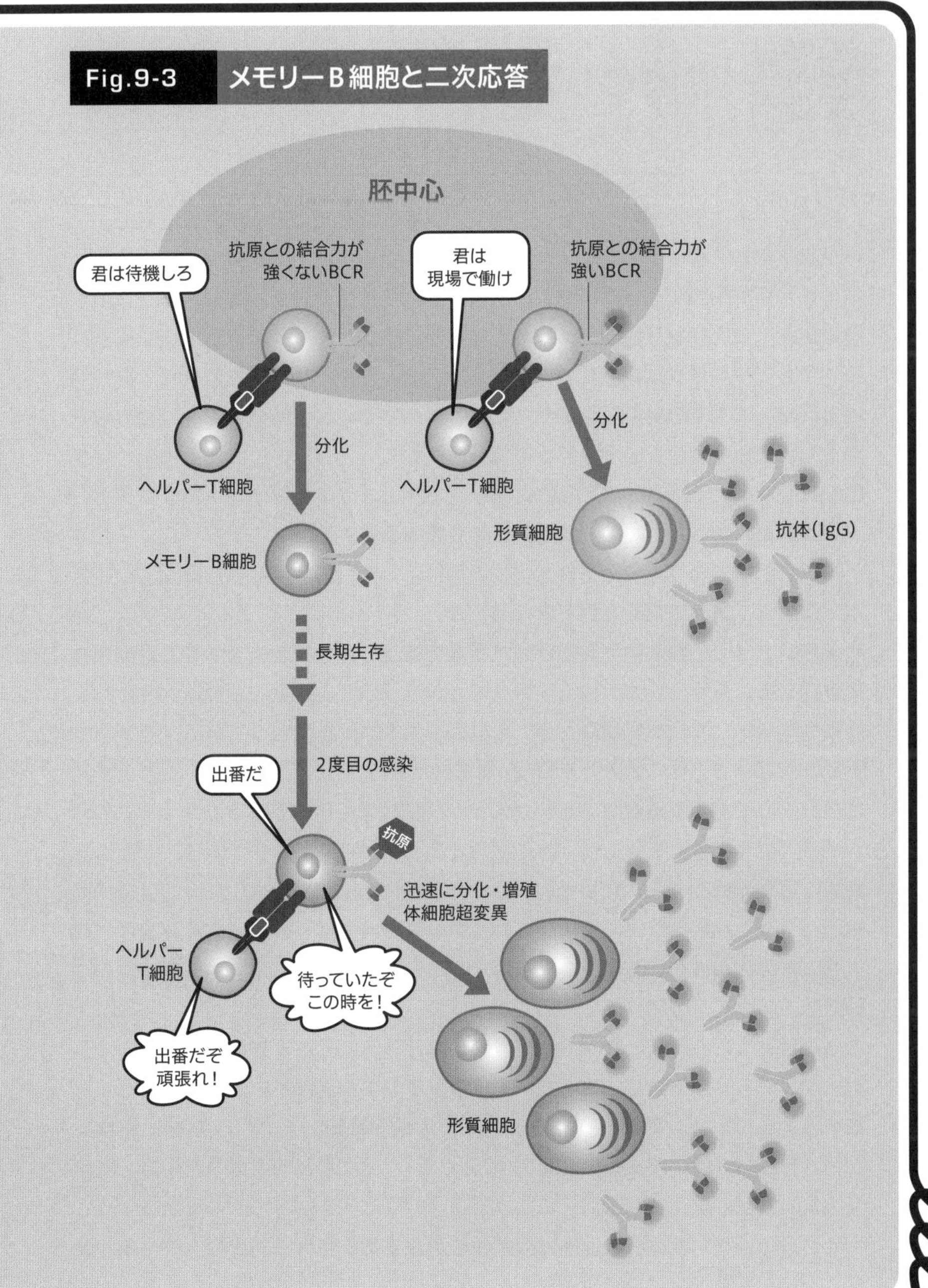
Fig.9-3 メモリーB細胞と二次応答
胚中心
君は待機しろ
抗原との結合力が
強くないBCR
君は
現場で働け
抗原との結合力が
強いBCR
分化
ヘルパーT細胞
分化
ヘルパーT細胞
形質細胞
抗体(IgG)
メモリーB細胞
長期生存
2度目の感染
出番だ
抗原
迅速に分化・増殖
体細胞超変異
ヘルパー
T細胞
待っていたぞ
この時を！
出番だぞ
頑張れ！
形質細胞

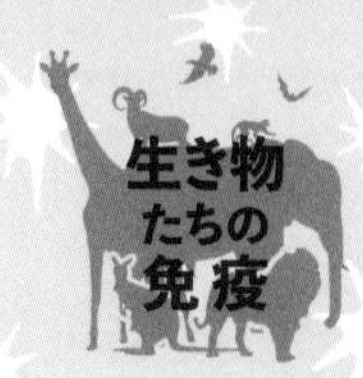

動物のリンパ組織

胚中心や濾胞樹状細胞は、**リンパ節**や、**脾臓**、**パイエル板**（腸管に面したリンパ組織）などに存在する。リンパ節はリンパ液中の抗原、脾臓は血液中の抗原、パイエル板は腸内に存在する抗原に対して獲得免疫を発動する場である。このような場を「**二次リンパ組織**」という。順番が逆になったが、リンパ球がつくられる場所を「**一次リンパ組織**」という。ヒトでは、一次リンパ組織にあたるのは骨髄と胸腺。すべての免疫細胞のもととなる造血幹細胞は骨髄にいて、骨髄の中でほとんどの免疫細胞を生み出す。造血幹細胞から分化した一部の前駆細胞が胸腺に移動し、$\alpha\beta$T細胞と$\gamma\delta$T細胞になる。できあがった免疫細胞たちは二次リンパ組織へと移動し、抗原を認識して獲得免疫を発動させる。

リンパ組織のありようは、脊椎動物の種によって大きく異なっている。ここでは二次リンパ組織の違いを見てみよう*[1]。

脾臓は血液の流れの中にあるリンパ組織であり、魚類以降のすべての脊椎動物に存在する。魚類の抗体にはクラススイッチはないが、体細胞超変異は存在し、脾臓や腎臓が二次リンパ組織としての役目を果たす。これらの臓器には胚中心は形成されないが、体内に入った異物が集積された構造がみとめられ、これが哺乳類の胚中心に相当する機能をもつかどうか検証が進められている。

両生類や爬虫類の抗体には、体細胞超変異とクラススイッチがある。それらはやはり脾臓で起きる。ただし胚中心や濾胞樹状細胞はまだ存在しない。リンパ管はあるがリンパ節はない。そもそも両生類や爬虫類ではリンパ管の構造自体が哺乳類とは大きく異なっている。彼らはリンパ心臓と呼ばれるポンプ器官を体内に複数もち、リンパの流れをつくっている。

鳥類はどうだろうか。脾臓の中には**胚中心**がみられ、そこで抗体の体細胞超変異とクラススイッチを起こす。加えて、**ファブリキウス嚢**という鳥類特有の器官をもち、ここで抗体の遺伝子変換を起こす*[2] Episode-4。しかし、鳥類にもリンパ節は存在しない。爬虫類の名残であるリンパ心臓は鳥類でも胚の時期に一時的にみられるが、孵化後には消えてしまう。

というわけで、**リンパ節は哺乳類だけに存在する**。魚類、両生類、爬虫類、鳥

Fig.9-4　リンパ組織の分布図

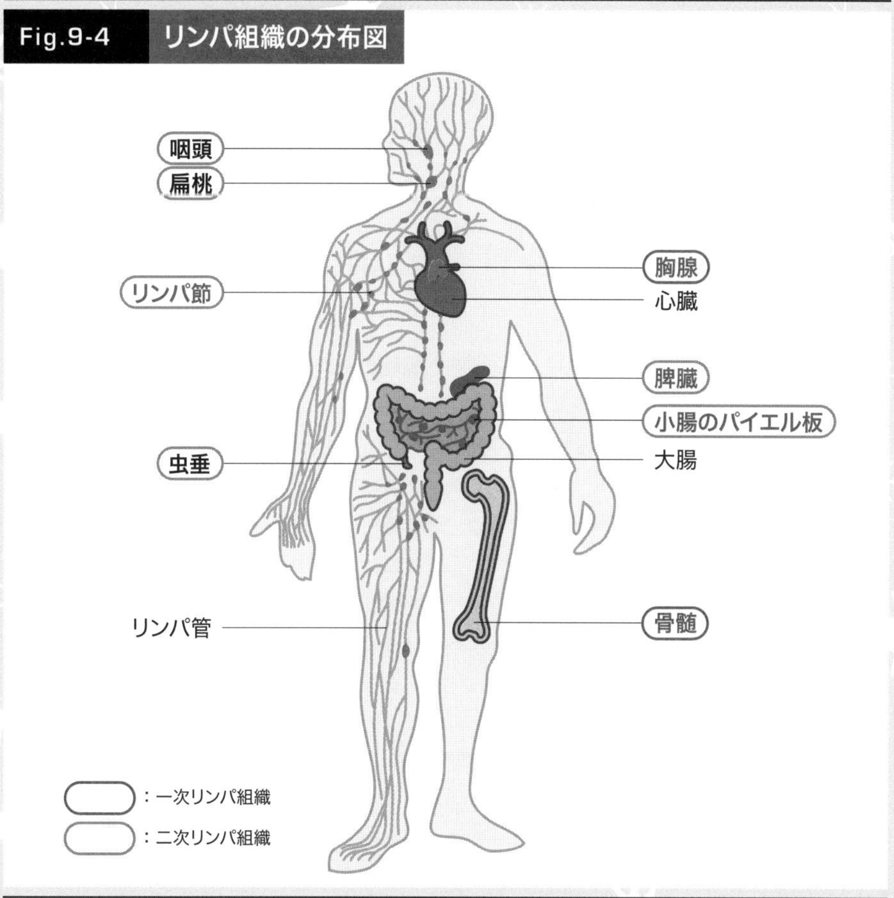

類には、リンパ節はない。リンパ節内で濾胞樹状細胞に保持された抗原に対して起こる「親和性成熟」は、哺乳類だけにみられるしくみなのだ。

哺乳類は動物界のなかでももっとも高度な免疫系をもっているようにみえるが、その理由は簡単である。免疫学の研究がヒトやマウスを対象として行なわれてきたためだ。哺乳類以外の動物の免疫系は、一見単純で原始的に思えるが、それは必ずしも劣っているということを意味しない。我々の理解がおよんでいないだけである。

＊1　一次リンパ組織についてはEpisode-17～19で詳しく説明する。
＊2　鳥類独自のリンパ組織についてはEpisode-18で。

Episode 10 サイトカイン

私たちの免疫

サイトカイン：免疫細胞への命令書

サイトカインとは、**細胞と細胞のあいだの情報伝達を担う、比較的小さいタンパク質**の一群である*1。これまでに100種類以上のサイトカインが知られており、その多くは細胞から組織液中や血液中に放出される。細胞膜上に配置され、細胞同士の接触によって作用する膜型サイトカインもある。サイトカインが作用する相手は、近くにいる別の細胞や、放出した細胞自身、あるいは遠く離れた別の臓器にいる細胞だったりする。サイトカインが標的細胞の表面にある受容体に結合すると、細胞内に信号が伝わり、最終的には転写因子が活性化して遺伝子の発現が変化し、様々な生理作用が引き起こされる。

サイトカインは、細胞から細胞へと伝えられる「**命令書**」である。命令の内容（受け取った細胞に生じる生理作用）はというと、細胞を生かす、増やす（分裂させる）、分化させる、活性化する、抑制する、移動させる（呼び寄せる）、殺す（自発的に死ぬように仕向ける）など様々である。サイトカインは、特に免疫系では様々な場面で使われ、自然免疫と獲得免疫の両方で重要な役割をもっている。

100種類以上ものサイトカインすべてについて、ここで詳しく説明するのは無理だ。筆者も退屈だからやらない。この本で扱う主なものだけ列挙してみるが、これらも**細かく憶える必要はない**。このページに書いてあったことだけ憶えておいて、後の章で出てきたらまた戻ってきていただければOKである。

---

*1 似た概念の言葉としてホルモンがある。ホルモンは特定の臓器や器官でつくられ、血液を介して体内を循環し、生理作用を示す物質である。タンパク質以外にも低分子化合物（ステロイドホルモンなど）も含まれる。サイトカインはタンパク質であり、より近距離での細胞間の情報伝達に関わることが多い。

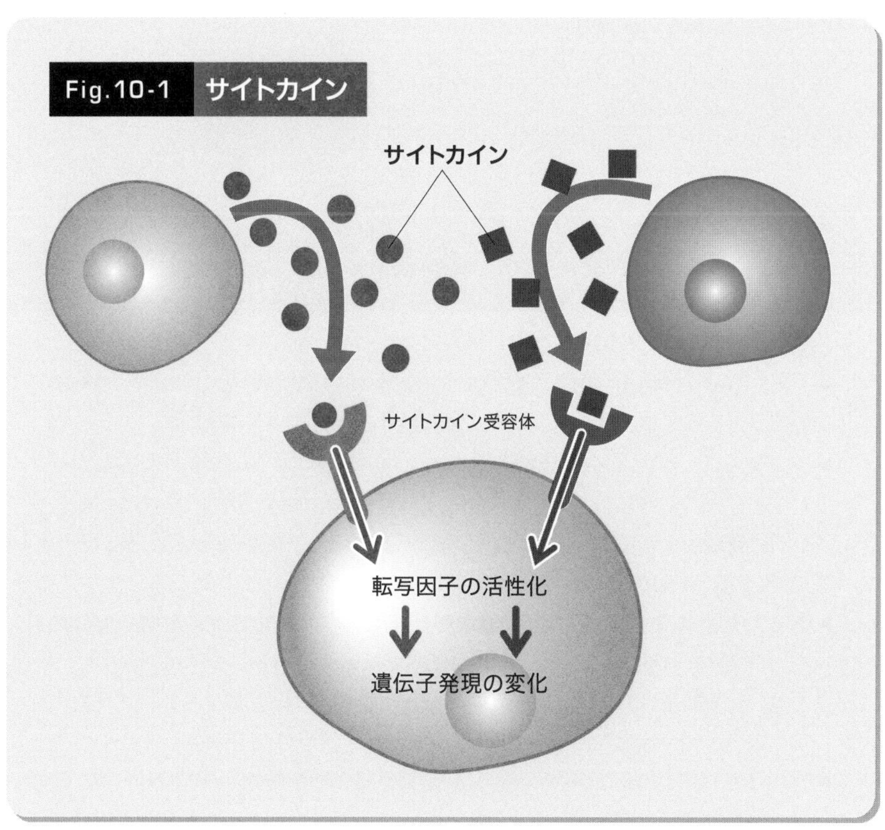

- **IL-1（Interleukin-1）：**インターロイキンと呼ばれる代表的なサイトカイン群のなかで1番目に発見された。主に単球やマクロファージ、樹状細胞などの自然免疫細胞によってつくられ、強い炎症を引き起こす。いわゆる**炎症性サイトカイン**の代表例。Fig.1-3に示したのはIL-1βである。
- **IL-2（Interleukin-2）：αβT細胞とγδT細胞を元気にするサイトカイン。**活性化したヘルパーT細胞によってつくられ、自分自身および他の細胞を活性化し増殖させる。特に制御性T細胞の維持に重要。

- **IL-4（Interleukin-4）：**ひとことでいうと**アレルギーを起こすサイトカイン。**B細胞に作用して**IgE**抗体をつくらせる。
- **IL-7（Interleukin-7）：**骨髄や胸腺でつくられ、**未熟なリンパ球の生存、増殖、分化**に必要なサイトカイン。
- **IL-10（Interleukin-10）：**上記の4つのインターロイキンとは異なり、免疫細胞のはたらきを抑える作用をもつ。**抑制性サイトカイン**と呼ばれる。
- **インターフェロン（Interferon, IFN）：**病原体（特にウイルス）やがん細胞に対する免疫反応を高める十数種類のサイトカインの総称。病原体の侵入を知らせる「**警報**」としてはたらき、免疫細胞の活性化、抗原提示の促進、感染細胞やがん細胞の増殖抑制をもたらす。
- **ケモカイン（Chemokine）：細胞を呼び寄せる**作用をもつサイトカインの総称。50種類以上あり、それぞれに対応する受容体がある。様々なケモカインと受容体の組み合わせが機能し、免疫細胞を適材適所に配置することを可能にしている。
- **TGF-β（Transforming growth factor β）：**様々な細胞によってつくられ、細胞の増殖や分化を調節するサイトカイン。免疫系においては、制御性T細胞を分化させるはたらきが重要だが、他のサイトカインとの組み合わせによって炎症性細胞の分化にも関わる。B細胞に作用し、IgAへのクラススイッチを促進する。

これら以外にも多くのサイトカインが、様々な細胞によってつくられ、様々な細胞に作用して「ああしろ」「こうしろ」と命令を伝えあう。このような細胞同士がサイトカインによって複雑に連絡し、命令しあうしくみを、**サイトカインネットワーク**と呼ぶ。免疫細胞の相互作用の本体ともいえる。

時に、このしくみがコントロールを失って暴走し、命令書が乱発されて免疫細胞たちが異常に活性化され、組織破壊や多臓器不全に至ることがある。嵐のように危険な免疫反応という意味で、**サイトカインストーム**と呼ばれる。

Fig.10-2 サイトカインの例

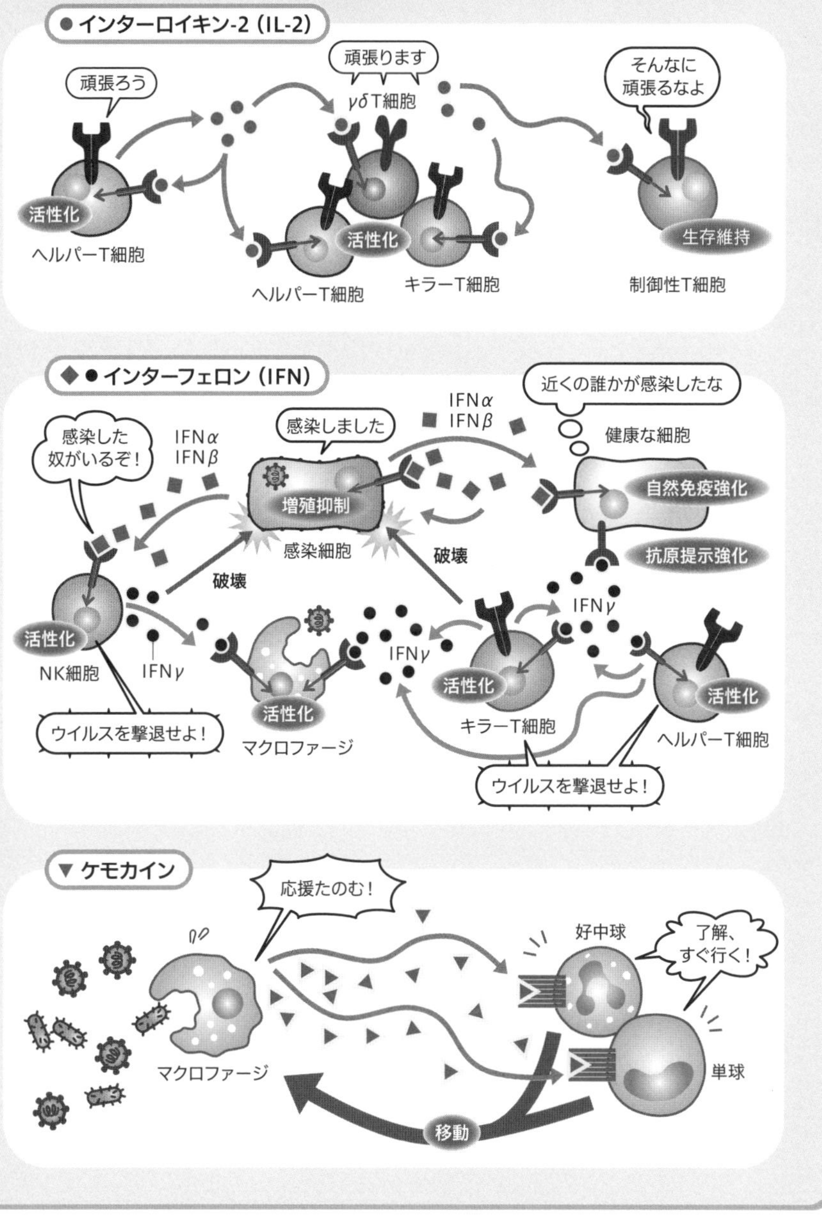

●インターロイキン-2（IL-2）

頑張ろう
頑張ります
γδT細胞
そんなに
頑張るなよ
活性化
ヘルパーT細胞
活性化
ヘルパーT細胞
キラーT細胞
生存維持
制御性T細胞

◆●インターフェロン（IFN）

近くの誰かが感染したな
IFNα
IFNβ
健康な細胞
感染した
奴がいるぞ！
IFNα
IFNβ
感染しました
増殖抑制
自然免疫強化
感染細胞
抗原提示強化
破壊
破壊
IFNγ
活性化
NK細胞
IFNγ
IFNγ
活性化
活性化
活性化
ウイルスを撃退せよ！
マクロファージ
キラーT細胞
ヘルパーT細胞
ウイルスを撃退せよ！

▼ケモカイン

応援たのむ！
好中球
了解、
すぐ行く！
マクロファージ
単球
移動

ヘルパーT細胞の分業

Episode-6で紹介した抗体のクラススイッチに関わるヘルパーT細胞とサイトカインの関係について、簡単に説明しておこう。

ヘルパーT細胞は、周囲の細胞や自分自身がつくるサイトカインの種類によって、異なるタイプのエフェクター細胞へと分化する。Fig.10-3のように、**Th1、Th2、Th17、Tfh、Treg**という5つのタイプに分かれる（近年の研究ではさらに多くのタイプが見つかっているが、ここでは割愛する）。これまたややこしい。

それぞれのタイプのヘルパーT細胞は、異なるサイトカインをつくって免疫細胞に指示を出し、結果として異なる種類の病原体に対応する応答が引き起こされる。つまり、様々な病原体に効率よく対応するための分業だ。大雑把にいうと、**Th1→ウイルスや細胞内寄生細菌、Th2→寄生虫、Th17→真菌や細胞外寄生細菌、Tfh→抗体産生、Treg→免疫反応の調節**、となる。それぞれのタイプのヘルパーT細胞は、お互いに牽制しあうような関係にある。例えば、Th1はTh2を抑え、逆にTh2はTh1を抑える、といった具合だ。病原体によってとるべき対応が異なるため、いずれかの防御態勢に体内の資源を集中するためである。

さて、B細胞に抗体をつくる指令を出すヘルパーT細胞は、Tfhである。Tfhは対応する病原体によって異なるサイトカインをつくり、B細胞がつくる抗体のクラスを決定する。TfhがIFN-γをつくり、これがB細胞に作用するとIgGへとクラススイッチ。TGF-βの場合はIgAへとクラススイッチ。IL-4の場合はIgEへとクラススイッチ、という具合だ。

……やっぱりややこしい？ 憶えられない？ ノープロブレムです。一般の人が憶える必要は全くないですし、**憶えなくてもこの本は楽しめます。**

でもね、この小難しいサイトカインのしくみを熟知し、狡猾（こうかつ）に利用する奴らがいるのです。私たちのまわりにもっとも数多く存在する病原体、ウイルスです。

Fig.10-3 ヘルパーT細胞の分業体制

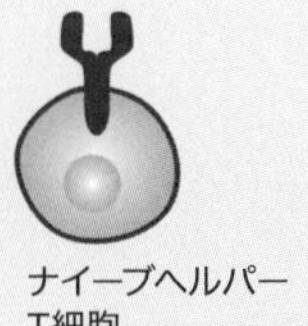

ナイーブヘルパーT細胞は、IL-12とIFN-γの作用によってTh1細胞に分化する。Th1細胞はIL-2やIFN-γを放出し、キラーT細胞やNK細胞、マクロファージなどを活性化する。以下同様。

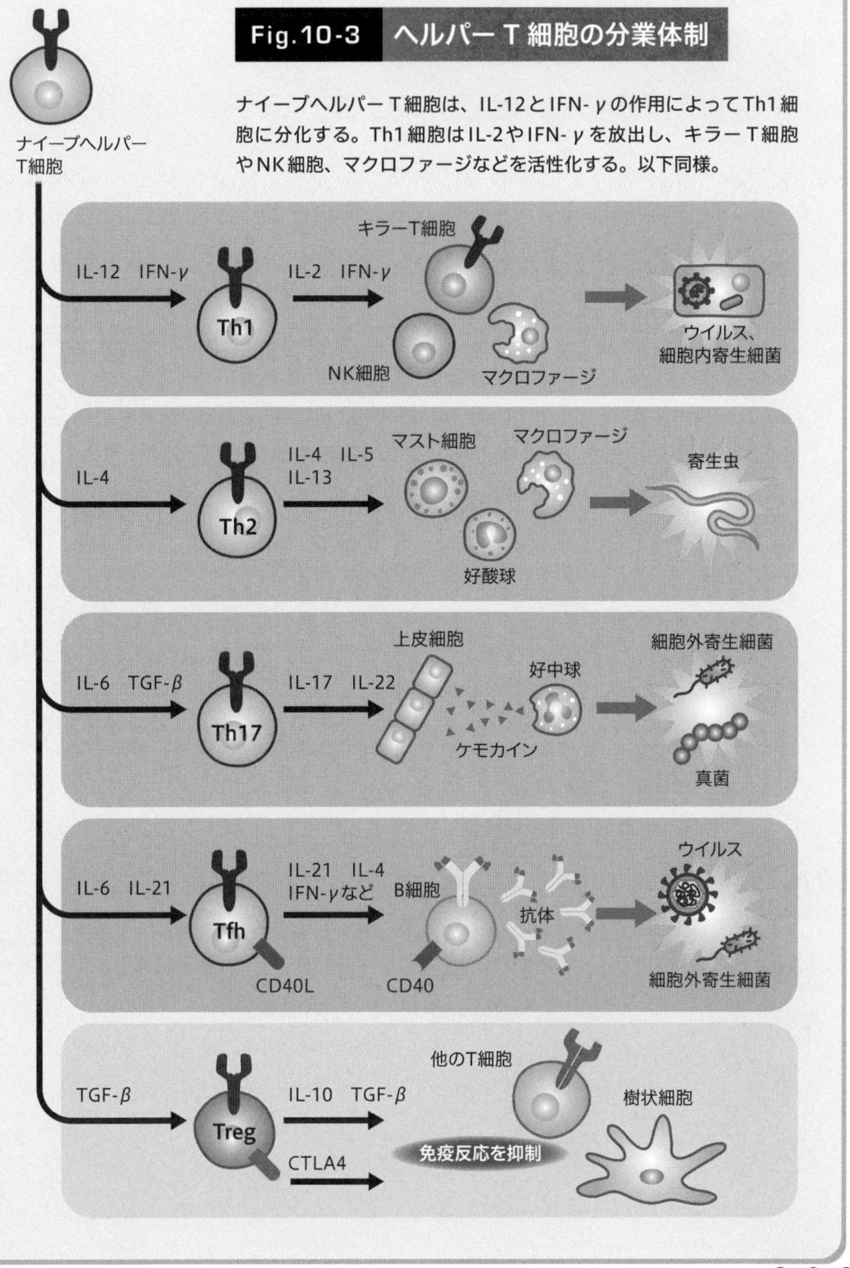

IL-12 IFN-γ
Th1
IL-2 IFN-γ
キラーT細胞
NK細胞
マクロファージ
ウイルス、
細胞内寄生細菌

IL-4
Th2
IL-4 IL-5
IL-13
マスト細胞
マクロファージ
好酸球
寄生虫

IL-6 TGF-β
Th17
IL-17 IL-22
上皮細胞
ケモカイン
好中球
細胞外寄生細菌
真菌

IL-6 IL-21
Tfh
CD40L
IL-21 IL-4
IFN-γなど
B細胞
CD40
抗体
ウイルス
細胞外寄生細菌

TGF-β
Treg
IL-10 TGF-β
CTLA4
他のT細胞
免疫反応を抑制
樹状細胞

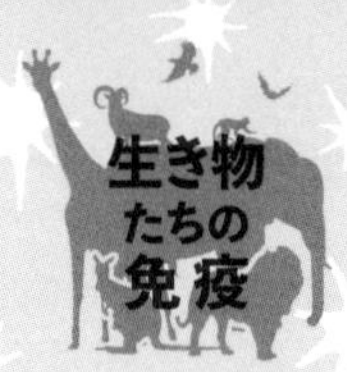

ウイルスと免疫系の果てなき戦い ①

免疫系の情報伝達を担うサイトカインは、病原体からみれば厄介な存在だ。自分の侵入を周囲の細胞に知られ、強力な免疫細胞を呼び寄せられ、感染細胞もろとも破壊されてしまうことになるからだ。そのため、病原体はサイトカインをターゲットにして免疫系の攻撃を避けようとする。ここでは、病原体側の生存戦略、特にウイルスがもつ対サイトカイン防衛策を紹介しよう。

ウイルスの免疫系に対する防衛戦略の基本は、**宿主の遺伝子を盗んで自分のゲノムに取り込み、都合よくつくり変えて宿主細胞に発現させる**ことだ。特に、ヘルペスウイルス科やポックスウイルス科のウイルスは、比較的大きなゲノムDNAに100種類以上の遺伝子をもち、そのなかには宿主ゲノムから盗んできた（偽物の）サイトカインやサイトカイン受容体の遺伝子がたくさんある。

ウイルスに利用されるサイトカインのわかりやすい例は、抑制性サイトカインIL-10である。ヘルペスウイルス科のEBウイルスやサイトメガロウイルスは偽物のIL-10を宿主細胞に発現させ、免疫反応を抑える。逆に、細胞の活性化や炎症を引き起こす偽サイトカインを使って感染細胞を増殖させたり、免疫反応を撹乱するウイルスもいる。新型コロナウイルス SARS-CoV-2も、偽の炎症性サイトカイン遺伝子をもち、免疫系の撹乱や重症化を引き起こす可能性が指摘され、研究が進められている。

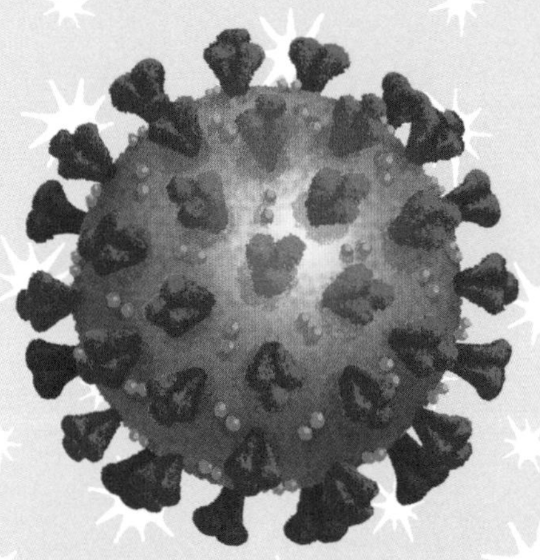

コロナウイルス
（電子顕微鏡写真にもとづくイメージ）

サイトカインに対する受容体が悪用される場合もある。天然痘ワクチンとして使われるワクシニアウイルス（ポックスウイルス科）はインターフェロンに対する受容体の偽物をもっている。この偽インターフェロ

Fig.10-4 ウイルスがサイトカインを悪用する例

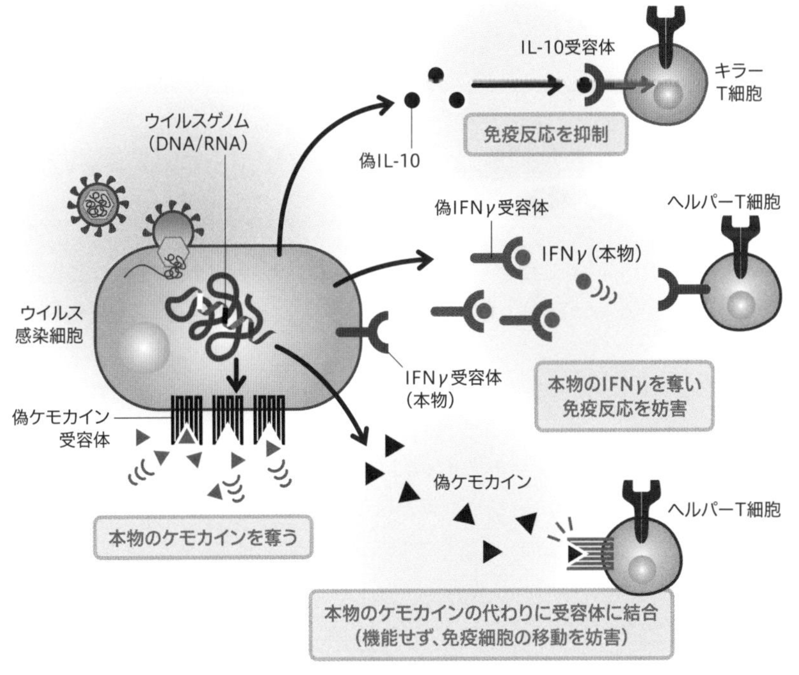

サイトメガロウイルスやワクシニアウイルスなどによる
サイトカイン悪用の例をひとつの図にまとめた。

ン受容体は、細胞膜から放出されるようにつくり変えられており、感染細胞から飛び出して本物のインターフェロンに結合し、本物の受容体への信号伝達を妨害する。免疫細胞の移動を促すケモカインを狙うウイルスもいる。偽ケモカインや偽ケモカイン受容体を発現させて免疫細胞の移動を撹乱し、免疫反応から逃れ、感染細胞を延命させて自身の複製と拡散をはかるわけだ。

ウイルスによる免疫系遺伝子の盗用はサイトカインだけにとどまらない。ウイルスと免疫系の果てなき戦いはEpisode-16へと続く。

Episode 11 γδT細胞

γδT細胞：謎多き「第三のリンパ球」

私たちの免疫

この本に登場する免疫細胞のなかで、**γδT細胞**（ガンマデルタ）はもっとも知名度の低い細胞と思われる。おそらくマクロファージやNK細胞よりも知られていないのではないか。だが侮ってはいけない。γδT細胞はB細胞（抗体をつくる）、αβT細胞（司令塔）と並ぶ、抗原受容体をもつ「**第三のリンパ球**」なのだ。

γδT細胞は、表面に抗原受容体**γδTCR**をもっている。γδTCRは名前の通り、**γ鎖**と**δ鎖**の2種類のタンパク質からなる受容体である。αβTCRとよく似た形で、細胞膜上でセンサーとしてはたらき、抗体のように外に飛び出すことはない。γ鎖とδ鎖は、遺伝子再編成によってつくられる可変領域をもつ。γ鎖はV、Jの2種類のパーツからなり、この特徴は抗体の軽鎖およびαβTCRのα鎖と同じである。δ鎖はV、D、Jの3種類のパーツからなる。これは抗体の重鎖およびαβTCRのβ鎖と同じだ。さらにαβTCRと同じように、それぞれのパーツの連結部分がγδTCRの抗原認識部位にあたる。形だけでなく、細胞内にシグナルを伝えるしくみも、基本的にαβTCRとそっくりだ。γδT細胞が分化・成熟する場所もαβT細胞と同じく、胸腺である。

γδT細胞は、最近見つかった新顔の免疫細胞というわけではない。αβT細胞と同じように、1980年代にはγ鎖とδ鎖の構造が明らかになり、細胞の実体も把握されていた。にもかかわらず、γδT細胞はαβT細胞に比べて研究が進んでおらず、一般にもほとんど知られていない。免疫学の教科書ですら、γδT細胞に関する記述はαβT細胞の10分の1以下だろう。

γδT細胞がウケない理由はいくつかある。1つ目は、γδT細胞はαβT細胞と違い、**ヒトの血液中に非常に少ない**ということだ。血液中の白血球のうち、γδT細胞は1～3%程度。αβT細胞（20～40%）に比べて一桁少ない。γδT細胞

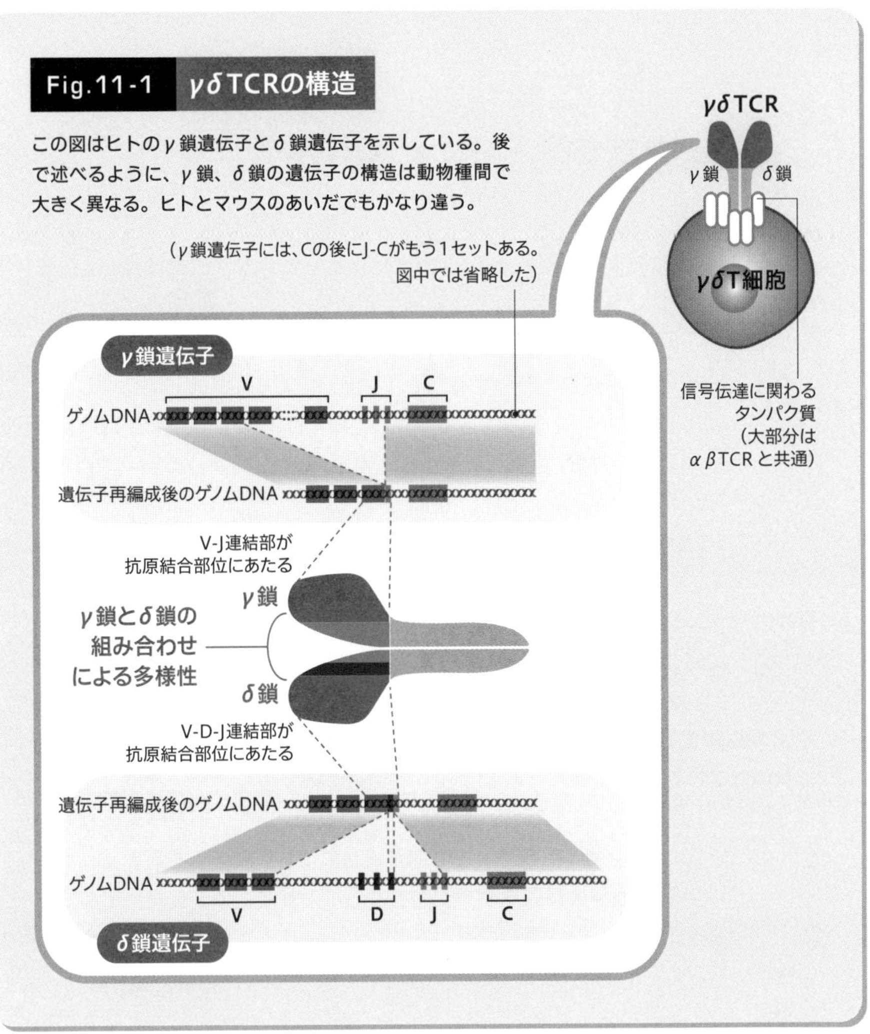

が多く存在する体内の場所は、**粘膜や皮膚などのバリア組織**である。消化器や呼吸器、生殖器などの粘膜には、γδT細胞が多く存在し、感染防御の最前線ではたらいていると考えられている。しかし、血液から簡単に取り出せるαβT細胞に比べ、粘膜の中に埋まっているγδT細胞を取り出して研究するのは簡単ではない。γδT細胞はまず、研究者にとって扱いにくい細胞なのだ。

γδT細胞は何を認識するのか？

γδT細胞が厄介な細胞である2つ目の理由は、γδTCRが何を認識しているのかがハッキリしないことだ。αβT細胞の場合は、「αβTCRはMHCとペプチドの複合体を認識する」という明確なルールがある。αβTCRは非常に多様性に富み、MHCに提示されたあらゆる形のペプチドに対して特異的に結合し、免疫反応を開始する。一方、γδT細胞の場合、γδTCRの多様性はαβTCRよりも低く、ほとんどの場合、MHCとペプチドの複合体を認識しない。ではγδTCRは何を認識しているのか？

これまでの研究で、γδTCRが認識する対象（抗原）として数十種類の物質が見つかっている。そのほとんどはタンパク質である。特に、ストレスを受けた細胞に発現するタンパク質が多い。とはいえ、γδTCRの種類によっては、外来生物やウイルスのタンパク質を認識するものや、キラーT細胞のαβTCRと同じようにMHCクラス1とペプチドを認識するものも報告されている。要するに**γδTCRが認識する対象物質（抗原）はいろいろで、共通する構造や生物学的性質は見いだされていない**のだ。

γδT細胞がγδTCRで抗原を認識すると、細胞内にシグナルが伝えられて活性化し、増殖する。αβT細胞のように樹状細胞による抗原提示を必要としない分、γδT細胞は病原体の侵入にすぐに応答することができる。実際、インフルエンザや新型コロナなどのウイルスに感染すると、γδT細胞はただちに増殖し、血液中にも多く見つかるようになる。活性化したγδT細胞は、標的細胞 ― 多くの場合、ストレスを受けた細胞やウイルス感染細胞、がん細胞など ― を直接破壊したり、サイトカインを放出して他の免疫細胞を呼び寄せ、炎症を起こす。つまりγδT細胞は、キラーT細胞とヘルパーT細胞の機能をもつ集団に細分化される。さらに、B細胞に作用して抗体産生を指示することもある。また、成長促進因子を放出して細胞の増殖や活性化を助け、傷ついた身体の修復を促す作用も知られている。Fig.11-2に示すように、もはや何でもありだ。とにかくγδT細胞は、機能の面でもつかみどころがない細胞なのだ。

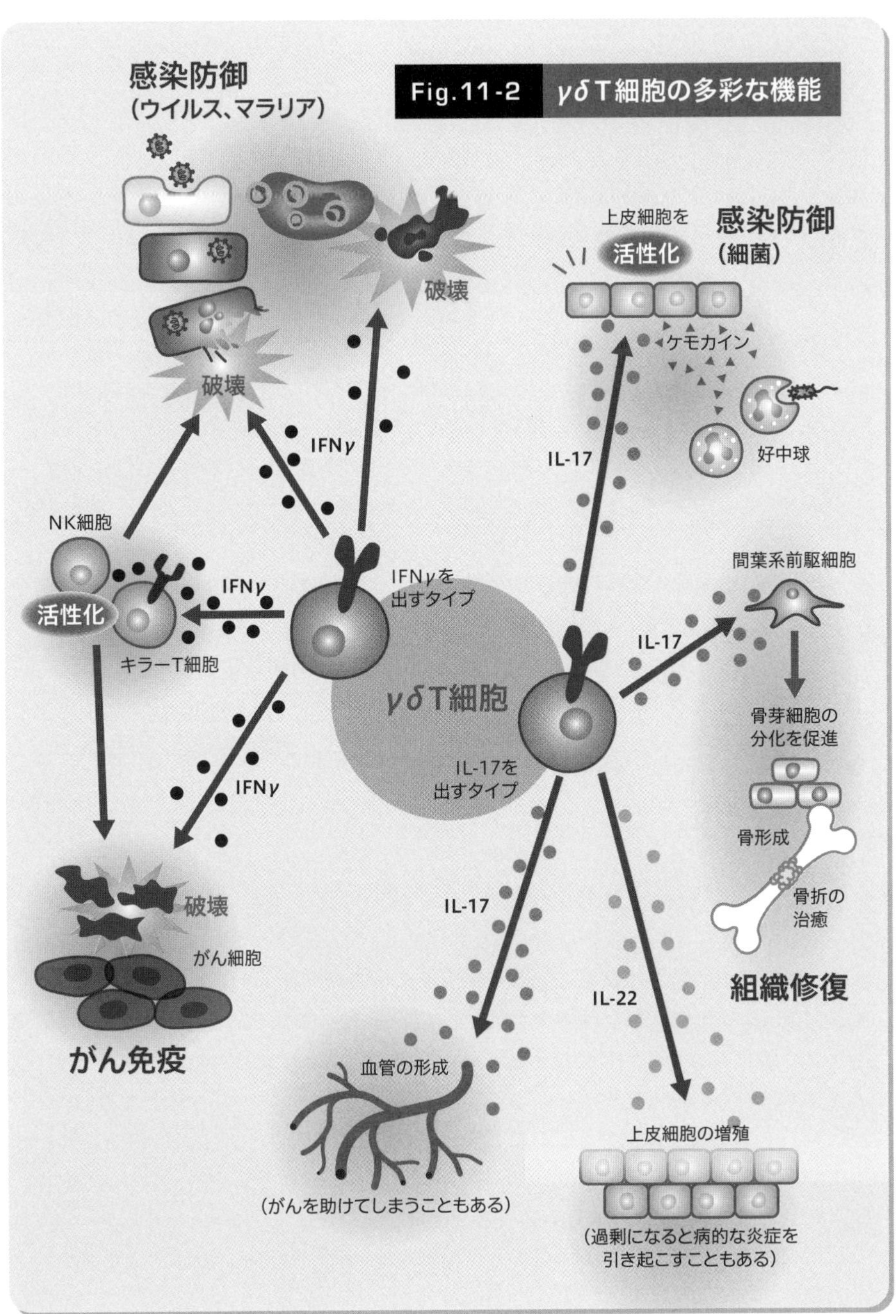
Fig.11-2 γδT細胞の多彩な機能
感染防御
(ウイルス、マラリア)
破壊
破壊
IFNγ
NK細胞
活性化
IFNγ
キラーT細胞
IFNγを
出すタイプ
γδT細胞
IFNγ
IL-17を
出すタイプ
破壊
がん細胞
がん免疫
上皮細胞を
活性化
感染防御
(細菌)
ケモカイン
好中球
IL-17
間葉系前駆細胞
IL-17
骨芽細胞の
分化を促進
骨形成
骨折の
治癒
組織修復
IL-17
IL-22
血管の形成
(がんを助けてしまうこともある)
上皮細胞の増殖
(過剰になると病的な炎症を
引き起こすこともある)

もっと詳しく

γδT細胞は細胞の異常を感知する

γδT細胞は、γδTCRを構成するγ鎖とδ鎖のV断片の種類によって分類される。ヒトの血液中には、**Vγ9 Vδ2**（ブイガンマ ナイン ブイデルタ ツー）というタイプのγδTCRをもつγδT細胞が比較的多く存在し、以前から研究されてきた。Vγ9 Vδ2 γδTCRは、他の細胞の表面にあるブチロフィリン（Butyrophilin, **BTN**）と呼ばれるタンパク質に結合する。BTNはFig.11-3の図（左）のように細胞膜を貫通して外側と内側に大事な構造（ドメイン）をもつ。細胞内ドメインは、細胞質に存在する**ピロリン酸化合物**のセンサーとしてはたらく。ピロリン酸化合物は正常なヒト細胞にはあまり存在しないが、細菌や原虫などの感染性微生物によって多くつくられる。また、がん細胞では細胞内の代謝経路に異常が生じ、ピロリン酸化合物が増えることがある。細胞内に増えたピロリン酸化合物がBTNの細胞内ドメインに結合すると、その信号はBTNタンパク質全体に伝わって、細胞外ドメインの構造がガチャンと変わる（Fig.11-3右）。構造変換したBTNに対し、Vγ9 Vδ2 γδTCRが結合し、免疫反応を引き起こす。つまりVγ9 Vδ2 γδT細胞は、**標的細胞内の代謝の変化**をBTNを通して読み取り、攻撃すべき相手かどうかを判断している[*1]。

最近、Vγ9 Vδ2 γδT細胞による免疫反応がマラリア感染に対する防御に関わっていることが報告された。マラリアは、蚊によって媒介される原虫感染症である。マラリア原虫は蚊の唾液からヒトの血液中に入り、いったん肝臓の細胞に感染して増殖した後、再び血液中に移行して赤血球に感染する。赤血球内で原虫が増殖すると、貧血や発熱、臓器不全といった症状を呈する。この「赤血球に感染する」がマラリア原虫の戦略だ。赤血球はMHCクラス1を出さないので、キラーT細胞は感染細胞を発見できない。原虫は赤血球内に隠れたままキラーT細胞の攻撃を回避できる。しかし、赤血球はBTNを出していて、赤血球の内部で増殖するマラリア原虫はピロリン酸化合物をつくるので、原虫の存在はBTNの構造変換となって赤血球の表面に現れる。Vγ9 Vδ2 γδT細胞はBTNを介して異常を感知し、内部の原虫ごと感染赤血球を破壊する。

Fig.11-3 γδT細胞による病原体の感知

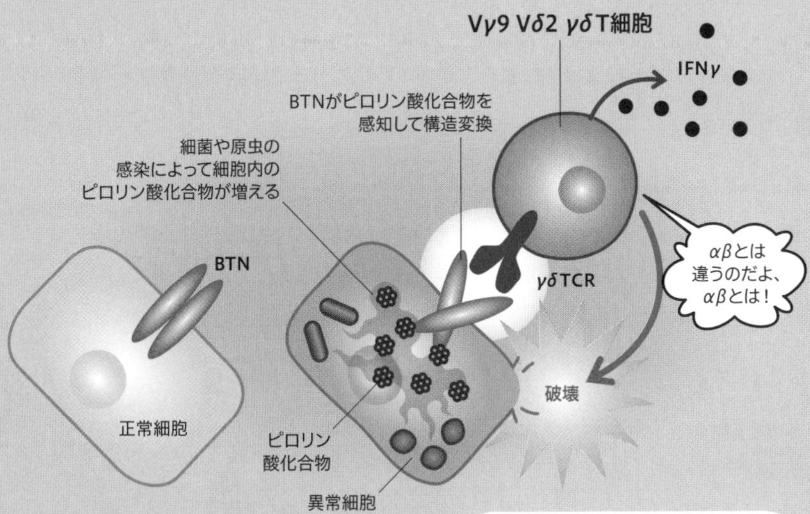

γδT細胞とαβT細胞は異なる原理で病原体を感知する。

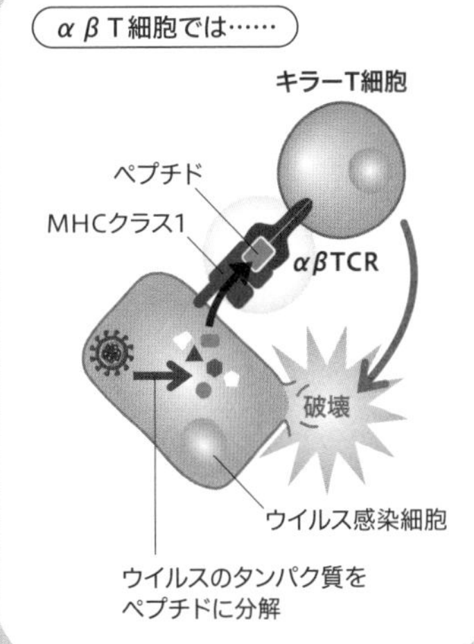

＊1 以前は、Vγ9 Vδ2 γδTCRはピロリン酸化合物に直接結合すると考えられていた。最新の教科書（2016年版）では「Vγ9 Vδ2 γδTCR はBTNに提示されたピロリン酸化合物に結合する」と書かれているが、これも様々な実験によって否定された。この本で紹介した「Vγ9 Vδ2 γδTCRはピロリン酸化合物に反応したBTNの細胞外ドメインに結合する」というモデルは、2022年現在の、国際学会や国際学術誌における多くの研究者たちの一致した見解である。

もっと詳しく

つまり、**γδT細胞はαβT細胞とは全く異なる原理で病原体の侵入を感知しているの**だ。αβT細胞がMHCに提示されたペプチドの配列をもとに特定の病原体を感知するのに対し、γδT細胞は代謝産物の変化を目印にして標的細胞の異常を読み取る。たとえるなら、αβT細胞が犯人の顔を憶えて指名手配をかけ2度目の犯行を防ぐ警察官だとすると、γδT細胞は**犯行現場の足跡を手がかりに犯人に迫る私立探偵のような存在**だ。あるいは警察犬か。αβT細胞ほど強力ではないが、感染の最前線で即座に対応することができ、病原体の突然変異にも対抗できると考えられる。犯人が化粧や整形手術

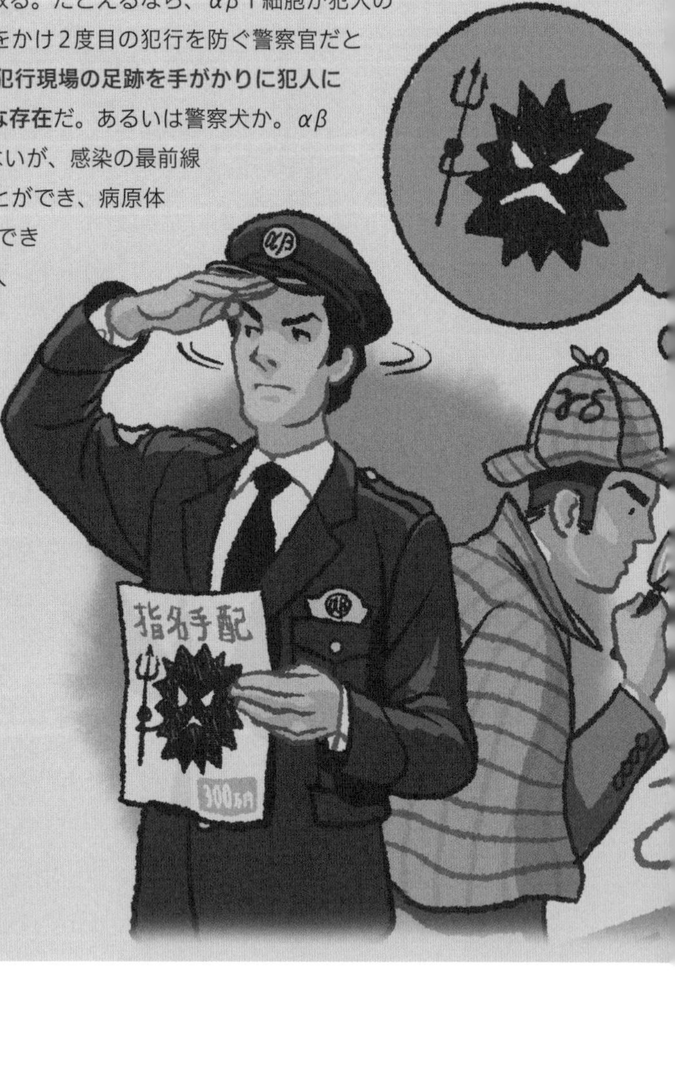

で顔を変えることができても、足のサイズや体の匂いを変えることは難しいのと同じだ。

このように、αβT細胞とγδT細胞はお互いの弱点を補い合うかのように、異なるしくみで感染細胞やがん細胞に対処していることが近年の研究で明らかになってきた。抗原受容体の遺伝子再編成を証明した利根川進博士 Episode-4 は、ノーベル賞受賞講演でγδTCRの発見についてこう述べている。

「この受容体をもつT細胞（γδT細胞）の機能はまだわかっていないが、これらの細胞は全く新しい形の免疫系に関わっているかもしれない」

35年の時を経た今、最新の研究によって利根川博士の予言が証明されようとしている。

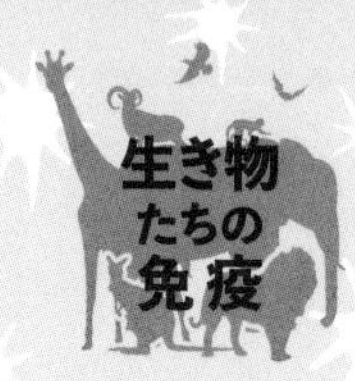

様々な動物のγδT細胞

γδT細胞が研究しにくい理由をもうひとつ。γδT細胞の体内分布や機能が**動物の種によって大きく異なる**ことだ。例えば、マウスの皮膚には樹状細胞のような突起をもつγδT細胞が常駐している。このγδT細胞は表皮樹状T細胞（dendritic epidermal T cell, DETC）と呼ばれ、皮膚のダメージを感知して修復を促すことが知られている。しかし、DETCはヒトの皮膚には存在しない。DETCを胸腺でつくるための遺伝子も、ヒトでは機能を失っている。逆に、マウスには前のページで紹介したVγ9 Vδ2 γδT細胞に相当するものは見つからず、ピロリン酸化合物を感知するBTNも存在しない。だから、マウスの実験で明らかになったことがヒトに応用できるとは限らないし、ヒトで見つかった現象を研究するのにマウスが使えない、ということがよくある。とはいえ、ヒトとマウスのあいだでγδT細胞の共通性が全くないわけではない。腸管の粘膜上皮内に存在するγδT細胞については、ヒトとマウスのあいだで特徴がよく似ていて、それらのγδT細胞の活性化に関わる遺伝子もある程度共通している（BTNによく似た遺伝子だ）。

また、ヒトやマウスの血液中ではαβT細胞がメジャーでγδT細胞がマイナーな存在だが、**ウシ**や**ブタ**では逆で、γδT細胞の方がメジャーである。そのため畜産動物の感染予防や繁殖の観点でγδT細胞が研究されることがあるが、その成果をヒトに応用したり、マウスを使ったメカニズムの研究に進めないことが多い。

γδT細胞の動物種間における多様性は、皮膚や粘膜といった**バリア組織の構造や機能が動物種間で大きく異なることを反映**している。地球上の動物たちは、それぞれの棲息環境や食物などに応じて異なる病原体の侵入を受け、それぞれ異なる病原体に適応した免疫系を発達させてきた。γδT細胞のようなバリア組織で病原体と向き合う免疫細胞は、進化の過程で病原体の変化にあわせてその配置や機能を変える必要があった。γδT細胞が動物種ごとに異なる性質や機能をもつのは、適材適所に細胞を配置し免疫機能を最大化するための動物の進化の帰結なのだ。

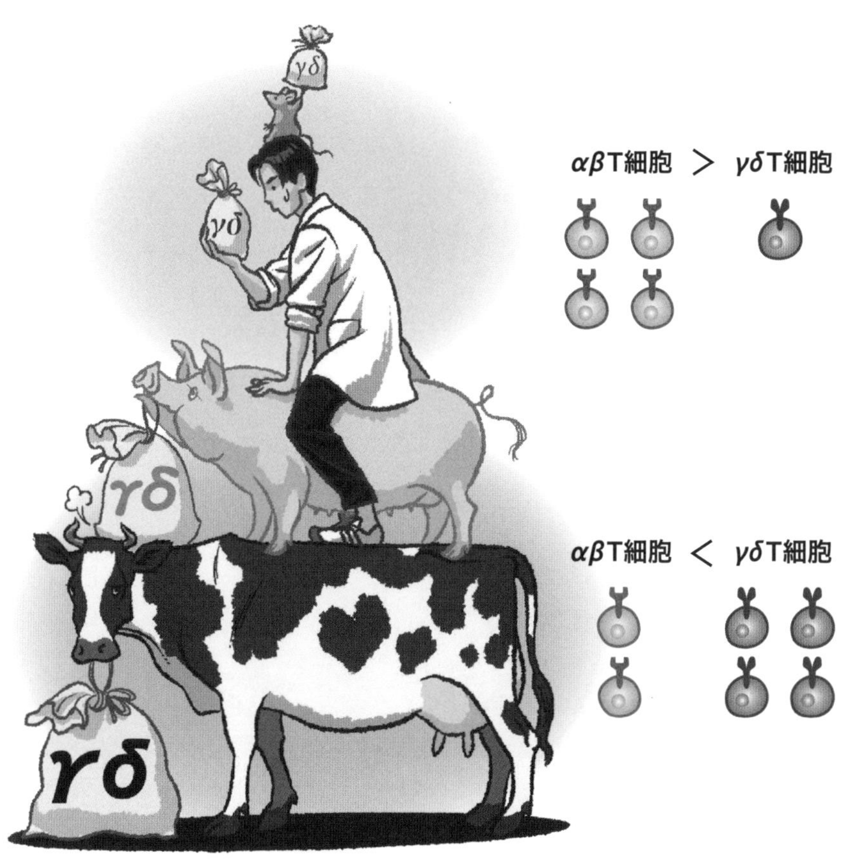
γδ
γδ
γδ
γδ
αβT細胞 ＞ γδT細胞
αβT細胞 ＜ γδT細胞

γδT細胞は、不明な点が多いとはいえ、すべての脊椎動物に共通して存在する免疫細胞であり、重要な機能をもっているに違いない。……2022年3月までは、そういっても間違いではなかった。実はこの原稿を書いている最中に状況が変わってしまった。**γδT細胞をもたない動物が発見された**のだ。

その動物とは、爬虫類のなかでも有鱗目（ゆうりんもく）と呼ばれるグループ。簡単にいうと、**ヘビとトカゲ**である。種の数でいえば爬虫類全体の95%（およそ1万種）を占め、世界中の様々な環境に適応し繁栄している。有鱗目のゲノムDNAからはTCR γ鎖とδ鎖の遺伝子が（V、(D)、J、Cの遺伝子断片がすべて）欠落している。一方、TCR α鎖とβ鎖の遺伝子は他の動物種と同じように存在し、αβT細胞は正常に機能していると思われる。同じ爬虫類に分類されるカメやワニ、さらに有鱗目ともっとも進化的な関係が近いとされる**ムカシトカゲ**においては、TCR γ鎖とδ鎖はすべて正常に存在する。有鱗目とムカシトカゲの祖先が分岐したのはおよそ2億5000万年前。この時期に有鱗目の祖先はγδT細胞を失い、その後ヘビやトカゲとして地中や樹上の環境に適応していったと考えられる。

γδT細胞を失うことがヘビやトカゲにどのような生存上の優位性をもたらしたのか？　彼らの皮膚や粘膜の構造と関係があるのか？　さらに、他の動物ではγδT細胞が担当している免疫機能を、ヘビやトカゲではαβT細胞や別の免疫細胞が代替しているのか？　現在わかっているのは、有鱗目は脊椎動物のなかで唯一、γδT細胞をもたない動物群だということだけで、上記の疑問に答えるための証拠は揃っていない。

ヘビとトカゲの免疫のしくみと環境適応の秘密を解き明かすことは、爬虫類の特殊な免疫系を理解する楽しさだけでなく、私たちヒトの免疫系におけるγδT細胞の役割についての新しい洞察を与えてくれるに違いない（ような気がする）。

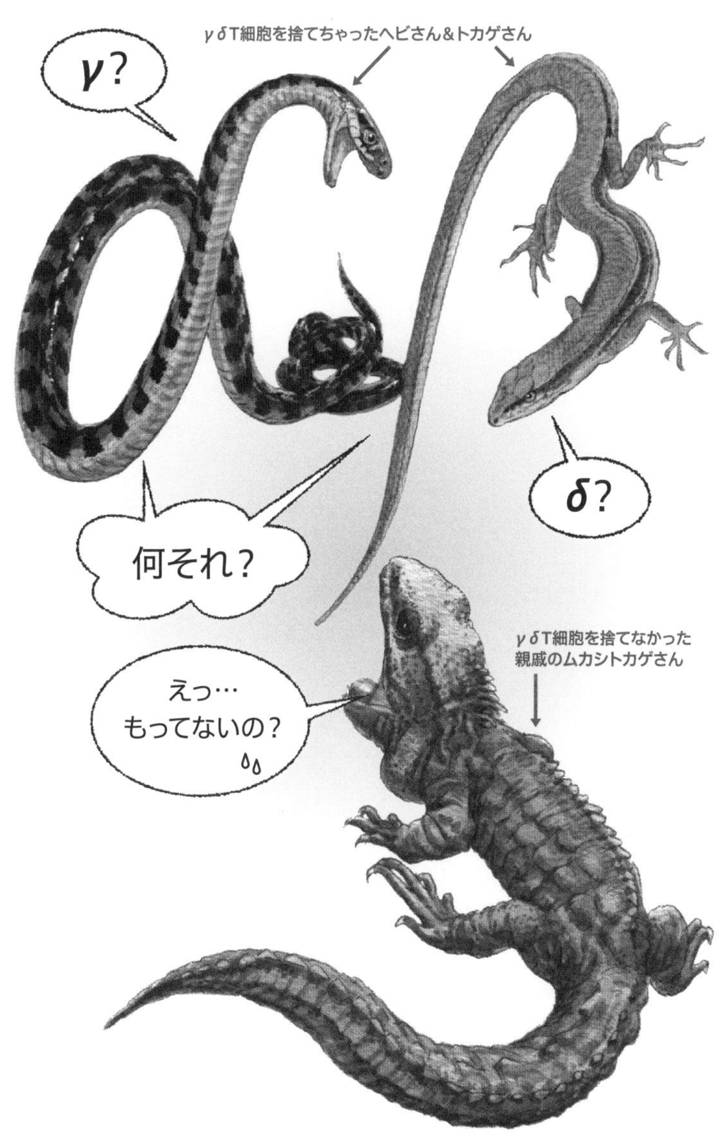
γδT細胞を捨てちゃったヘビさん&トカゲさん
γ?
δ?
何それ?
γδT細胞を捨てなかった
親戚のムカシトカゲさん
えっ…
もってないの?

Episode 12 獲得免疫の起源

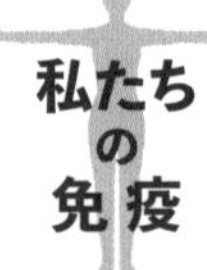

獲得免疫の主役：3 種類のリンパ球

ここまでの内容をまとめてみよう。

私たちの獲得免疫の主役となるリンパ球、すなわち遺伝子再編成によって多様な抗原受容体をつくる細胞は、次の3種類である。

- **αβT細胞：**血液やリンパ組織に多い。抗原受容体（αβTCR）を細胞表面に出し、他の細胞の表面にあるMHCとペプチドを認識して活性化する。「自己」と「非自己」を見分ける、獲得免疫の司令塔。
- **γδT細胞：**粘膜組織に多い。抗原受容体（γδTCR）を細胞表面に出し、感染細胞などの表面にあるタンパク質を認識して活性化する。感染防御の最前線ではたらく実戦部隊。
- **B細胞：**血液やリンパ組織に多い。抗原受容体（BCR）を細胞表面に出す。主にαβT細胞の指示にしたがって活性化し、BCRを抗体として細胞外に放出する。銃を撃ちまくって弾幕を張る射撃部隊。

これら3種類のリンパ球は、（Episode-8やEpisode-11で見た例外的な動物を除き）私たちヒトを含む**哺乳類**、ニワトリなどの**鳥類**、カメやワニなどの**爬虫類**、カエルやイモリなどの**両生類**、そしてサメやマグロなどの**魚類**に備わっている。すなわち、これらの脊椎動物は、3種類のリンパ球からなる獲得免疫のしくみをもっている。

いや、ちょっと待ってほしい。脊椎動物は、哺乳類・鳥類・爬虫類・両生類・魚類の5分類だけではないのだ。それらの動物はみんな、顎をもつ、**顎口類**と呼ばれるグループに属しているが、顎をもたない無顎類という原始的なグループも存在する。その多くは絶滅してしまったが、現在の地球上にも**円口類**と呼ばれる

Fig.12-1　3種類のリンパ球

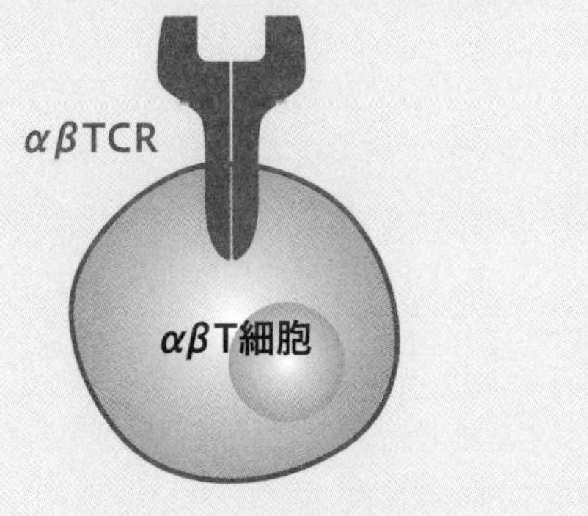

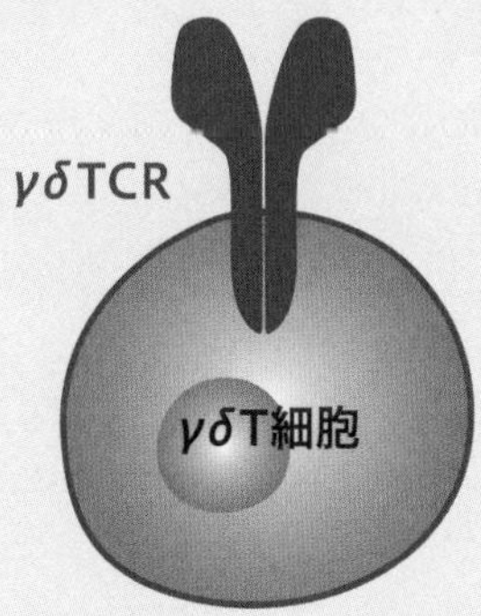

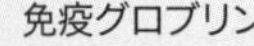

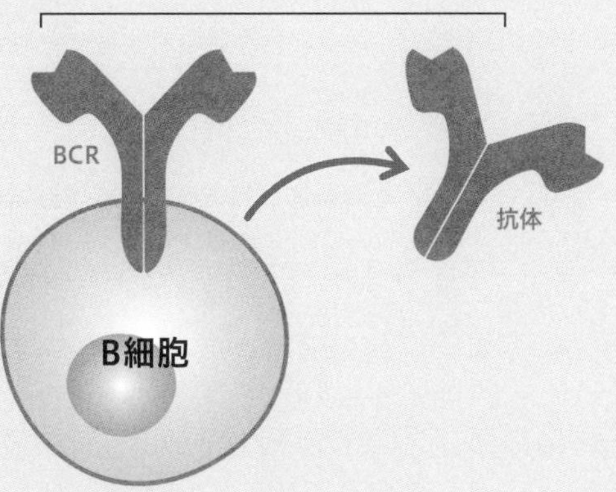

Fig. 4-1と同じ図だが、誤植ではない。
獲得免疫系のなりたちを理解するために大事なので再度示した。

無顎類が生き残っている。**ヤツメウナギ**とヌタウナギだ。彼らの免疫系はどうなっているのか？　最新の研究成果により、地球上の脊椎動物に共通する免疫系の基本原理が明らかになりつつある。

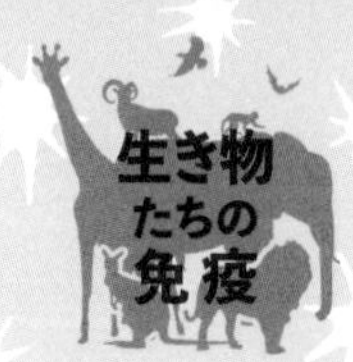

ヤツメウナギ：免疫系の起源に迫る！

ヤツメウナギ……シルエットはまさにウナギで、本家のウナギ同様、**蒲焼き**として食用にも供される。左右1対の眼に加えて、両側にある7対の鰓孔（エラ穴）が眼のように見えることから「八つ目」の名がついた。古来その身を食せば目によいといわれ、漢方薬としても流通している。ビタミンAを多く含むので、「目によい」は根拠なしというわけでもない。

ただし、ヤツメウナギはウナギとは全く異なる分類の生物だ（ヒトとウナギは近い親戚だが、ヤツメウナギはそれよりも遠い親戚といえる）。顎をもたない円口類に属し、口は吸盤状になっていて、これで大型の魚の体に吸い付き、ヤスリ状の歯で傷をつけ、体液を吸い取る。サケなどの魚に吸い付いた様はまるで巨大なヒルのようで気持ち悪いことこのうえない。日本でも昔は北海道の河川に出没し、川で遊んでいたら足に吸い付かれたという話もある*1（最近では環境の変化により個体数が減少している）。

ヤツメウナギは、**もっとも原始的な特徴をもつ脊椎動物**として、様々な学問分野で研究対象となってきた。免疫学も例外ではない。ヤツメウナギの体内や血液中にはリンパ球が存在し、病原体に対する特異的な免疫反応や、一度暴露（ばくろ）された抗原に対する強力な二次応答（免疫記憶）、さらに同種の他の個体の細胞を排除する能力（アロ反応）ももちあわせている。つまり「獲得免疫」をもっていると考えられるのだ。

しかし、ヤツメウナギの血液中には私たちがもつ免疫グロブリン（抗体）が存在しない。そればかりか、ヤツメウナギのゲノムには、私たちの獲得免疫に重要な抗原受容体（BCR、$\alpha\beta$TCR、$\gamma\delta$TCR）の遺伝子がまるごと存在しないのだ。さらには抗原受容体の再編成に必要な遺伝子や、抗原提示をするMHCの遺伝子も存在しない。いったい、ヤツメウナギの獲得免疫はどうなっているのか？

*1 足に吸い付いたのはおそらく右頁のカワヤツメである。日本では北海道や東北地方に生息する。

ヤツメウナギ（カワヤツメ）

Lethenteron japonicum

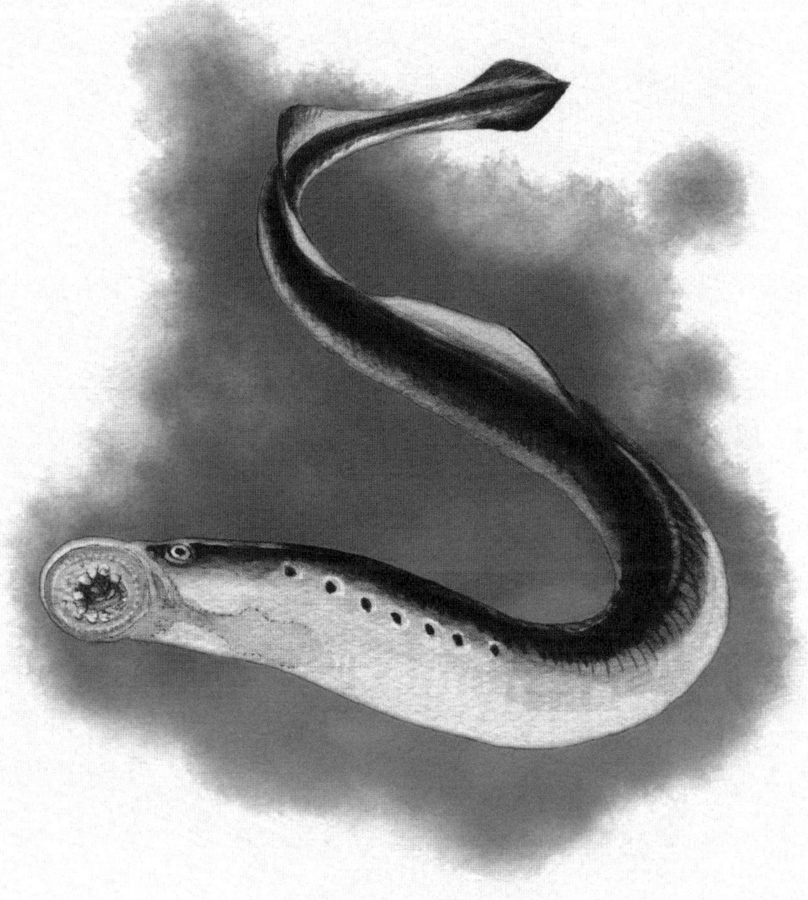

カワヤツメはヤツメウナギのなかでは中型種で、体長30～50cm。成魚の口は吸盤状になっていて、これで他の魚に吸い付いて体液を吸う。海で数年間暮らした後、河川に遡上して産卵。幼生はアンモシーテスと呼ばれ、川底の有機物を食べて成長し、成魚へと変態して海に戻る。ヨーロッパや北米の水域に生息する大型種のウミヤツメは体長1mほどにもなる。

2004年7月、科学雑誌『Nature』の表紙をとんでもない写真が飾った。水槽に吸い付いたヤツメウナギの顔だ。ヤツらの抗原受容体が発見されたのだ。それらは可変型リンパ球受容体（variable lymphocyte receptor, **VLR**）と名づけられ、私たち（顎口類）の抗原受容体とはまるっきり違っていた。Fig.12-2のように、VLRは、TLRとよく似たLRRモチーフ Episode-3 が5～10個連結された形をしている。それぞれのLRRモチーフは異なるアミノ酸配列をもち、細胞ごとに異なる組み合わせで連結されることで、細胞ごとに異なる構造のVLRがつくられる。できあがったVLRはアルファベットのCのような形で、曲がった内側の部分で特定の物質（抗原）にくっつくと考えられている。

多様なVLRをつくる部品となるLRRモチーフは、私たちのTCRやBCRのV-D-J断片と同じように、ヤツメウナギのゲノムの1ヶ所に並んで配置されている。各LRRモチーフは、哺乳類のようにゲノムDNAを切ってつなぐ方法ではなく、鳥類の抗体にみられたのと同じ**遺伝子変換**（コピー＆ペースト）によって連結される。つまり、ゲノム上にある数十種類のLRRモチーフのなかからランダムに1つが選ばれてその配列がコピーされ、続けて別の1つが選ばれてコピーされ……を5～10回繰り返すことでVLRが完成する。

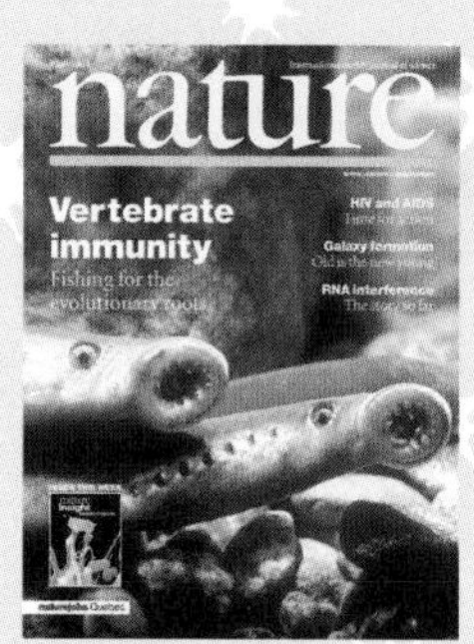

『Nature』
2004年7月8日号の表紙

さらに面白いことに、VLRには**3種類**あり、**VLR-A**、**VLR-B**、**VLR-C**と名づけられた。VLR-A、VLR-B、VLR-Cは、それぞれがゲノム上に独自のLRRモチーフのセットをもち、独立した遺伝子としてふるまう。3種類とも細胞表面に出るが、VLR-Bだけは一部が五量体として細胞外に放出される。また、VLR-Bと比べて、VLR-AとVLR-Cはお互いに構造がよく似ており、近い関係にあることがわかる。

3種類の抗原受容体、どこかで聞いた話だ。ならば、その3種類のVLRは、どのような細胞に発現されるのか？

Fig.12-2 3種類のVLR

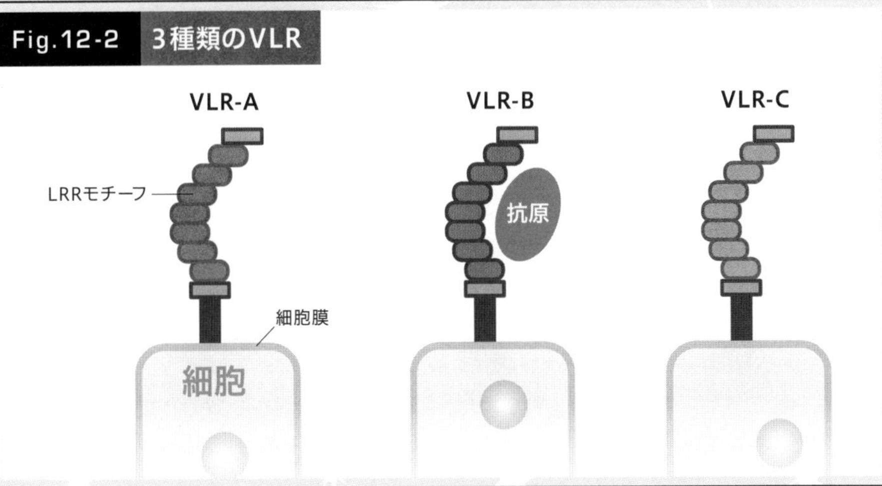

読者の皆さんの予想通り、ヤツメウナギの3種類のVLRは、それぞれ別々の、**3種類のリンパ球**に発現される。1個のリンパ球が発現するVLRは1種類だけ。2種類以上のVLRを同時に発現することはない。ヤツメウナギの体内に病原体が侵入すると、3種類のリンパ球は活性化する。

これまでの研究で判明した3種類のリンパ球の特徴は次の通りだ。

- **VLR-A細胞：**血液中に多く存在する。遺伝子発現パターンが顎口類の$\alpha\beta$T細胞と似ている。
- **VLR-B細胞：**血液中に多く存在する。遺伝子発現パターンは顎口類のB細胞に似ている（Bの文字が一致しているのは偶然）。VLR-Bを細胞外に放出し、放出されたVLR-Bは病原体の成分（抗原）に直接結合する。
- **VLR-C細胞：**体表や腸管に多く存在する。遺伝子発現パターンは顎口類の$\gamma\delta$T細胞と似ている。

VLR-AとVLR-Cが物質（抗原）に直接結合できるかどうか、まだ結論は出ていない。顎口類の$\alpha\beta$T細胞のように、タンパク質の分解産物のペプチドと結合したり、$\gamma\delta$T細胞のように細胞ストレスの目印となるタンパク質と結合する可能性も考えられるが、MHCのような抗原提示分子はまだ見つかっていない。樹状細胞のような抗原提示細胞が存在するかどうかも不明である。課題は山積みだ。今後の研究成果が待ち遠しい。

ヤツメウナギの研究から、**獲得免疫の根幹をなす基本原理**が明らかになった。**地球上のすべての脊椎動物は、3種類のリンパ球をもつ。**それら3種類のリンパ球は、遺伝子断片をランダムに組み合わせてできる多様な抗原受容体をもつ。そのうち1種類の抗原受容体は細胞外に放出される。この「3種類のリンパ球」ルールこそが獲得免疫の基本形なのだ。このルールは4億5000万年前、円口類と顎口類の共通祖先において確立され、その後、種の分岐に伴って抗原受容体の構造や遺伝子再編成の方法が独自に発達してきたものと考えられる。

VLR-A細胞（$\alpha\beta$T細胞タイプ）とVLR-C細胞（$\gamma\delta$T細胞タイプ）は体内のどこでつくられるのか？　これまた顎口類の$\alpha\beta$T細胞、$\gamma\delta$T細胞と共通しているのだ。続きはEpisode-19をお楽しみに！

ところで、筆者は大学の研究室でヤツメウナギを飼っている。スナヤツメという体長15cmくらいの日本産の小型の種である。ヤツメウナギの幼生はアンモシーテスと呼ばれ、眼が皮膚に覆われていて7つの鰓孔だけのエイリアンのような風貌だ。幼生は砂の中の有機物を食べ、3～4年かけて大きく成長し、変態して成魚になる。大きな眼が2つ。8つ目ウナギのできあがり。吸盤状の口で水槽に吸い付く姿がとてもイイ。

このヤツメウナギたちを、毎年夏に開催される日本免疫学会の科学イベント「免疫ふしぎ未来」で展示し、免疫系の進化の不思議について熱く語っている。彼らを生で観たいという方はぜひおいでください。

免疫ふしぎ未来Twitter　https://twitter.com/fushigimirai

Fig.12-3 地球上の脊椎動物に共通する「3種類のリンパ球」

円口類（ヤツメウナギ、ヌタウナギ）

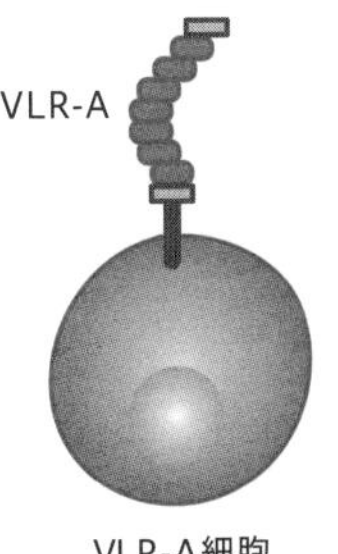

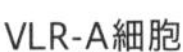

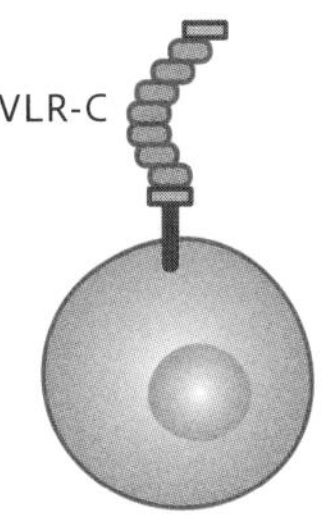

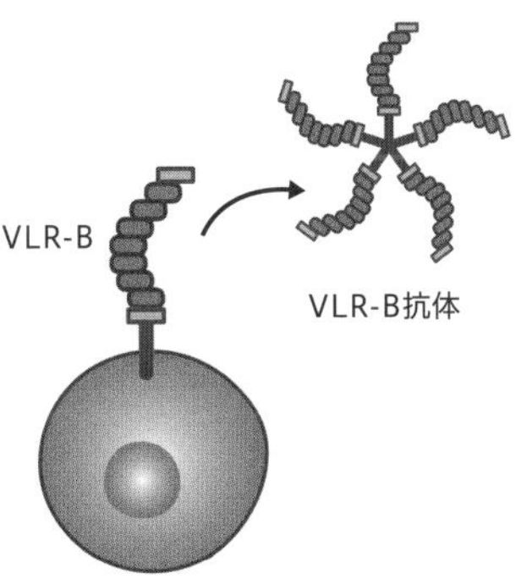

顎口類（魚類、両生類、爬虫類、鳥類、哺乳類）

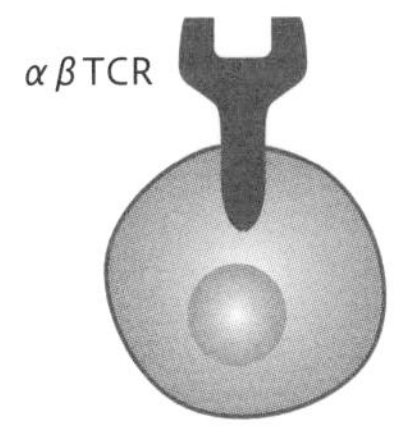

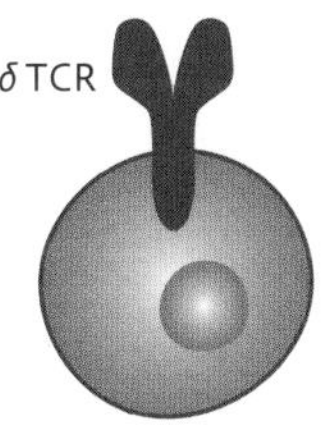

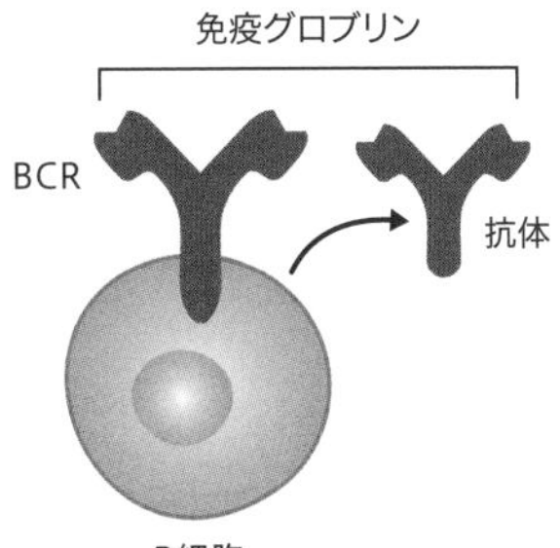

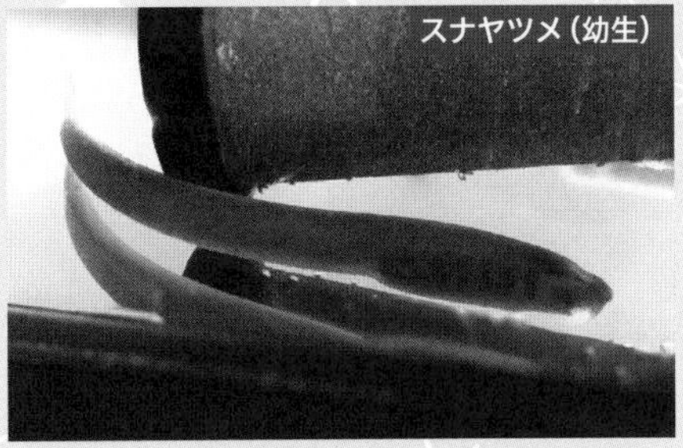
スナヤツメ（幼生）

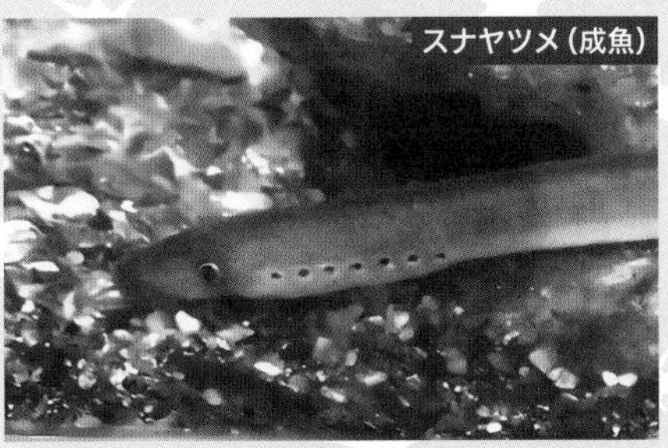
スナヤツメ（成魚）

Episode 13 細菌の免疫系 ：CRISPR/Cas システム

私たちの免疫

獲得された免疫は遺伝しない

“より存在するために複雑多様化しつつ、時にはそれを捨てる。細胞が代謝を繰り返して生まれ変わりつつ老化し、そして死ぬ時に大量の経験情報を消し去って遺伝子と模倣子だけを残すのも、破局に対する防御機能だ”

映画『GHOST IN THE SHELL / 攻殻機動隊』(1995年) より

獲得免疫の主役、αβT細胞、γδT細胞、B細胞は、ゲノムDNAの一部を切断してつなぎ直すことによって多様性のある抗原受容体をつくる。さらにB細胞は体細胞超変異によって抗原受容体を強化することまでやってのける。これらはゲノムDNAの改変を伴う、生物としてはかなり異例で危険なふるまいだ。しかし、そうした遺伝情報の改変は3種類のリンパ球だけで生じることで、生殖系列の細胞（卵子と精子）には生じない。私たちが感染に耐えて獲得した免疫は、次の世代以降の子孫には遺伝しないのだ。人が一生かけて獲得した記憶や経験を遺伝子としては個体に引き継がずに死んでゆく様と似ている。

さて、「免疫」すなわち「微生物やウイルスから自分を守るしくみ」という概念をより広くとってみよう。もちろん、そのようなしくみは私たち動物だけではなく、植物や単細胞生物にも存在する。植物は、動物のように動き回れる細胞をもたないので、様々な化学物質を主体とした防御のしくみを備えている。いわゆる「みどりの香り」もその一部だが、残念ながらこの本では詳しく取り上げない。ここでは**細菌の免疫のしくみ**のひとつを紹介したい。

細菌は、現在の地球上に存在する、私たちすべての生物の共通祖先にもっとも近い生物である。彼らも私たちと同じように、ウイルスの脅威にさらされている。私たち動物が地球上に誕生するはるか昔 ―およそ35億年前から― 細菌はウイルスと闘い続け、ウイルスを排除するための免疫のしくみを磨きあげてきた。

Fig.13-1 免疫の記憶と脳の記憶は遺伝しない

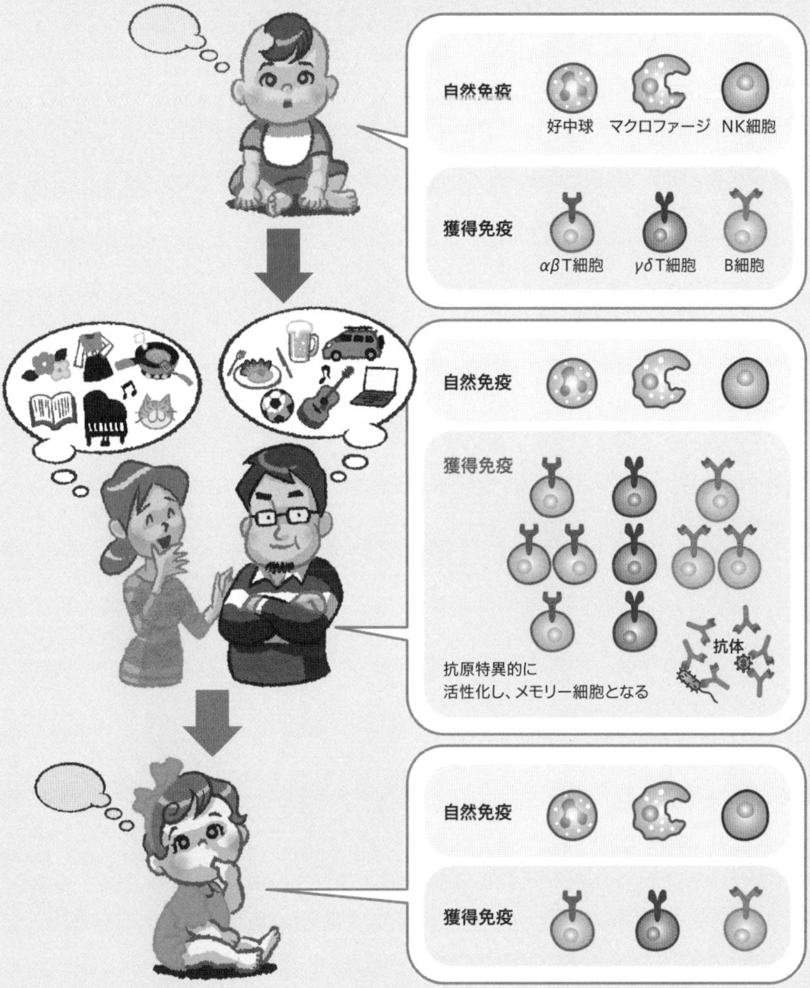

自然免疫

好中球　マクロファージ　NK細胞

獲得免疫

$\alpha\beta$T細胞　$\gamma\delta$T細胞　B細胞

自然免疫

獲得免疫

抗体

抗原特異的に
活性化し、メモリー細胞となる

自然免疫

獲得免疫

親の人生において獲得された免疫の記憶（抗原特異的なメモリー細胞）は、子供に遺伝しない。子供は、育つ環境にあわせて一から免疫を獲得していくことになる。神経細胞のネットワークとして記憶された経験情報が遺伝しないのと似ている。ただし、母親から子供へは、胎盤を介してIgG抗体が、母乳を介してIgA抗体が伝わり、一定期間、子供を病原体から守るEpisode-6。

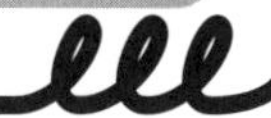

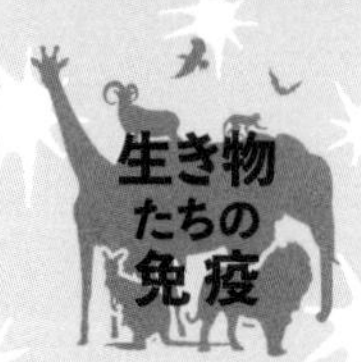

獲得された免疫が遺伝する？ 細菌のCRISPR/Casシステム

細菌に感染するウイルスは、**ファージ**（正式にはバクテリオファージ）と呼ばれる。タンパク質の殻に遺伝情報（主に二本鎖DNA）が包まれた構造で、タコ型宇宙人みたいな形のT型ファージは有名だ。ファージは細菌の細胞表面にくっつくと、自分のDNAを細胞内に注入する。ファージのDNAは細菌の細胞内で大量に複製され、大量のファージタンパク質がつくられる。DNAとタンパク質で組み立てられた次の世代のファージたちは細胞の外に飛び出し、次の感染相手にとりつく。細菌の側もファージに好き放題にやられているわけではない。高度な防衛システムを備えて待ち受けている。

近年注目されているのが、**CRISPR/Cas**システムと呼ばれる細菌の免疫機構だ。細菌のゲノムにはCRISPRと呼ばれる、同じ配列が一定の間隔をおいて何度も繰り返す領域がある[*1]。繰り返し配列をリピートと呼び、そのあいだに挟まれた配列をスペーサーと呼ぶ。実はスペーサー配列は、ファージのDNA配列に由来する。過去に細菌に侵入したファージのDNAの一部が切り取られ、侵入者の情報としてストックされているのだ。リピート配列は、これが侵入者の情報ですよ、と示すファイルの目印のようなものである。スペーサー配列は転写されてRNAとなり、DNA切断酵素Cas9に取り込まれる[*2]。Cas9はスペーサーRNAを手がかりとして、同じ配列をもつファージDNAを探して切断する。もし同じファージが細菌に侵入すると、顔を憶えられた不審者のごとく、あっという間にCas9にDNAを切断されて撃退されてしまうのだ。

CRISPR領域にストックされたファージのDNA配列は細菌のゲノムの一部として、子孫の細菌に引き継がれる。文字通り**「獲得免疫」が「遺伝する」**。ある意味、世代を超えた永続的な免疫の「記憶」であり、究極の生体防御機構といえるかもしれない。私たち動物には到底真似のできない高度な免疫の技を、細菌はやってのけている。彼らから学ぶことは多いのだ。

＊1 CRISPRは、clustered regularly interspaced short palindromic repeatsの略。石野良純博士（九州大学）らが1987年にはじめて報告した。

＊2 Cas（CRISPR-associated）遺伝子群はCRISPR領域の近くにまとまって存在し、DNA切断酵素や、切断したDNAをゲノムに取り込む酵素などをつくる。Cas9はそのひとつである。

Fig.13-2 細菌のCRISPR/Cas9「免疫」システム

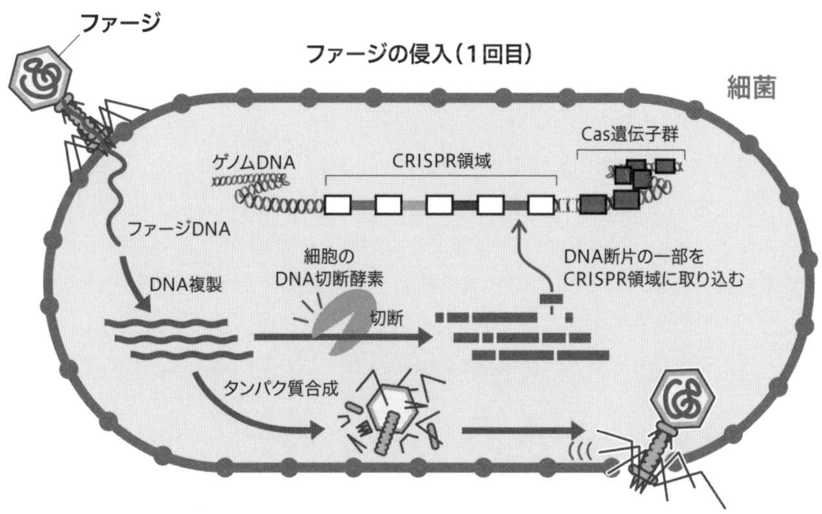

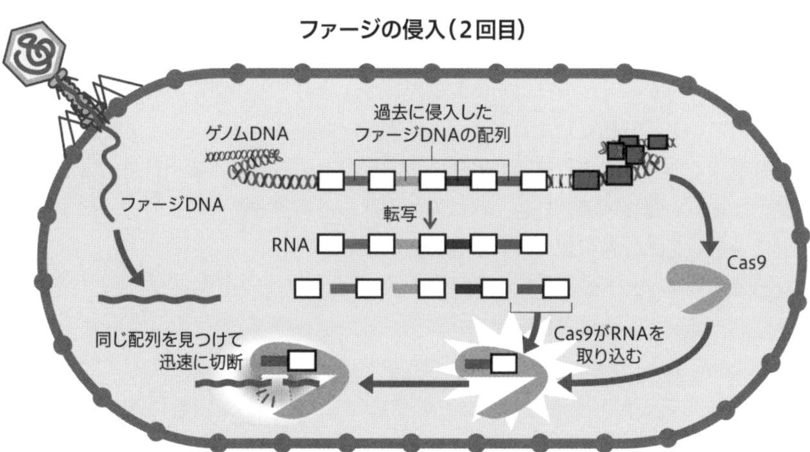

ファージに侵入された細菌は、ファージのDNA断片を自分のゲノムのCRISPR領域に取り込み、「攻撃すべき敵の情報」として子孫に受け継ぐ。

CRISPR/Cas9ゲノム編集

科学者たちはさっそく細菌の免疫機構に学び、CRISPR/Casシステム ―すなわちRNA配列にもとづいて特定のDNA配列を切断するしくみ― を、**ねらったDNA配列を切るための高精度なハサミ**として利用しようと考えた。標的となるゲノムDNAに対応する配列のRNAを合成し、RNAとCas9とを一緒にして細胞に導入する。Cas9/RNAコンビは核内を走り回り、標的DNA配列を探し出して切断する。切断されたゲノムDNAは核内の修復機構によって再連結されるが、このときにランダムな塩基の欠損や挿入などのエラーが生じやすい。エラーを起こさずに元通りに修復されてもまたCas9によって切断されるので、同じことの繰り返し。基本的には元の配列がなくなるまで続く。つまりは特定のゲノムDNA配列に対して突然変異を誘発し、ねらった遺伝子を破壊できるわけだ（Fig.13-3左下）*1。さらに、切断箇所を任意の配列に置き換えたり、望みの遺伝子を挿入したりすることも可能だ（Fig.13-3右下）。これが2020年のノーベル化学賞を受賞した「**CRISPR/Cas9ゲノム編集**」技術の概要である。

CRISPR/Cas9ゲノム編集は、過去10年間の生命科学研究においてもっとも大きなインパクトをもつ技術といえるだろう。筆者たちの研究にも今や日常的に使われている。細胞だけでなく、生きた動物や植物のゲノムDNAを改変することも容易であり、すでに産業や医療にも応用が進められている。将来的にはこの技術はヒトの体にも用いられ、病気の原因となる遺伝子を改変して遺伝病を根本的に克服することが可能になるかもしれない。

当たり前の話だが、ゲノム編集技術をヒトに応用するためには、いまだ高いハードルがある。ねらった配列以外が切れることを避ける工夫や、任意の配列に置き換える技術の向上など、解決すべき課題は多い。技術論だけでなく倫理的な合意形成も重要だ。現時点ではヒトの受精卵にRNAとCas9を注入してゲノム編集人間をつくるバカな奴などいるわけはないだろうが……

＊1 【ネオ免疫学 番外編③】（212ページ）に、筆者がCRISPR/Cas9ゲノム編集をはじめて研究に使ったときの経験談を書いた。ちなみにFig.13-3に例示した塩基配列は実際に実験に用いたもの、および得られたデータの一部である。

Fig.13-3 CRISPR/Cas9 ゲノム編集の原理

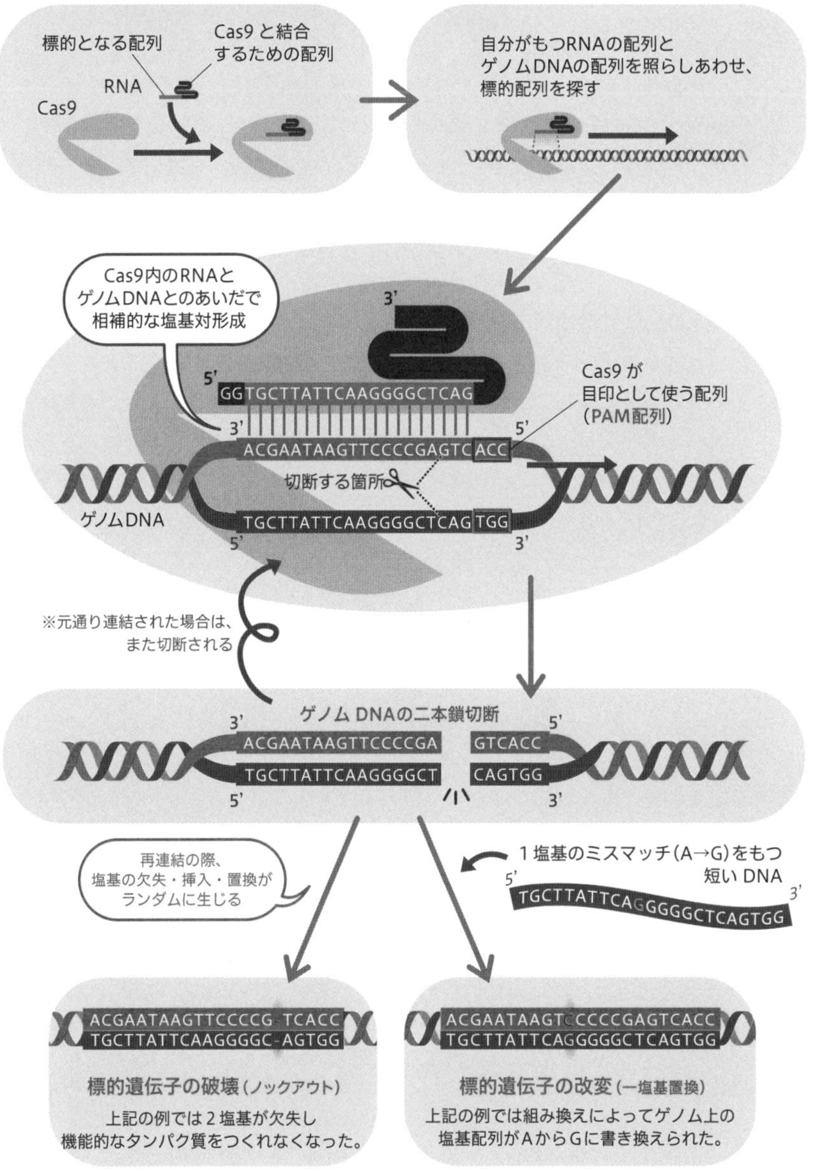

……と思っていたら、これがいたのだ。2018年11月、中国のある科学者が、ヒトの受精卵をゲノム編集技術を使って操作し、目的の遺伝子を破壊した子供を誕生させた、と発表した。男性（父親）がHIV（エイズウイルス）感染者、女性（母親）が非感染者のカップルの受精卵をゲノム編集し、HIVの受容体CCR5の遺伝子を欠損させることで、生まれてくる子供をHIVに感染しないようにした、というのがその科学者の言い分だが、これに同意するまともな科学者や医師はいないだろう。子供のHIV感染を防ぐ方法は他にもあるし、CCR5遺伝子を欠損することで他のウイルスに感染しやすくなることも知られている。長期的な健康への悪影響もあるかもしれない。生まれた双子の女児では、確かにCCR5遺伝子が欠損していた。世界初のゲノム編集による遺伝子ノックアウト人間がつくられたことは間違いないようだ。女児たちや両親のその後については公開されていない。

至極当然の結果として、この研究者は世界中から激しい非難を浴びた挙句、当局に拘束され懲役3年の実刑判決を受けた。で、この原稿を書いている2022年4月、彼が刑期を終えて釈放されたとのニュースが飛び込んできた。彼が再び同じ研究に関与することはないだろうと思いたい。

ゲノム編集は、深刻な遺伝病を抱えた人たちにとっては病気を根本的に治療する唯一の手段となる可能性があり､「のどから手が出るほど試したい技術」といわれる。筆者個人の意見としては、ゲノム編集は素晴らしい技術であり、将来的にはヒトゲノムの改変に使用される可能性も含め、実用化をめざして安全性や正確性の研究を続けていくべきだと思う。愚かな一部の研究者が先走った使い方をしたことで、世間の過剰な反発を招き、技術の発展そのものが失速することのないように願う。

もっと詳しく

ゲノム編集はここまで来た

Cas9は、内部に取り込んだRNAを参照しながら標的配列を探して切断するわけだが、ゲノムの中によく似た配列があると（例えば20塩基中1～2塩基だけ違うとか）、それも切断してしまうことがある。このような標的以外の配列が切られてしまうことを、オフターゲット切断という。想定外の変異が導入される可能性があるので、標的配列を選ぶ際には、似た配列がゲノム上に存在しないか慎重に調べる必要がある。また、Cas9のアミノ酸配列を人工的につくり変えて、標的以外の配列を切断しないようにした高精度Cas9が開発されるなど、オフターゲット切断を減らすための様々な工夫がなされている。

2019年に米国の研究者らが、二本鎖DNAのうち一本鎖だけを切断するよう改変したCas9に、逆転写酵素（RNAを鋳型として、相補的な配列のDNAを合成する酵素）をくっつけ、Cas9に取り込まれるRNAには逆転写の鋳型となる配列をつなげることで、二本鎖DNAを切断せずに確実にねらい通りの塩基配列に書き換える技術を発表した。この方法はPrime Editing（プライム エディティング）と呼ばれている（プライム編集や塩基編集と訳された）。2022年12月のBBCニュースによれば、この技術（あるいはこれに近い技術）がすでに臨床で用いられ、難病に苦しむ患者を救ったという。

Cas9をDNAのハサミ以外の用途で使う試みも行なわれている。DNAを切断しないようにつくり変えたCas9に転写調節タンパク質をつなぎあわせ、目的の遺伝子の転写を促進または抑制することができる。遺伝子そのものを破壊したり書き換えたりせずに、その発現のスイッチをオン・オフしてやることで生理作用を改変しようというのだ。また、Cas9と似たしくみでRNAを切断する酵素Cas13を応用して、RNAウイルスを迅速に検出する技術なども開発されている。

Episode 14 制御性T細胞

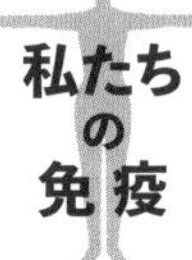

制御性T細胞（Treg）：獲得免疫のブレーキ役

αβT細胞のグループには、ヘルパーT細胞とキラーT細胞に加えてもうひとつ重要な細胞がいる。**制御性T細胞**である。英語でRegulatory T cell。略して**Treg**（ティーレグ）。言いやすいしカッコいいので、以後、Tregで統一する*1。

Tregはヘルパー T細胞から分化する細胞だが、独立した1章を割いて説明する価値のある、免疫系における重要な一員である。Tregは、免疫反応を抑えるという特別な機能をもつ。αβT細胞は胸腺で成熟するあいだに自己ペプチドに反応しないように教育を受けるが、学校での人間の教育がそうであるように、胸腺でのαβT細胞の教育も完全ではない。ある程度の頻度で、自己ペプチドに反応するヘルパーT細胞とキラーT細胞が胸腺の教育をすり抜けて卒業してしまうのだ。Tregは、それら自己反応性αβT細胞が活性化して自分の細胞を攻撃しないように抑え込む役目をもっている。

Tregによる抑制作用は、異物（非自己）に対する免疫反応にもはたらく。例えば、私たちの腸内には多くの腸内細菌が棲んでいるが、それらにいちいち反応していては身がもたない。腸管組織にはTregが多く配置され、腸内細菌に対する過剰な免疫反応が起こらないようにしている*2。

Tregは、主に以下の3つの方法で免疫反応を抑えている。1つ目は、樹状細胞による抗原提示を妨害すること。Tregは樹状細胞に提示された抗原に反応し、樹状細胞の表面にあるヘルパーT細胞やキラーT細胞を活性化するためのタンパク質（補助刺激分子）の作用を阻害する（Fig.14-1 ❶）。Treg自身は樹状細

*1 1980年代まで（特に日本国内で）研究されていたサプレッサーT細胞とは全く別物である。残念ながら、現在では、サプレッサーT細胞は実体のない概念だけであったことが明らかになっている。
*2 がん細胞はTregを利用し、免疫細胞による攻撃を逃れる。詳しくはEpisode-15で解説する。

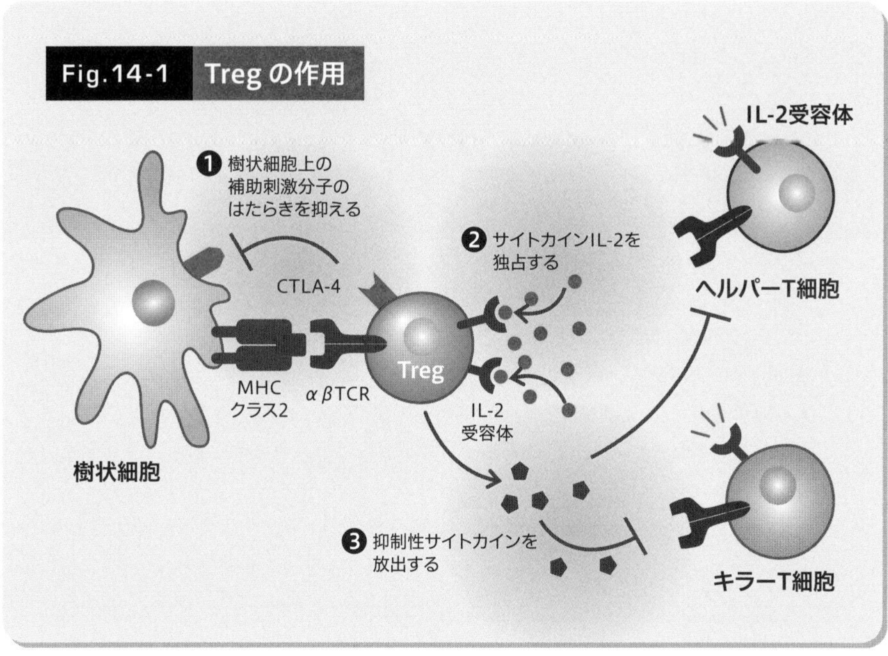

胞によって活性化されず、免疫反応に参加することもない。

次に、ヘルパーT細胞やキラーT細胞を活性化するサイトカイン（IL-2）を奪う（Fig.14-1 ❷）。TregはIL-2に対する受容体をもち、周囲のIL-2を片っ端からくっつけて奪い去るので、結果的にヘルパー/キラーT細胞が使えるIL-2が枯渇する。Treg自身はIL-2を受容して元気に生き続けるが、免疫反応には参加しない。命令書を受け取るだけで仕事をせず、職場の生産性を下げるわけだ。

最後に、Tregは抑制性サイトカイン（IL-10など）を放出し、ヘルパー/キラーT細胞や他の免疫細胞の免疫反応を低下させる（Fig.14-1 ❸）。IL-10は他の免疫細胞によってもつくられるので、この作用はTreg特有というわけではない。

Tregは、ヘルパーT細胞やキラーT細胞と同じように胸腺で分化する。また、腸管などでは、腸内細菌の成分や抗原に反応したヘルパーT細胞がTregに分化転換する。どちらの場合も、転写因子**FOXP3**（フォックスピースリー）が重要な役割を担っている。FOXP3はTregの免疫抑制機能に重要な数百の遺伝子の発現をコントロールする。

FOXP3遺伝子が欠損したヒトや動物ではTregができず、重篤な自己免疫が引き起こされる。逆に、遺伝子操作によってFOXP3遺伝子をヘルパーT細胞に発現させると、ヘルパーT細胞はTregへと分化転換し、免疫反応を抑える作用を示す。FOXP3は、Tregの「**マスター転写因子**」と呼ばれている。

FOXP3の発現は厳密にコントロールされている。ゲノム上のFOXP3遺伝子領域には、FOXP3タンパク質をつくる塩基配列のほかに、自身の発現を管理する**スイッチ**のようなはたらきをもつ配列がある（Fig.14-2）*3。Treg細胞では、そのような配列めがけて転写因子がやってきて、FOXP3遺伝子の転写が開始され（スイッチがオンになる）、FOXP3タンパク質がつくられる。FOXP3の「スイッチ領域」は複数あり、胸腺でTregをつくるときにはこのスイッチ、腸管でヘルパーT細胞からTregへ分化転換させるときにはこちらのスイッチ、というように状況によって使い分けられている。FOXP3の発現スイッチを人為的に使いこなせるようになれば、Tregをコントロールし、自己免疫疾患やアレルギー、臓器移植の拒絶といった問題を解決できるかもしれない。活発な研究が進められている。

このように、獲得免疫による「非自己」に対する攻撃は、常に、過剰にならないように調節を受けている。もちろん「自己」を攻撃しないことも重要である。特定の抗原に対して免疫反応が抑えられることを「**免疫寛容**（めんえきかんよう）」という。Tregは免疫寛容における重要な役者のひとりである。

私たち哺乳類の一生において、免疫寛容がひときわ重要な役割を果たす場面がある。それは**妊娠**だ。言うまでもなく私たちの命を次世代につなぐために必要な過程だが、母親の体内に胎児という異物が長期間保持される、生物としてはかなり特殊な状況ともいえる。母親の体は胎児に対する免疫寛容を発動させ、妊娠を成立させている。妊娠と免疫寛容のしくみはどのように進化してきたのだろうか？

＊3　遺伝子発現をオンにする領域のことを「エンハンサー」という。

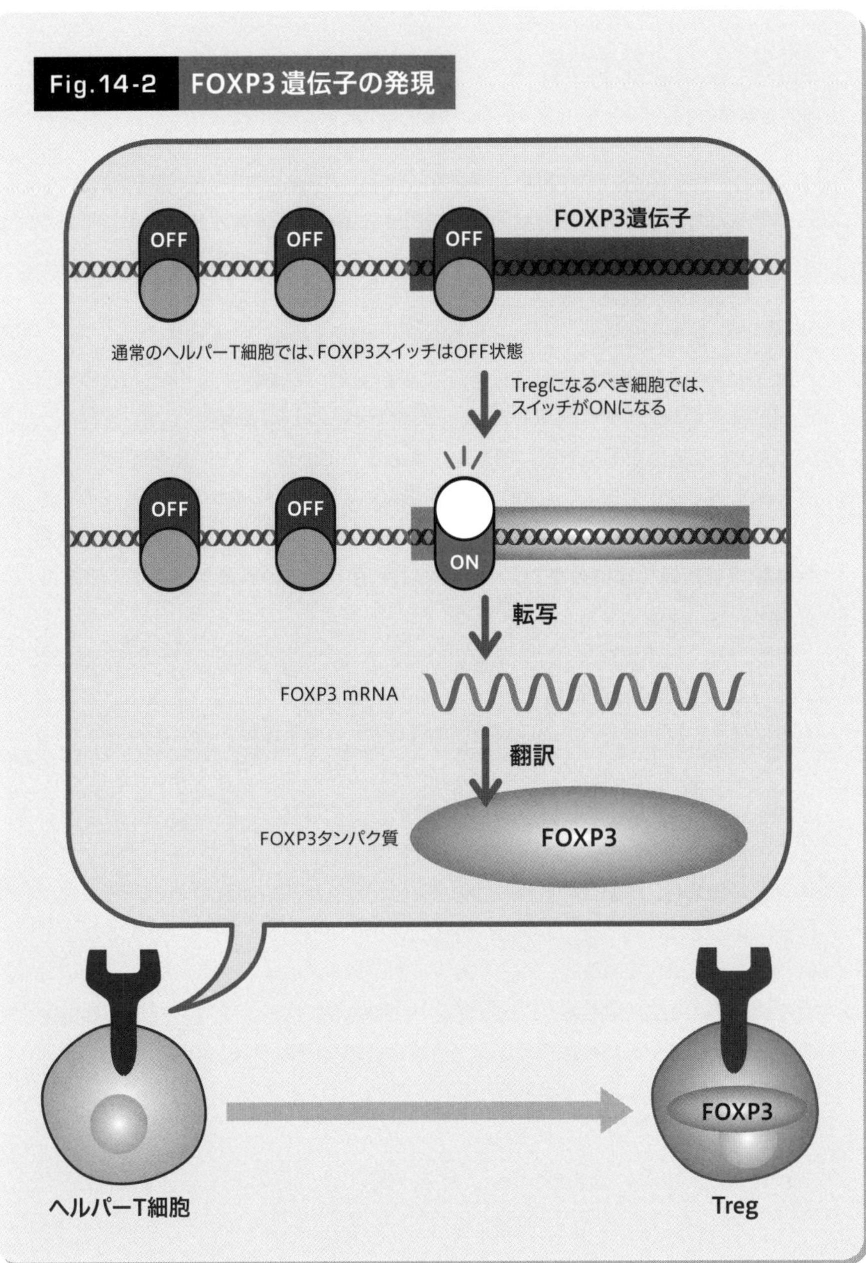
Fig.14-2 FOXP3遺伝子の発現
FOXP3遺伝子
OFF
OFF
OFF
通常のヘルパーT細胞では、FOXP3スイッチはOFF状態
Tregになるべき細胞では、
スイッチがONになる
OFF
OFF
ON
転写
FOXP3 mRNA
翻訳
FOXP3タンパク質
FOXP3
FOXP3
ヘルパーT細胞
Treg

妊娠と免疫寛容：なぜ胎児は拒絶されないのか?

私たちヒトをはじめとする哺乳類の子供は、ある程度の大きさになるまで母親の子宮の中で育つ。胎児は胎盤を介して母体とつながり、酸素や栄養を得て成長する。胎盤は胎児由来の器官であり、その外層は母体の子宮組織および血液と接している。胎児の細胞の一部が母親の血流に混じり込むこともある。

胎児の遺伝子は母親と父親から半分ずつ受け継がれたものだ。ほとんどの場合、母親と父親のMHC型は一致しない。つまり母親のαβT細胞にとって、異なる型のMHCと抗原をもつ胎児の細胞は「非自己」であり、本来、免疫反応によって排除すべき対象である。しかし、不思議なことにヒトの胎児は9ヶ月以上ものあいだ、母親の体内にとどまる。他の哺乳類においても同様だ。「**なぜ母親の免疫系は胎児を拒絶しないのか?**」……これは免疫学における長年の疑問のひとつだった。

母親の免疫系が胎児を拒絶しないためのメカニズムはいくつかあるが、そのひとつが**Tregによる免疫抑制**である。妊娠中の動物の子宮では、胎児の（父親由来の）抗原に反応するヘルパーT細胞がTregへと分化転換する。これらのTregは父親由来の抗原に対する免疫反応を特異的に抑えることができ、ヘルパーT細胞やキラーT細胞が胎児の細胞を攻撃することを防ぐ。さらに、妊娠によってできたTregは、出産後も母体内で長期間維持される。同じパートナーとの2回目の妊娠では、1回目の妊娠でつくられたTregが速やかに増殖し、妊娠をより安定化させる。「この胎児は非自己ではない（=自己である）、攻撃するな」という免疫記憶がつくられるのだ。

妊娠時のTregの機能は、初回妊娠時（2回目でもパートナーが異なる場合はその初回）にみられる妊娠高血圧腎症などの疾患の原因を説明でき、予防法や治療法の開発につながるかもしれない。

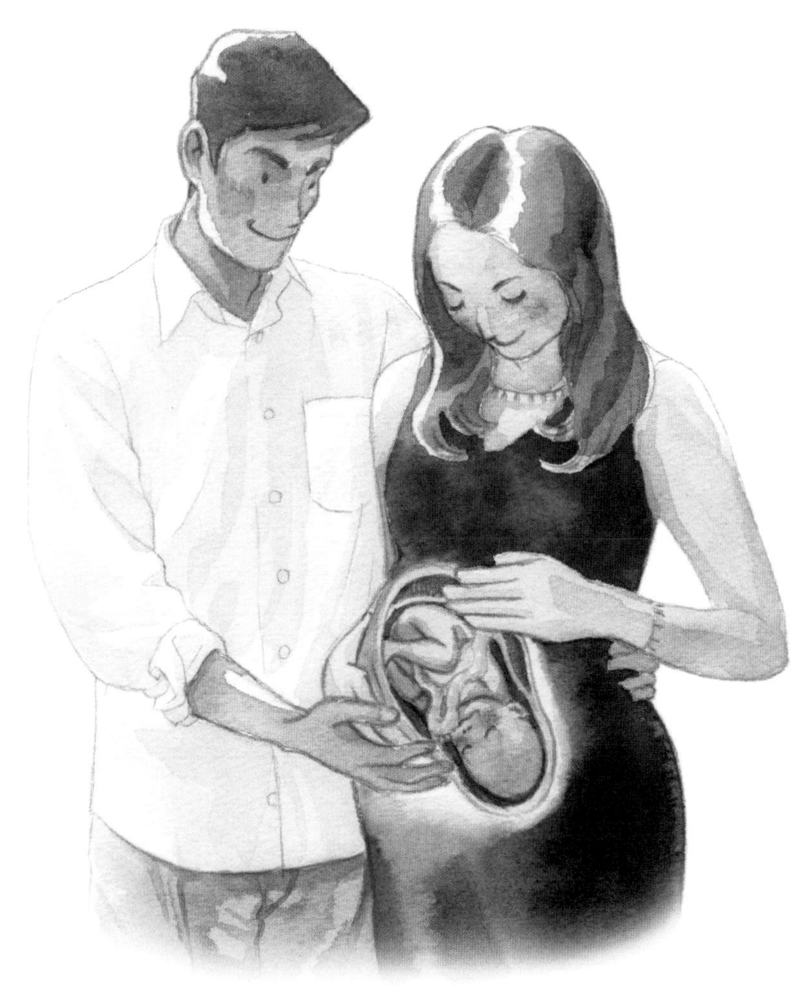

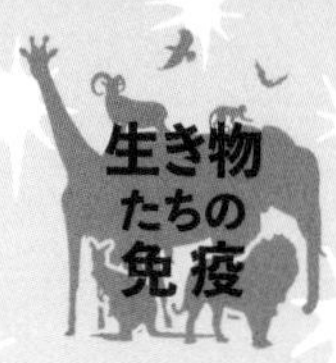

哺乳類の進化：子宮でTregをつくるカラクリ

私たち哺乳類は、どのように妊娠のしくみを発達させてきたのか？　進化史を振り返ってみよう。

現生するもっとも原始的な哺乳類は、**単孔類**（たんこうるい）と呼ばれるカモノハシとハリモグラである。彼らは卵を生み、孵化した仔に腹部の乳腺から滲（にじ）み出た乳を飲ませて育てる。

単孔類よりも発達した繁殖のしくみをもつのが、カンガルーやコアラ、ウォンバットなどの**有袋類**（ゆうたいるい）だ。彼らは胎盤の機能が発達しておらず、子宮の中で胎児を大きく育てることができない。子供は非常に小さく未熟な状態で生まれ（カンガルーの大人は1.6mだが、生まれたばかりの子供は2cmしかない）、母親のお腹にある袋（育児嚢）の中に移動し、乳頭から乳を飲んで成長する。

私たちヒトをはじめとする、ネズミ、ウシ、トラ、ウサギ、……などのいわゆる獣（けもの）と呼ばれる動物たちは、**有胎盤類**（ゆうたいばんるい）に分類される（絶滅種も含めた真獣類という分類もある）。子宮の中で子供を大きく育ててから出産する、現在のところ哺乳類のなかでもっとも繁栄している動物群である。

最古の哺乳類はおよそ2億年前に出現した、単孔類に似た卵生の動物と考えられている。その後、有袋類の祖先が現れ、その系統から、1億数千万年前に私たち有胎盤類の祖先が分かれた。両者は独自の進化の道を歩み、6600万年前の恐竜絶滅後の地球上の生態的地位をめぐって争うことになる。有袋類の多くは有胎盤類との生存競争に敗れ、オーストラリア大陸と南アメリカ大陸だけで生き残った。特にオーストラリアは他の大陸と地理的に隔絶されたことによって有胎盤類が進入できず、現在でも有袋類が生態系の重要な地位を占めている。

私たち有胎盤類が、本来は免疫学的「非自己」である胎児を拒絶せずに子宮内で大きく育てることができるのは、子宮で分化したTregが胎児に対する免疫反応を抑え、免疫寛容を成立させるためだ。子宮でTregを分化させる能力はどのように進化してきたのだろうか？

カモノハシ
Ornithorhynchus anatinus

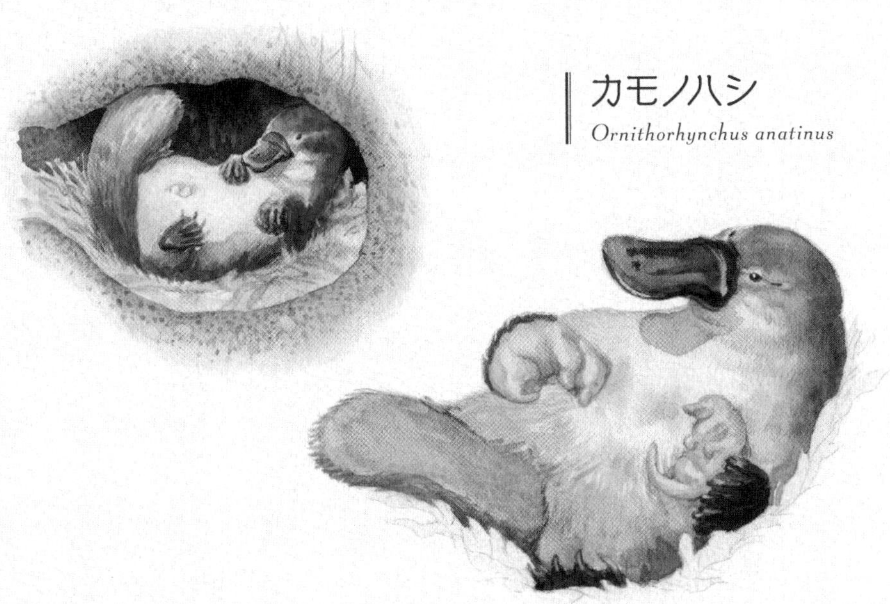

オオカンガルー
Macropus giganteus

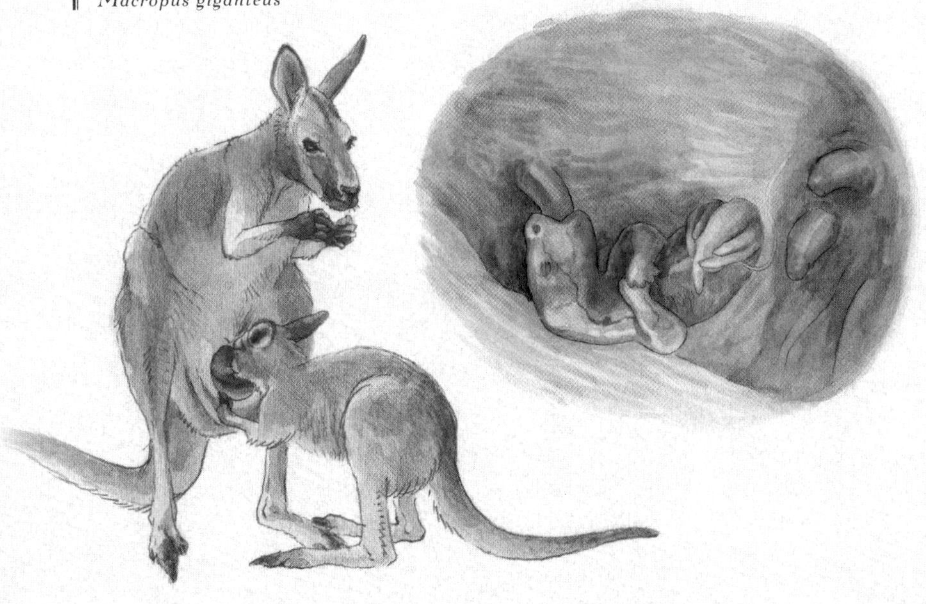

Tregのマスター転写因子・FOXP3遺伝子は、ほとんどの顎口類（顎のある脊椎動物）のゲノムに見つかっている*1。すなわち、それらの動物は皆、Tregをもち、免疫寛容のしくみを備えていると考えられる。では、有胎盤類と単孔類・有袋類のあいだで、FOXP3遺伝子に違いがあるのか？

ここで、FOXP3遺伝子の発現のしくみを思い出していただきたい。FOXP3遺伝子領域には、FOXP3タンパク質をつくる塩基配列のほかに、複数の「スイッチ領域」がある。それらが適切な場所とタイミングで「オン」になったとき、FOXP3が発現し、ヘルパーT細胞がTregへと分化する。

読者の皆さんはお気づきのことだろう。そう、私たち有胎盤類のFOXP3遺伝子には、子宮でTregを分化させるための特別な「スイッチ領域」があるのだ（Fig.14-3）。妊娠時の子宮では、胎児の抗原に反応するヘルパーT細胞の一部でこの「スイッチ領域」がオンになり、FOXP3が発現し、Tregへの分化転換が起こる。このときに作用するサイトカインがTGF-βである。マウスでこの「スイッチ領域」を欠失させると、ヘルパーT細胞はTGF-βに反応してFOXP3を発現することができず、Tregになれない。妊娠中に子宮でTregが分化しないので、結果として免疫系が胎児を攻撃し、流産の頻度が増えてしまう。

この「子宮スイッチ」ともいえる塩基配列はすべての有胎盤類のFOXP3遺伝子に見つかっているが、単孔類や有袋類には存在しない。もちろん魚類、両生類、爬虫類、鳥類にもない。つまり**FOXP3遺伝子の「子宮スイッチ」は、動物の進化史において有胎盤類だけで獲得された特別な塩基配列**なのだ。これこそが有胎盤類の祖先に子宮で子を育てる能力を与え、高効率の繁殖を可能にし、単孔類や有袋類を駆逐して地上の覇者たらしめた最大の要因なのだ。……そこまでは言い過ぎかもしれないが、重要な要素のひとつであるのは間違いないだろう。

最後にもうひとつ、面白い話題を紹介しておきたい。私たちがFOXP3遺伝子の「子宮スイッチ」をもっているのは、大昔に祖先のゲノムに侵入したウイルスのおかげなのだ。

Fig.14-3 子宮でTregをつくるしくみ

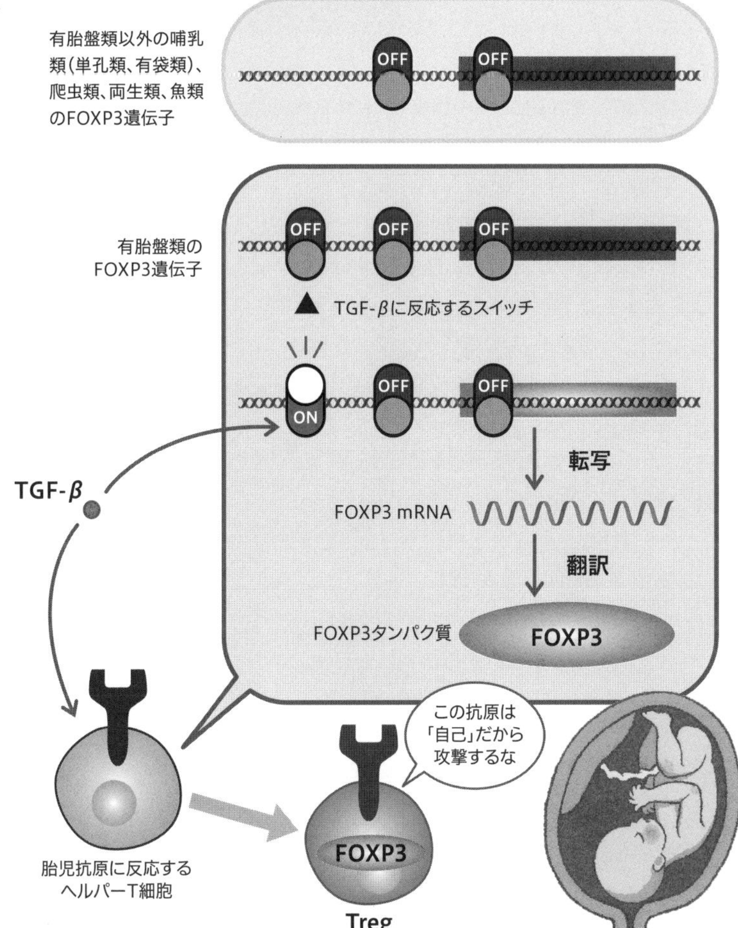

＊1 サメ（軟骨魚類）の免疫遺伝子については未解明の部分が多く、FOXP3遺伝子の有無についても確定していない。また、鳥類にはFOXP3遺伝子が存在しないと考えられた時期もあったが、後のより精度の高い解析によって発見され訂正された。ただしFOXP3タンパク質の形は動物種間で少しずつ違っていて、哺乳類のFOXP3が一番多くの機能部位をもち、もっとも発達していると考えられている。

もっと詳しく

哺乳類の進化とレトロウイルス

レトロウイルスと呼ばれる一群のRNAウイルスは、自分自身のRNAを逆転写してDNAに変換し、宿主のゲノムに挿入する。ヒト免疫不全ウイルス（HIV）は有名なレトロウイルスだ。挿入されたウイルスDNAは宿主ゲノムと一体化しているので、細胞が分裂すれば娘細胞に伝わる。生殖細胞に感染すれば、次世代の個体にも受け継がれる。私たち哺乳類のゲノムには、過去数億年のあいだに感染したレトロウイルスの配列が山ほど挿入されている。そのほとんどはウイルスとしての性質を失っているが、稀（まれ）にRNAに転写され、さらに逆転写されてDNAとなり、ゲノムの別の場所に入り込む（転移する）ことがある。このような転移性の塩基配列を**レトロトランスポゾン**という*1。レトロトランスポゾンは転移によって増えていくので、哺乳類のゲノムには数百万個のレトロトランスポゾンが存在し、実に**全ゲノムの10％**にもなる。レトロトランスポゾンの転移はゲノムを書き換え、生物の形質を大きく変えてしまうことがある。

FOXP3遺伝子の「子宮スイッチ」は、そのようなレトロトランスポゾンのひとつなのだ。1億数千万年前に、哺乳類の祖先の誰かのゲノムでレトロトランスポゾンの動きが活発になり、あるレトロトランスポゾンがFOXP3遺伝子の近傍に転移した。そのレトロトランスポゾン内にさらに突然変異が生じ、「子宮スイッチ」として機能する塩基配列が生まれた。こうして子宮でTregをつくれるようになった祖先たちは、胎児を体内に長期間保持できるようになった。……私たち有胎盤類の物語はこのように始まったと考えられる。

レトロウイルスやレトロトランスポゾンは、胎盤そのものをつくる過程にも貢献してきた。胎盤の血管構造をつくる遺伝子PEG10とPEG11はレトロトランスポゾンに由来する。単孔類はPEG10 / PEG11の両方をもっていない。有袋類はPEG10をもつが、PEG11をもたず、有胎盤類ほど機能的な胎盤をつくることができない。また、ヒトの胎盤ができる初期段階では、胚の栄養膜細胞同士が融合して合胞体栄養膜となる。この細胞融合にはシンシチン（Syncitin）というタンパク質が必要である。シンシチンは、もとはレトロウイルスの表面にあるタンパク質で、通常、ウイルス粒子が細胞と融合して侵入する際に使われている。

数千万年前に霊長類の祖先に感染したレトロウイルスの遺伝子が、胎盤をつくる過程の細胞融合に使われ、今では私たちの命を次世代につなぐために欠かせない役割を担っているのだ。哺乳類の進化、特に生殖機能の発達におけるレトロウイルスの貢献の大きさは計り知れない。

Episode-14の「生き物たちの免疫」の冒頭は、「私たち哺乳類」という主語で始まった。「私たち」はこの地球上でどのように生き、命をつないできたのか？胎盤と子宮Tregの進化の物語は、「私たち」にウイルスたちも含まれるという事実に気づかせてくれる。

「私たち人間」
「私たち哺乳類」
「私たち脊椎動物」
「私たち動物」
「私たち生物」
「私たち……」

「私たち」はどこまでも広がってゆき、どこかで明確に切り分けるのは難しい。つまるところ、僕らはみんな生きている。いや、生物と無生物の境界すら曖昧なのかもしれない。

生物や自然に対するそのような視座を、読者の皆さんに共有していただきたい。それも本書のねらいのひとつである。

＊1 DNAの切断と挿入によってゲノムの他の場所に転移する塩基配列をトランスポゾンという。転写と逆転写を介して転移するものをレトロトランスポゾンという。どちらもゲノムに寄生した塩基配列である。抗原受容体の遺伝子再編成に使われるDNA組み換え酵素は、トランスポゾン由来と考えられている。4億年以上前の顎口類の祖先のゲノムでトランスポゾンが変化し、抗原受容体遺伝子の切り貼りによって多様性をつくり出すしくみが生まれたのだ。

Episode 15 がん免疫

私たちの免疫

免疫 vs がん：キラーT細胞はがん細胞を攻撃する

日本人の死因の第1位は、**がん（悪性新生物）**である。

私たちの体細胞は通常、増殖、移動、分化、死のプロセスに至るまで厳密に制御され、身体の秩序を保っている。ある細胞の遺伝子に突然変異が生じ、生体内の制御をはずれて過剰に増殖した結果、形成される組織塊を腫瘍という。腫瘍のうち、周囲や体内の離れた場所に転移するものを悪性腫瘍と呼び、それらによって引き起こされる疾患を「がん」と総称する。

悪性腫瘍を構成する細胞は、自律的に増殖し、細胞死から逃れ、新しい血管をつくって栄養分を確保し、他の組織へと転移する、といった共通する特徴をもつ。さらに加えて、本書で取り上げるべきもっとも厄介な特徴 ―免疫系による攻撃から逃れる― について、これから詳しく見ていこう。

悪性腫瘍細胞（がん細胞）では、多くの遺伝子に突然変異（DNA塩基配列の変化）をもつ。それらはタンパク質のアミノ酸配列を変化させ、正常細胞にはない抗原ペプチドを生じさせる。そのような抗原ペプチドがMHCクラス1によって腫瘍細胞の表面に提示されると、**キラーT細胞**はそれらを「非自己」と認識して攻撃し、腫瘍細胞を排除する。このキラーT細胞による腫瘍細胞の殺傷と排除は、ウイルス感染細胞に対する対処と基本的に同じである。マウスの腫瘍細胞に放射線をあてて増殖できないようにし、別のマウスに注射すると、体内でキラーT細胞が活性化し、次に同じ腫瘍細胞を生きた状態で注射しても排除できるようになる。キラーT細胞の作用は抗原特異的であるため、別の腫瘍細胞を注射しても排除することはできない。腫瘍特異的なキラーT細胞を活性化できる抗原ペプチドは腫瘍拒絶抗原と呼ばれ、これまでに様々ながんについて多くの腫瘍拒絶抗原が見つかっている。ならばそれらの抗原を使ってがんを治療するワ

Fig.15-1　キラー T 細胞はがん細胞を攻撃する

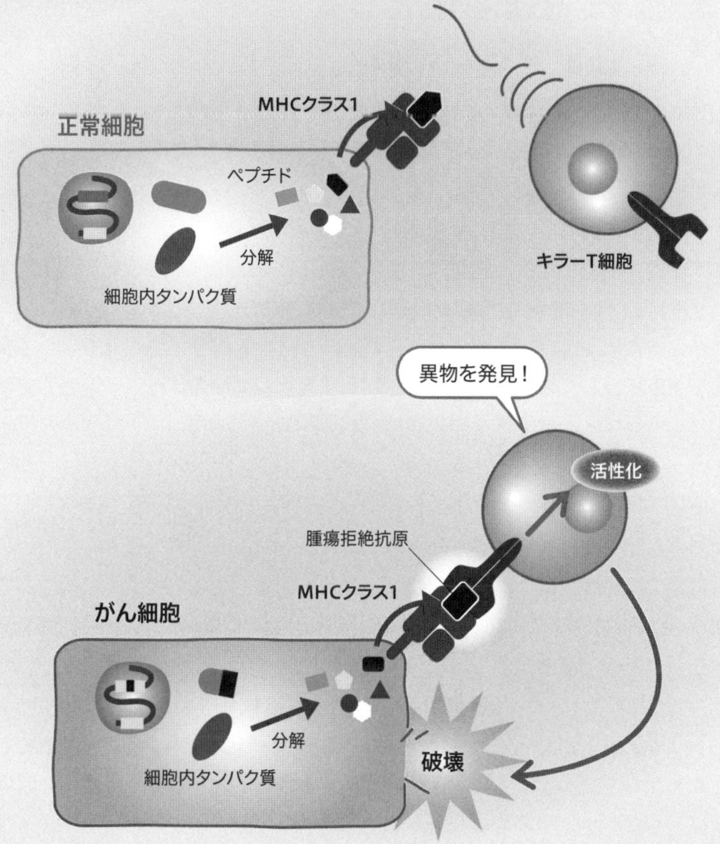

がん細胞の突然変異したタンパク質に由来するペプチド（腫瘍拒絶抗原）は、いわば「非自己」である。キラー T 細胞は腫瘍拒絶抗原を提示するがん細胞を攻撃し破壊する。

クチンをつくれるのでは？　多くの研究者がそう考えて研究してきたが、がんワクチンの試みのほとんどは成功しなかった。**多くのがん細胞は、キラー T 細胞の攻撃を逃れるしくみをもっている**からだ。

キラーT細胞を活性化してがん細胞をやっつける

がん細胞が発生すると、まずキラーT細胞をはじめとする免疫細胞がそれらを異物として認識し、排除する（この段階を排除相（はいじょそう）という）。しかし、がん細胞は次々と突然変異し、次第に免疫系からの攻撃を逃れるようになる（平衡相（へいこうそう））。やがて変異を蓄積したがん細胞は、免疫系から完全に逃れ、際限なく増殖し始める（逃避相（とうひそう））。検査でがんが見つかるのはこの段階だ。

がん細胞は様々な方法で免疫系から逃れようとする*1が、そのなかでも、**免疫チェックポイント**と呼ばれるしくみが近年注目されている。活性化したT細胞は、その表面に**PD-1**（ピーディーワン）と呼ばれる抑制性の受容体を発現している。PD-1のリガンド**PD-L1**（ピーディーエルワン）は、通常は樹状細胞やB細胞に発現し、PD-1に結合して抑制的なシグナルを伝え、T細胞の活性化を抑える。健康な状態では、免疫チェックポイント機構は過剰な免疫反応を抑えるために重要である。

一部のがん細胞は、免疫チェックポイント機構をハイジャックする。がん細胞自身がPD-L1を発現し、T細胞の活性化を抑えてしまうのだ。腫瘍抗原特異的なキラーT細胞は抑え込まれ、がん細胞は攻撃を逃れて増殖する（Fig.15-2中段）。京都大学の本庶佑（ほんじょたすく）博士は、PD-1に結合する抗体を使って、PD-L1による抑制シグナルをブロックし、キラーT細胞を活性化してがん細胞を排除できることを発見した（Fig.15-2下段）。免疫チェックポイント機構を阻害することでがんの治療が可能になり、本庶博士は2018年のノーベル生理学・医学賞を授与された。現在ではPD-1抗体をはじめ複数の免疫チェックポイント阻害薬が、他の方法で治療不可能な様々ながんに対する治療薬として使われている。

また、がん細胞はTGF-βを放出し、自分の周囲にTregを増やす。Tregはキラー T細胞の活性化を抑えるので、がん細胞にとっては都合がいい。Tregの作用に重要なCTLA-4という細胞表面タンパク質を抗体でブロックすれば、Tregを抑えてキラーT細胞を活性化し、がん細胞を排除できる。これを発見したジェームズ・アリソン博士は本庶博士とともにノーベル賞を受賞した。

*1 このような擬人化表現は、話をわかりやすくするために用いている。もちろんがん細胞に意思はない。様々な方法で免疫系から逃れたがん細胞が最終的に生き残る、ということにすぎない。

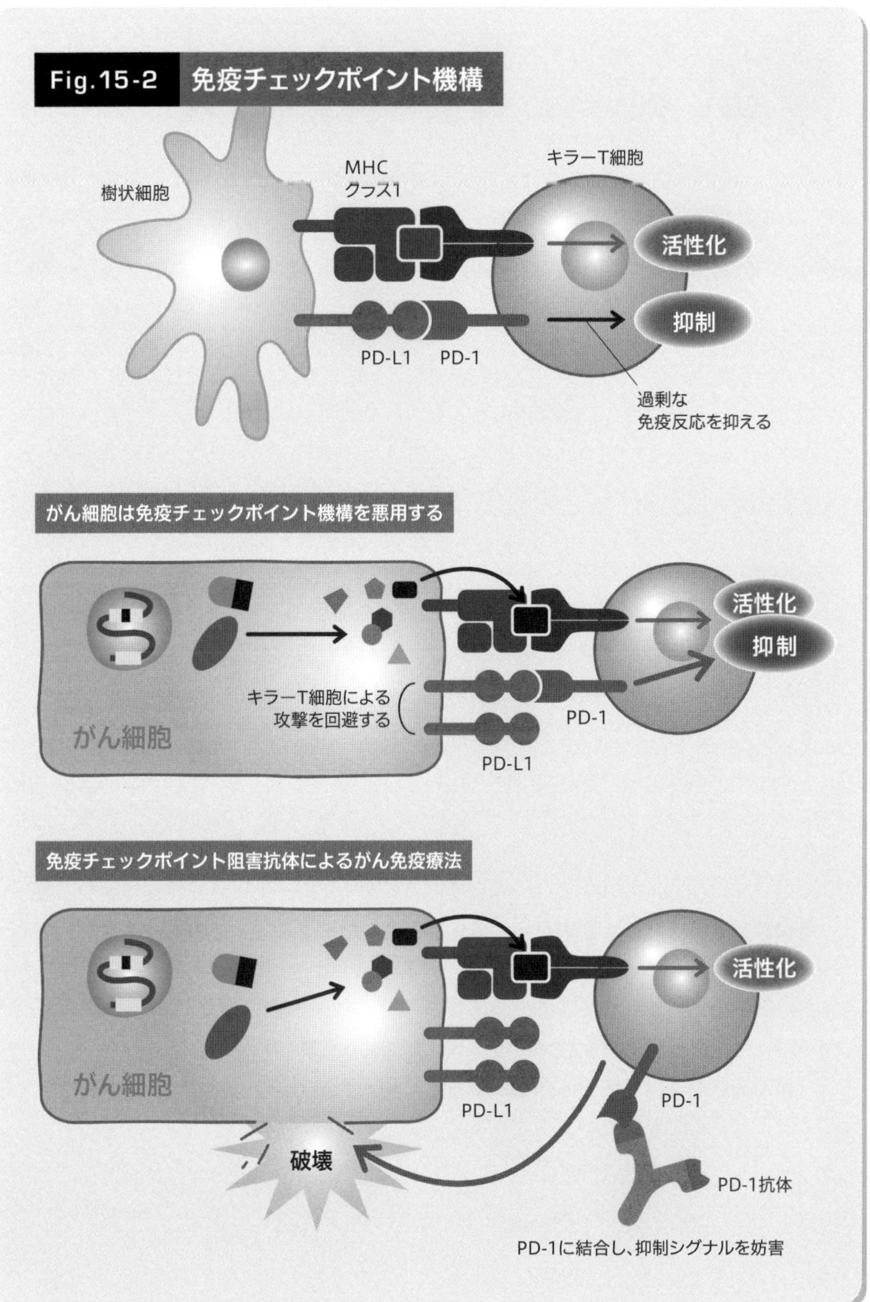
Fig.15-2 免疫チェックポイント機構
樹状細胞
MHC
クラス1
キラーT細胞
活性化
抑制
PD-L1
PD-1
過剰な
免疫反応を抑える
がん細胞は免疫チェックポイント機構を悪用する
活性化
抑制
キラーT細胞による
攻撃を回避する
がん細胞
PD-1
PD-L1
免疫チェックポイント阻害抗体によるがん免疫療法
活性化
がん細胞
PD-L1
PD-1
破壊
PD-1抗体
PD-1に結合し、抑制シグナルを妨害

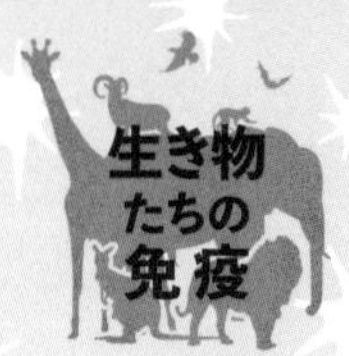

がんが伝染する!?
タスマニアデビルの顔面腫瘍

がん細胞は強い増殖能力をもち、体内の他の臓器に転移してヒトの生命を脅かすが、ウイルスと違い、基本的には人から人に伝染することはない。しかし生物現象の多くには例外があり、自然は時として残酷だ。恐ろしいことに、がん細胞が動物から動物へと伝染し、絶滅の危機にまで追いやった実例がある。

オーストラリアの南東沖に浮かぶタスマニア島。**タスマニアデビル**はこの島だけに生息する肉食性の有袋類である。体のサイズに比べて顔と口が大きく、他の小動物を捕食したり死肉を食べたりして生きている。とても気性が荒い動物で、食料や繁殖相手をめぐって同種間で頻繁に争い、そのデカい口で激しく咬みあうため、顔や体に傷を負うことはしょっちゅうだ。傷跡の多い少ないで年齢や性別を推定できるほどである。

1990年代の半ば、野生のタスマニアデビルのなかに、顔や首に大きな瘤をもつ個体が数多く見つかるようになった。科学者たちが調べたところ、この瘤は悪性腫瘍と判明し、**デビル顔面腫瘍性疾患**（devil facial tumor disease, DFTD）と名づけられた。このがんは急速に大きくなって眼や口を塞ぎ、あわれなタスマニアデビルは発症から数ヶ月で死んでしまう。

まさに悪魔のごときこの病気の正体は、2010年に発表された研究で判明した。複数のタスマニアデビルから得られたDFTD腫瘍細胞は、すべて同一のDNAをもつ「クローン」だったのだ。つまり、あるタスマニアデビルに発生した**がん細胞が、咬み傷を介して個体から個体へと伝染した**のである。この恐るべきがん細胞の伝染はとどまるところを知らず、発見からおよそ10年のうちにタスマニア島のほぼ全域に拡大し、野生のタスマニアデビルの大半を死に至らしめた。現在、彼らは絶滅危惧種に指定され、様々な保護活動が展開されている。

がん細胞が個体から個体へ伝染する—なぜ、このような恐ろしいことがタスマニアデビルに起きたのだろうか？

タスマニアデビル

Sarcophilus harrisii

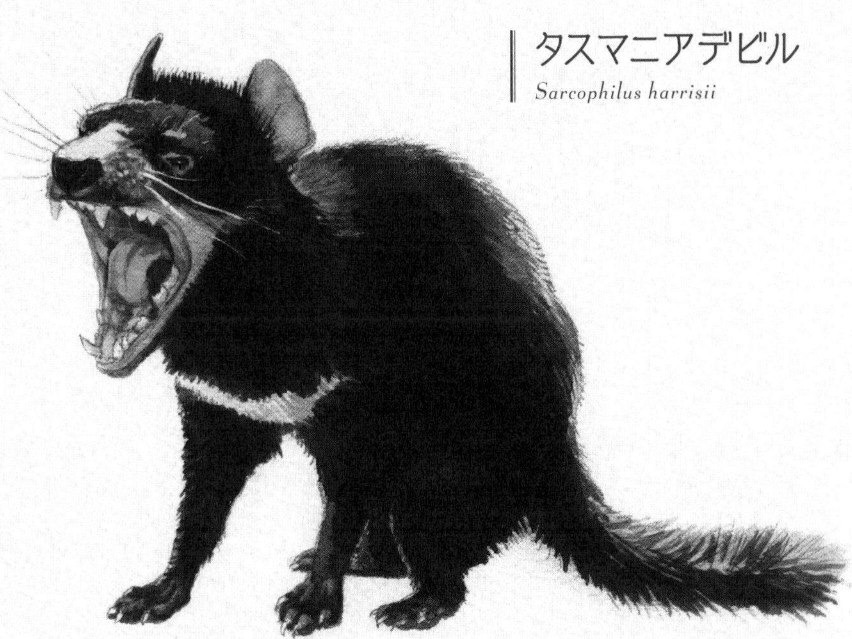

体長50～60cmの、どう猛な肉食の有袋類。上顎に鋭い牙をもち、咬む力が非常に強い。カンガルーやコアラと同じように子供を育てる袋（育児嚢）をもつ。

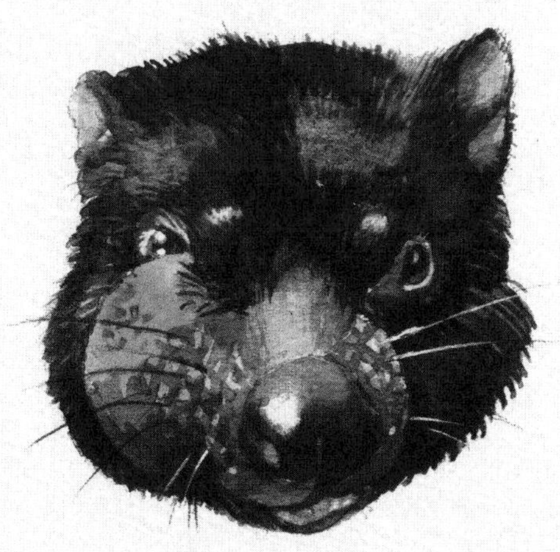

DFTDは主に口の周りに発生し、顔全体や首へと広がってゆく。肺やリンパ節などに転移することも多い。

なぜタスマニアデビルのがん細胞は伝染する?

Episode-8で見たように、ある細胞が同種の動物の体内に入ると、通常はMHCの型が異なるため、αβT細胞に攻撃されて排除される。これは、がん細胞であっても同じことだ。ところが、タスマニアデビルのDFTD腫瘍には、個体間で伝染するための条件が揃っていた。

タスマニア島は約1万年前に海面上昇によってオーストラリア本土から分離した（その後オーストラリア本土にいたタスマニアデビルの先祖は絶滅した)。島に取り残された数少ないタスマニアデビルはそれ以後、離島という閉鎖的な環境で繁殖し、集団内の遺伝子の多様性が限られてしまった。その結果、タスマニアデビルには、**個体間でMHC型の違いがほとんどない**のだ。DFTD腫瘍細胞は別の個体の体内に入っても、免疫系に「自己」と認識されてしまう。

また、DFTD腫瘍細胞では**MHCクラス1の発現が低く**抑えられていて*[1]、キラーT細胞に認識されない。こうして免疫系の攻撃を逃れたDFTD腫瘍細胞は、体内で好き放題に増殖し、咬み傷から他の個体へと乗り移り、「宿主」を替えながら無限に生き続ける。いや、無限ではない。タスマニアデビルが絶滅するまでの限られた時間だけである……。

このしくみは、Episode-8のアンコウとは逆の結果をもたらした。アンコウはαβT細胞による免疫系を捨て去ることで雌雄の融合を可能にし、極限環境における種の存続に成功したが、タスマニアデビルではMHCを失った腫瘍細胞が免疫反応を無効化し、種自体を絶滅の危機へと追いやっている。

がん細胞が伝染する例は、私たちの身近な動物でも知られている。**イヌ**である。**可移植性性器腫瘍**（canine transmissible venereal tumor, **CTVT**）は、イヌの外性器に発生する腫瘍で、交尾によって個体から個体へと伝染する。ただし、タスマニアデビルのDFTDほどの強い伝染性や病原性は示さず、数ヶ月から1年

*1 MHCクラス1遺伝子自体の欠損ではなく、MHCクラス1を細胞表面に発現させるための遺伝子や抗原提示に関わる遺伝子に、DNA塩基配列の変化を伴わない変化が生じている（このような変化をエピジェネティック変化という)。薬剤でエピジェネティック変化を解除すると、MHCクラス1発現を回復させることができる。

イヌ

Canis lupus familiaris

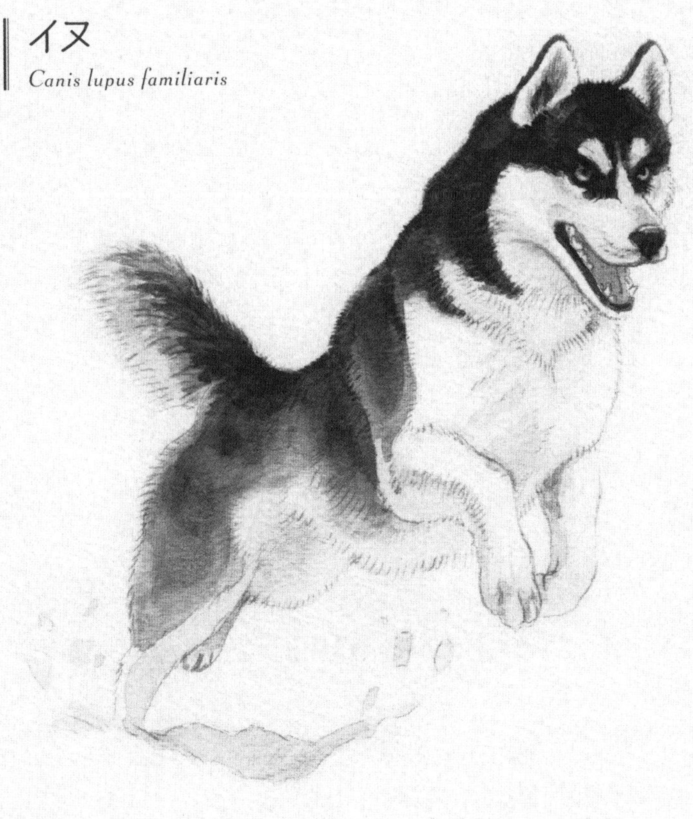

ほどかけて成長した後に自然に消失することが多い。消失は免疫系の攻撃によるものと思われるが、そうなる前に腫瘍は他の個体に伝染して生き続ける。

CTVTは現在、世界各地のイヌにみられるが、その由来は数千年前のシベリア地域の１匹のイヌに生じた１個の腫瘍細胞と考えられている。イヌも集団内のMHCの多様性が限られていて、CTVT腫瘍細胞はMHCクラス1の発現が低い。これらはタスマニアデビルのDFTD腫瘍と共通する特徴だ。違う点は、CTVTは「宿主」に対して致命的な病原性を示さずに、もはや共存しつつあるようにみえることだ。イヌが寿命で死んでも、CTVT腫瘍細胞は生き続ける。今日も明日も、世界のどこかのイヌの体内で。

もっと詳しく

ヒトでもがん細胞が伝染することがある

ごく稀なケースではあるが、ヒトでもがん細胞の伝染は確認されている。臓器移植に際しては、移植された臓器が拒絶されるのを防ぐため、移植を受ける患者（レシピエント）とMHC型が一致した臓器提供者（ドナー）を探し、さらに移植の前後にレシピエントに対して免疫抑制剤が投与される。このとき、もし、臓器提供者（ドナー）の体内にがん細胞が存在していたら？

ある症例では、脳死状態のドナーの心臓、肝臓、2つの腎臓がMHC型の一致した4人のレシピエントに移植された。その1年以内に、4人全員が悪性黒色腫を発症した。移植されたすべての臓器にがん細胞が潜んでいたのだ。おそらく、それらのがん細胞は健康なドナーの体内では免疫系によって抑え込まれていた（平衡相）と思われる。免疫抑制状態のレシピエントに移植された途端、がん細胞たちは制限を解かれて増殖し始めたに違いない。

2021年に日本で、母親のがん細胞が胎児に感染した珍しい症例が報告された。肺がんを患う男児2人*1において、肺がん細胞が母親由来であると確認されたのだ。2例とも、母親は子宮頸がんを発症していた。分娩の際に子供が産声をあげたときに、がん細胞が混じった羊水を吸い込み、がん細胞が肺に移行したと考えられる。片方の症例では、母親のMHC遺伝子のうち子供に受け継がれていない型のMHCクラス1が、がん細胞では発現していなかった。つまり子供のキラーT細胞は母親由来のがん細胞を異物として認識できず、生着を許してしまったと思われる。

繰り返すが、このような症例は非常に稀である。通常の臓器移植や出産において患者や妊婦が気にする必要はない（移植や出産それ自体が一大事であるし、医療者側も慎重に対応を考えている）。がん細胞の伝染の事例は、免疫系がどのように身体の秩序を保ち、がん細胞がどのように免疫系を逃れるか、を私たちが考えるうえでとても示唆に富む話題といえる。

---

*1　肺がんを発症する小児がん患者は100万人中1人未満であり、非常に稀ながんである。

タスマニアデビルの過去・現在・未来

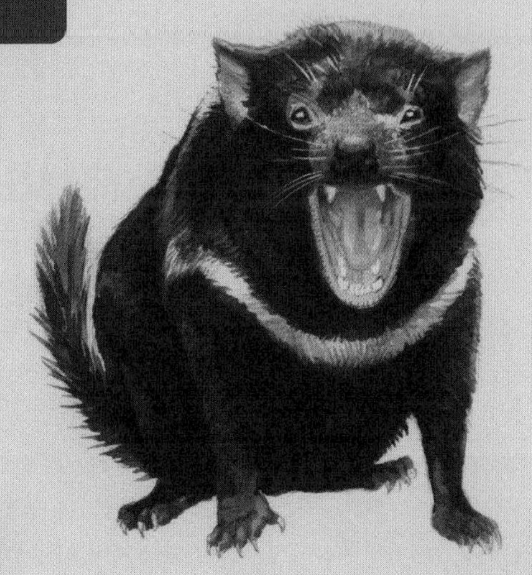

近年の研究によって、タスマニアデビルにDFTDが発生した時期は1977 ～1987年、場所はタスマニア島北東部と推定された。1990年代半ばに伝染力が強まり、人間の目にとまるほどに蔓延した……とDFTDの過去が明らかになってきている。2010年代以降は伝染力が低下し、現在、少しずつではあるが個体数が回復しているようだ。絶滅の危機は去ったと楽観的に考える研究者もいる。

2016年に報告された研究では、生き延びたタスマニアデビルのゲノムDNAが調べられた。驚くべきことに、DFTDが出現してから4 ～ 6世代後のタスマニアデビルには、ゲノムの特定の領域に多くの突然変異が見つかり、その領域には免疫反応に関わる遺伝子が多く含まれていた。研究者たちは、それらの免疫系の遺伝子の変化がDFTDに対する耐性をもたらしたと考えている。今後の検証が必要ではあるが、とても興味深い説だ。おそらく、それら免疫系の遺伝子の変異はこの短期間に生じたものではなく、もともとタスマニアデビル集団のなかに存在していた変異が悪性腫瘍による強い淘汰圧によって選択されたということであろう。

タスマニアデビルの未来に、免疫の加護があらんことを！

Episode 16 ウイルス

私たちの免疫

NK細胞：ウイルス感染細胞をねらう「殺し屋」

免疫系のなかでもっともアブナイ名前をもつ細胞。ウイルス感染細胞やがん細胞を殺すことに特化した細胞。**ナチュラルキラー（Natural killer）** 細胞。略して**NK細胞**。やや大型のリンパ球だが、獲得免疫の「御三家」リンパ球 ―$\alpha\beta$T細胞、$\gamma\delta$T細胞、B細胞とは違い、抗原受容体をもっていない。機能的には自然免疫系の細胞として分類され、名前にナチュラルと付いている。

NK細胞は抗原受容体の代わりに、ストレスを受けた細胞を感知するための受容体をたくさんもっている。ウイルス感染細胞やがん細胞は、細胞内に生じたストレスによって特別なタンパク質を細胞表面に出す。NK細胞にはそれらを感知して活性化するための、アクセル役の受容体「**活性化受容体**」がある。同時に、NK細胞は、自身が活性化するのを抑えるブレーキ役の受容体、「**抑制性受容体**」ももっている。つまりNK細胞は、活性化受容体と抑制性受容体のどちらの信号がより強いか、によって相手を殺すかどうかを決めている*[1]。

NK細胞を強力に活性化する受容体のもうひとつは、Fc受容体である。Fcは抗体の定常領域の一部（根元に近い部分）である。病原体が侵入し、獲得免疫が発動すると、IgG抗体がつくられ、感染細胞の表面にあるウイルスタンパク質に結合する。ここにFc受容体が結合し、NK細胞を活性化させる。抗体が結合するということは、相手は排除すべき異物だということ。NK細胞は安心して活性化できるというわけだ。獲得免疫の武器である抗体を使って、自然免疫細胞を活性化するしくみであり、獲得免疫と自然免疫が共同ではたらく一例である。

*1 つまり、NK細胞は個々の細胞単位として自己と非自己を見分けることができる。$\alpha\beta$T細胞の場合は、非自己にのみ反応するように教育される（自己に反応するものは教育段階で取り除かれる）ことによって、集団として自己と非自己の識別を可能にしている。

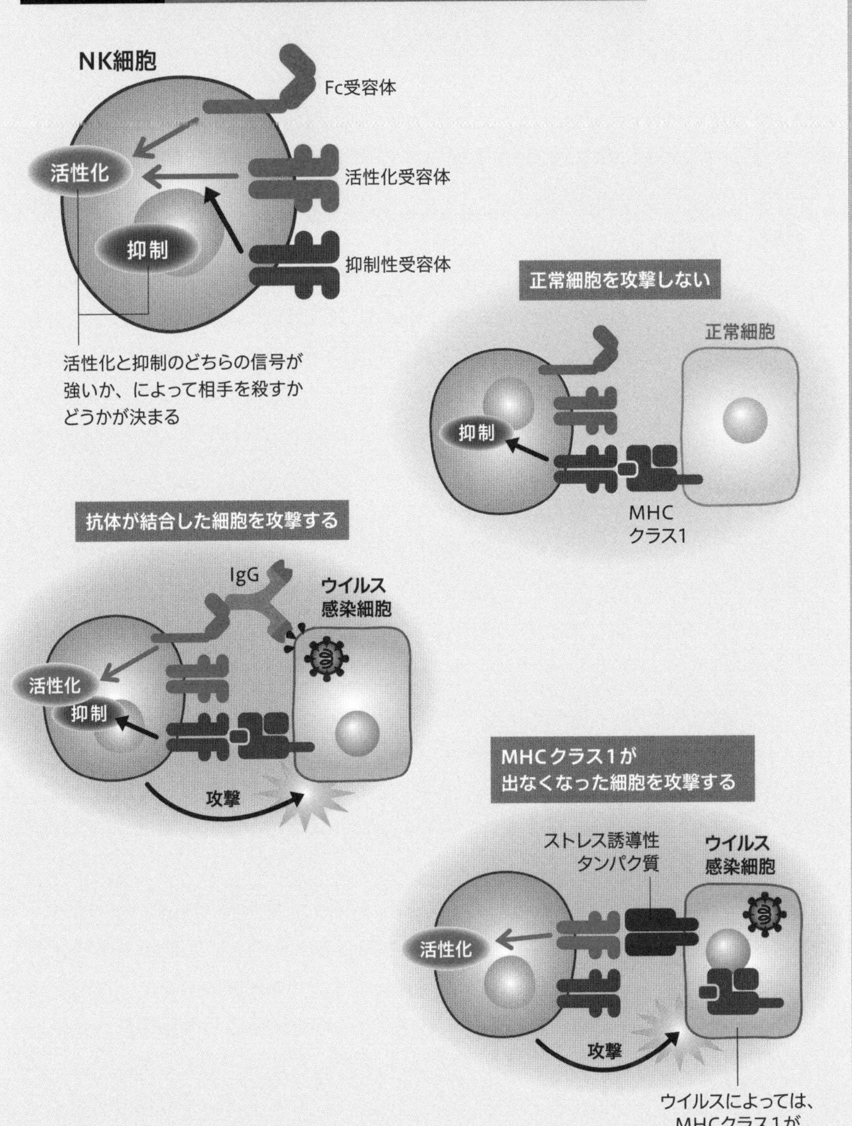
Fig.16-1 NK細胞の活性化受容体と抑制性受容体
NK細胞
Fc受容体
活性化
活性化受容体
抑制
抑制性受容体
活性化と抑制のどちらの信号が
強いか、によって相手を殺すか
どうかが決まる
正常細胞を攻撃しない
正常細胞
抑制
MHC
クラス1
抗体が結合した細胞を攻撃する
IgG
ウイルス
感染細胞
活性化
抑制
攻撃
MHCクラス1が
出なくなった細胞を攻撃する
ストレス誘導性
タンパク質
ウイルス
感染細胞
活性化
攻撃
ウイルスによっては、
MHCクラス1が
細胞表面に出なくなる

一方、NK細胞の抑制性受容体が認識・結合するリガンドは、**MHCクラス1**だ。MHCクラス1は赤血球を除くすべての体細胞に出ているので、**「自分の細胞」の目印**としてちょうどいいのだ。NK細胞の抑制性受容体は、キラーT細胞のαβ TCRとは違い、何のペプチドが提示されているかに関係なく、MHCクラス1を認識する。そうすると抑制性受容体からNK細胞内に向けて信号が伝わり、活性化受容体からの信号を遮断する。「自分の細胞だから殺しちゃだめだよ」と、NK細胞が正常な細胞を殺さないようにブレーキをかけるのだ。一方、ウイルス感染細胞やがん細胞では、MHCクラス1が出なくなることがある（Episode-15、および次のページで詳しく解説する）。そのような細胞に出合ったNK細胞にはブレーキがかからない。**殺しの時間だ。**

NK細胞は標的細胞を殺すための専用のタンパク質を予め細胞内に蓄えていて、標的細胞に出合うとただちにそれらを放出し相手を殺す。NK細胞を顕微鏡で観察すると、細胞を殺すタンパク質が詰まった顆粒がたくさん見える。中に入っているのは細胞膜に孔をあけるパーフォリン、タンパク質分解酵素グランザイムなどだ。パーフォリンで標的細胞の細胞膜に孔をあけ、グランザイムを注入。実際には、殺すというより**自発的な細胞死（アポトーシス）に追い込む**という方が正しい。グランザイムは標的細胞内で目標となるタンパク質を切断して活性化し、アポトーシスを発動。細胞は速やかに死を迎え、マクロファージなどに貪食されて始末される。

また、NK細胞は標的細胞を殺す目的専用のFAS（ファス）リガンド（FASL）というタンパク質を表面に出している。FASLが結合する受容体はFAS（ファス）。両者はそれぞれデスリガンド、デスレセプター（受容体）と呼ばれる。NK細胞のFASLが標的細胞のFASに結合すると、標的細胞内に信号が伝わってアポトーシスが実行される。このしくみは、感染細胞の破壊だけでなく、病原体を駆除した後で免疫反応を終息させるときにも使われる。増殖したキラーT細胞やヘルパーT細胞の大部分は用済みになり、FASL-FASによるアポトーシスによって片付けられていくのだ。“*狡兎（こうと）死して走狗（そうく）烹（に）らる*”（韓信）というわけである。

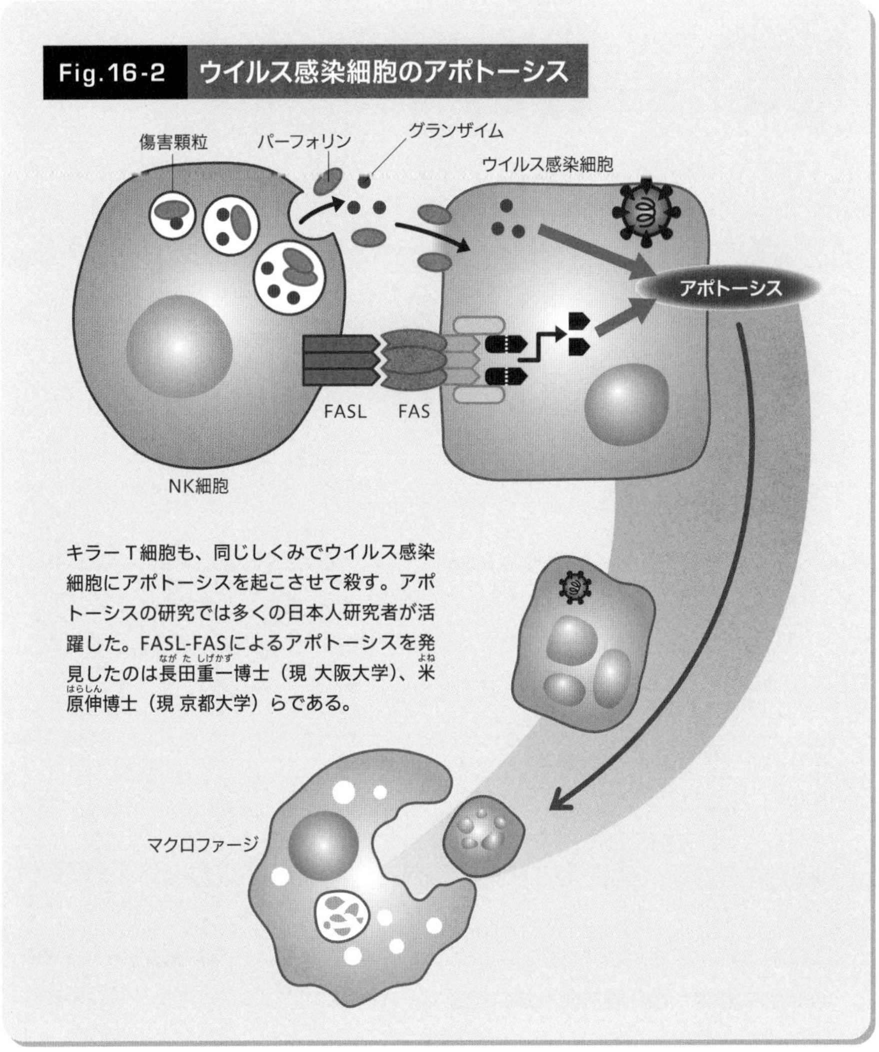

このようなウイルス感染細胞を殺すための各種タンパク質は、キラーT細胞にも備わっている。つまり両者が標的細胞を殺す方法は基本的に同じなのだ。ではなぜNK細胞とキラーT細胞は別々のしくみでウイルス感染細胞を認識する必要があるのか？　再び、ウイルスと免疫系の仁義なき戦いに注目しよう。

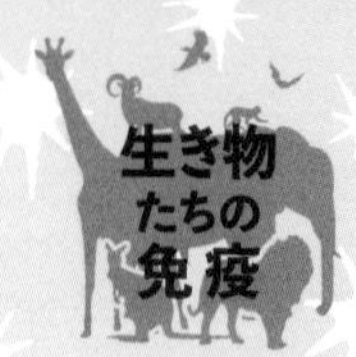

ウイルスと免疫系の果てなき戦い②

ウイルスになったつもりで考えてみよう。あなたは今、誰かの体内に入って細胞に侵入し、遺伝子を複製してタンパク質をつくり、せっせと子ウイルスを増やしている最中である。このとき、もっとも恐れるべき免疫細胞は何だろうか？

答えはキラーT細胞である。感染細胞があなた（ウイルス）のタンパク質を分解して抗原ペプチドをMHCクラス1にのせて提示し、キラーT細胞に発見されたが最後。強力な殺傷作用によって、潜り込んだ細胞ごと破壊されてしまう。しかもキラーT細胞は増殖し、メモリー細胞として長く生き続けるので、すでに旅立った子ウイルスたちも同じ運命だ。なんとかして抗原提示をやめさせ、キラーT細胞に見つからないようにしなければならない……。

ここでは、ヒトに感染する**サイトメガロウイルス**の対免疫戦略を紹介する。サイトメガロウイルスはヘルペスウイルス科に属し、免疫系を撹乱するための多くの遺伝子をもつ。まずは、ヒトサイトメガロウイルスが抗原提示を妨害するためにもっている6種類の遺伝子について、名前と機能を簡潔に羅列してみる。

- **US2、US11**：MHCクラス1の分解を促進する。
- **US3、US10**：MHCクラス1の細胞表面への運搬を妨害する。
- **US6**：MHCクラス1にペプチドがのるのを妨害する。
- **UL83**：タンパク質の分解を妨害し、抗原ペプチドができないようにする。

このように、サイトメガロウイルスはあの手この手を使って、**MHCクラス1による抗原提示の工程を徹底的に妨害**し、自らの存在をひた隠してキラーT細胞の攻撃を逃れるのだ。

しかし、抗原提示を抑えた結果として細胞表面のMHCクラス1が減ってしまうので、今度は**NK細胞の攻撃にさらされる**ことになる。MHCクラス1はNK細胞のブレーキである。キラーT細胞が見つけ損なったウイルス感染細胞を、NK細胞は速やかに発見して破壊できる。ひとつのしくみが回避されたとしても、別のしくみを用意して対応する。免疫系の基本戦略である。

Fig.16-3 サイトメガロウイルスの免疫回避戦略-1（vs キラーT細胞）

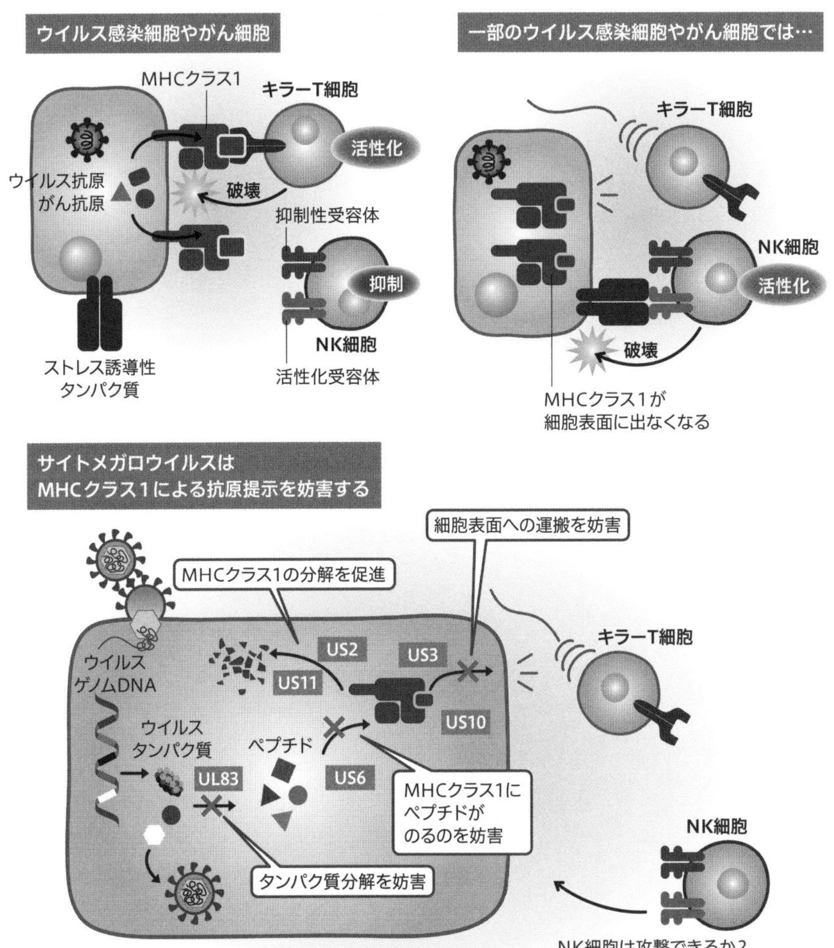

ところがだ。ヒトサイトメガロウイルスは、NK細胞の攻撃をかわすための遺伝子ももっている。**UL16**と**UL142**は、感染細胞におけるストレス誘導性タンパク質の発現を抑える遺伝子である。「ウイルスが中にいるので調子が悪いです」と言おうとする感染細胞の口を塞いで、**NK細胞の活性化受容体を刺激しないようにする**のだ。

まだある。ヒトサイトメガロウイルスは、MHCクラス1の代わりに、**UL18**という**MHCクラス1のニセモノ**を感染細胞に発現させる。UL18はヒトのMHCクラス1を盗んだもので、ウイルスに都合よくつくり変えられ、抑制性受容体に結合してNK細胞の作用を抑えるが、キラーT細胞を活性化しないようになっている。マウスのサイトメガロウイルスにも同じような偽MHCクラス1遺伝子（ML44）があり、NK細胞の攻撃を回避して体内でウイルスが増えるのを助けている。

さらに駄目押し。ヒトサイトメガロウイルスでは、**UL40**というタンパク質の一部がMHCクラス1に似たタンパク質（HLA-E）にくっついて、あたかも機能的な**MHCクラス1が出ているように偽装**する。これでNK細胞の抑制性受容体を誤作動させるわけだ。

こうして、ヒトサイトメガロウイルスは計10種類の遺伝子/タンパク質を駆使してキラーT細胞とNK細胞の両方をだまし、感染細胞に潜伏し続ける。ウイルスと免疫系の軍拡競争は、ウイルスの勝ちで決着するのだろうか？[*1]

＊1　Episode-15で紹介したタスマニアデビルの顔面腫瘍（DFTD）細胞も、MHCクラス1に類似したタンパク質を発現することによってNK細胞の攻撃を回避している可能性が指摘されている。

Fig.16-4 サイトメガロウイルスの免疫回避戦略-2（vs NK細胞）

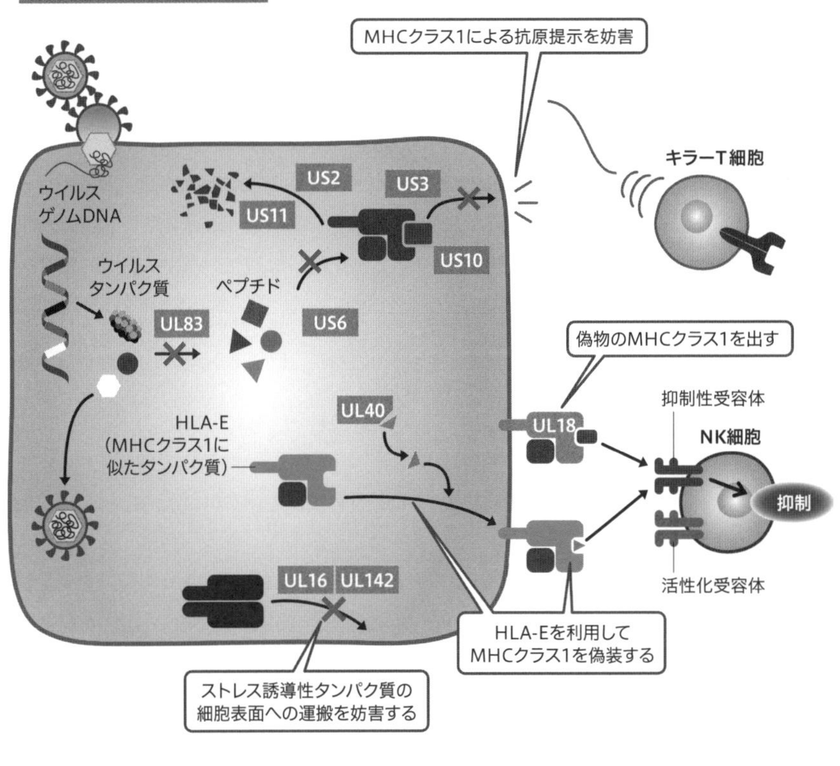

もっと詳しく

ウイルスと免疫系の「共進化」

いや、この話はまだ終わらない。実は、NK細胞は骨髄で分化するあいだに、自分のMHC型にあわせて教育されているのだ。ヒトMHCクラス1（HLA-A、HLA-B、HLA-Cの3種類）には個人によって型の違いがある。そのうちHLA-Cには大きく分けてHLA-C1とHLA-C2という2種類の型がある。個々のNK細胞は、C1とC2それぞれに対応した2種類の抑制性受容体のどちらかをもち、自己HLA-Cの型を認識する抑制性受容体によって教育される。すなわち、本来の自分の細胞はC1とC2のどちらの型を出していて正常状態ではどの程度の抑制シグナルを受けるのか、を学習するのだ。自動車教習所で車のブレーキを踏んでみて制動距離を学ぶようなものである。その結果、NK細胞は、サイトメガロウイルスの偽MHCクラス1にだまされることなく、自分のMHC（HLA-C）が減ったことを感知して攻撃態勢に入ることができる。

しかしだ。ヒトサイトメガロウイルスのUS2とUS11は、MHCクラス1のうちHLA-AとHLA-Bだけを分解し、HLA-Cを分解しないようになっている。そのためHLA-Cは比較的影響を受けにくく、NK細胞に対して抑制シグナルを発動させてしまう。やはりウイルスの方が上手なのか。

ところが。ヒトのキラーT細胞の一部は、ヒトサイトメガロウイルスのUL40によって偽装されたHLA-Eを本物のMHCクラス1とみなして攻撃することができる。ウイルスの対NK細胞戦略を、キラーT細胞が無効化するということだ。

……と、ここまでくると、もはや、サイトメガロウイルスとヒトは、どちらが勝った負けたの次元を超えて、「**共進化**」の関係にあるといえる。サイトメガロウイルスは免疫系の攻撃を回避し続け、生涯にわたって感染し続ける。実際、日本人の60～70%がサイトメガロウイルスに感染していると考えられるが、感染者のほとんどは無症状である。キラーT細胞とNK細胞がウイルスの活動を抑え込んでいるためだ。HIV感染や、移植手術後の免疫抑制状態では、サイトメガロウイルスを抑えきれなくなり、致命的になることもある。

いずれにせよ、サイトメガロをはじめとするヘルペスウイルスたちとの闘いはこれからも続く。

“ What’s the difference between love and herpesvirus infection ?
Herpes lasts forever.”

“愛とヘルペスウイルス感染の違いとは？
ヘルペスは永遠に続く”

（昔からある使い古されたジョークで、誰が最初に言ったかは不明。いろいろなバリエーションがあるが、結論はどれも同じである）*1

*1 サイトメガロウイルスの偽MHCクラス1の論文は、筆者が大学院修士課程のとき（Episode-1で、部屋にコウモリが闖入した頃）に、大学院での論文紹介ゼミで取り上げた思い出がある。そのときも「愛とヘルペスウイルス……」のジョークを紹介して発表を締めくくったが、ウケたかどうかは憶えていない。

ネオ免疫学
番外編
1

自然リンパ球：抗原受容体をもたないリンパ球

Episode-16で解説したNK細胞は、**自然リンパ球**の一種に分類される。

自然リンパ球（Innate lymphoid cell, **ILC**）とは、リンパ系前駆細胞に由来する、**抗原受容体をもたないリンパ球**の一群である。αβT細胞、γδT細胞、B細胞にとって従兄弟のような存在だが、獲得免疫ではなく自然免疫系の一部としてはたらいている。自然リンパ球の多くは主に腸や呼吸器の粘膜 ―病原体の侵入を防ぐ最前線― に配置され、αβT細胞の各グループ Episode-10 とよく似た機能を分担することで、病原体が侵入してからαβT細胞が活性化するまでの空白時間を埋める役目を果たしている。抗原受容体をもたないが、サイトカインやストレス誘導性タンパク質などに反応して迅速に活性化し、他の免疫細胞を刺激する**サイトカインを大量に放出する。**

自然リンパ球は、NK細胞を除いて、免疫細胞のなかでももっとも新しく見つかった細胞群であり、アレルギーや感染症における役割が注目されている。現在では以下のように、大きく5種類の集団に分類されている。それぞれの機能と、αβT細胞のどれに似ているかを簡単にまとめてみた。

- **NK細胞：**ウイルス感染細胞やがん細胞を破壊する。IFN-γを出す。キラーT細胞に似ている。
- **ILC1：**NK細胞と同じようにウイルス感染細胞やがん細胞を認識するが、標的細胞を破壊しない。IFN-γを出して他の免疫細胞を活性化する。Th1に似た機能をもつ。
- **ILC2：**2010年に小安重夫(こやすしげお)博士（現 理化学研究所）、茂呂和世(もろかずよ)博士（現 大阪大学）らによって発見され、ナチュラルヘルパー細胞と名づけられた。IL-4などのサイトカインを大量に出し、寄生虫感染に対抗する。Th2に似た機能をもつ。
- **ILC3：**細胞外に存在する細菌や真菌に応答し、サイトカインIL-17を出す。IL-17は上皮細胞に作用し、好中球を感染部位に呼び寄せることにつながる。これはTh17に似た機能である。

● **LTi：**Lymphoid tissue inducer（リンパ組織誘導細胞）の略。リンホトキシンというサイトカインを出し、リンパ節やパイエル板の形成に関わる。この作用についてはαβT細胞との直接的な関連はない。

小安博士と茂呂博士によるILC2の発見の経緯については、筆者は当時、学会発表などでリアルタイムで拝見していた。2008年春の学会発表では「未知のT細胞系列細胞」と考えられていたが、翌2009年の国際学会で新しい免疫細胞として「natural helper cell」と名づけられ、2010年1月の『Nature』誌上で発表された。この発見が研究者たちの関心を集め、他の細胞との比較・分類が行なわれた結果、2013年に上記5種類の自然リンパ球が定義されるに至った。

では、これらの自然リンパ球はヒトやマウス以外の動物にも存在するのか？その疑問に答えるため、様々な動物種を対象として自然リンパ球の分化や機能に重要な遺伝子が存在するかどうかが調べられている。NK細胞とILC2は、顎口類（顎のある脊椎動物）と円口類（ヤツメウナギ）に共通して存在すると考えられている*1。ILC3は顎口類には存在するが円口類にはない。ILC1は哺乳類だけに存在するとみられている。LTiも哺乳類だけにある。リンパ節が哺乳類だけに存在する事実と合致する Episode-9。

NK細胞とILC2がヤツメウナギに存在するとしたら、これらは獲得免疫の3主役 ―αβT細胞型、γδT細胞型、B細胞型 Episode-12― とともに、進化のかなり早い時期に免疫系の基本要素として確立し維持されてきたといえる。さらに、ナメクジウオやホヤのようなより原始的な動物たちに自然リンパ球は存在するのか？　こういった研究が進むことで、リンパ球の起源と免疫系の全体構造（グランドデザイン）が明らかになるだろう。

＊1　この知見は、まだ原著論文として発表されていないが、総説論文に「未公表データ」として記載されている。著者も学会発表や講演で見聞きしたことがある。

Episode 17 造血器官

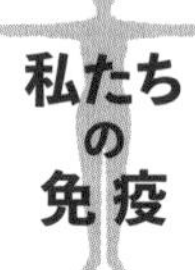

私たちの免疫細胞はどこでつくられる?

免疫細胞がつくられる場所を「一次リンパ組織」、免疫細胞同士が作用しあって免疫反応が起こる場所を「二次リンパ組織」というEpisode-9。それらの組織には、免疫細胞だけでなく、組織の実質を形づくる細胞 ―**ストロマ細胞**(日本語では間質(かんしつ)細胞)― が存在する*1。免疫細胞が分化や活性化をするとき、多くの場合、彼らは組織液中に自由に漂っているわけではなく、ストロマ細胞につかまり、支えてもらっている。ただ物理的に支えられるだけではなく、ストロマ細胞から様々な支援や命令を受け、コントロールされているといってもよい。ストロマ細胞は、免疫細胞の分化や活動の「**場**」となる「**微小環境**(びしょうかんきょう)」をつくり、免疫系をはたらかせるためにきわめて重要な役割を担っている。

ここから先、Episode-17〜19では、免疫細胞を生み出す「一次リンパ組織」の微小環境について語る。たくさんの種類の免疫細胞、特に獲得免疫の主役であるB細胞、$\alpha\beta$T細胞、$\gamma\delta$T細胞がどこでどのようにつくられるか、についてのお話である。

免疫系の主役である様々な血球細胞はすべて、**造血幹細胞**に由来するEpisode-0。造血幹細胞は通常は眠ったような状態で、時々細胞分裂し、一方は自分自身に、もう一方は少しだけ分化した細胞になる。結果として造血幹細胞自身は存在し続け、分化した細胞はさらに分裂と分化を繰り返して枝分かれし、多様な血球細胞がつくられていくEpisode-2。造血幹細胞が長期間生き続けて血球細胞をつくり続けるためには、特別な場所 ―微小環境― が必要だ。ヒトでは**骨髄**がその役目を果たしている。

骨髄は骨の中心部にある組織で、ストロマ細胞がまるでスポンジのような立体的な網目構造をつくり、その中を血球細胞が満たしている。骨髄中の血球細胞の

Fig.17-1 骨髄微小環境のイメージ

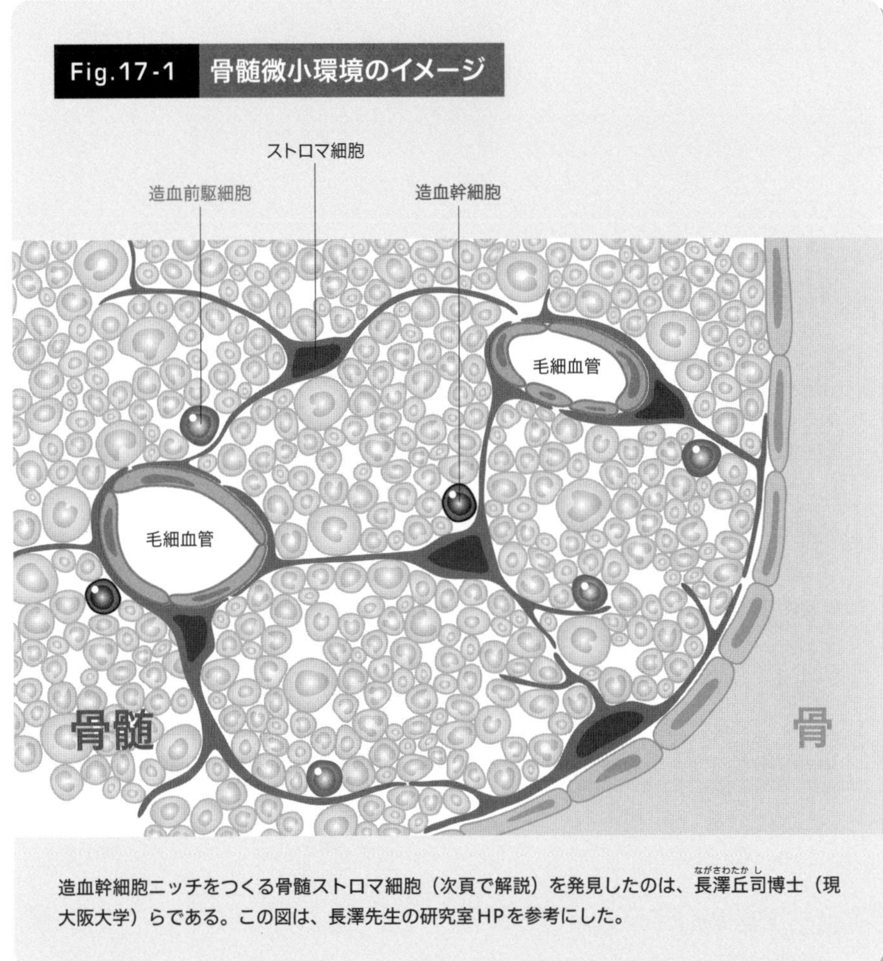

造血幹細胞ニッチをつくる骨髄ストロマ細胞（次頁で解説）を発見したのは、長澤丘司博士（現大阪大学）らである。この図は、長澤先生の研究室HPを参考にした。

うち造血幹細胞はごく少数（10万個に1個程度）で、細々と生きて血球細胞の生産（造血）を続ける。造血幹細胞を保護し維持するために特別なストロマ細胞によってつくられた微小環境を「**造血幹細胞ニッチ**」と呼ぶ。

＊1　ストロマ細胞というのは1種類の細胞ではない。線維芽細胞、上皮細胞、内皮細胞などに分けられ、それぞれさらに細かい亜集団に分類される。ここでは細かく説明しない。ストロマ細胞がリンパ組織の中で樹の枝のような枠組みをつくり、その中を免疫細胞が行ったり来たりしているとイメージしていただければよい。

「ニッチ」の語源はラテン語で「巣」「巣窟（そうくつ）」。転じたフランス語では「花瓶などを置く壁のくぼみ（壁龕（へきがん））」。現在では主に、英語の「適所」「ふさわしい場所」「隙間市場」などの意味で使われることが多い。生物学用語としては「生態的地位」。ここでは要するに、**造血幹細胞を養うのに特化した環境**、という意味である。

造血幹細胞ニッチをつくるストロマ細胞とは、いったいどのような細胞か？ 骨髄中に存在するいろいろな細胞が候補として挙げられてきたが、最近、造血幹細胞の維持に必要なサイトカイン（CXCL12とSCF）を大量につくる特別なストロマ細胞が発見された。骨髄の中で長い突起を伸ばして微小環境を形づくり、造血幹細胞をくっつけている。このストロマ細胞を欠損させたマウスでは、骨髄中の造血幹細胞を正しく維持できなくなる。どうやらこれが造血幹細胞ニッチの主要メンバーだと結論できそうである。

また、リンパ系前駆細胞や骨髄系前駆細胞を維持し育てるためには、別の種類のストロマ細胞によって形成された微小環境が必要だと考えられている。骨髄の中で骨をつくる骨芽細胞や血液を運ぶ血管内皮細胞なども、造血幹細胞や前駆細胞に作用するサイトカインをつくっており、骨髄の微小環境に貢献しているようだ。このような骨髄微小環境の研究は、免疫細胞が生み出されるしくみを理解し制御するためだけでなく、骨髄で発生する白血病（血球細胞のがん）の理解や治療のためにも重要である。

造血の場は、ヒトの発生に伴って変化する。もっとも初期の造血は一次造血と呼ばれ、ヒトでは胎生10日頃から卵黄嚢（らんおうのう）という組織で原始的な赤血球やマクロファージの一部がつくられる。一次造血に続いて造血幹細胞が生まれ、大動脈近傍のAGM領域と呼ばれる部位で成体型の造血 ―二次造血― が始まる。胎生9週頃には造血幹細胞は**肝臓**と**脾臓**に移動し、これらの臓器が赤血球、血小板、白血球をつくる造血の場となる。胎生18週頃には造血幹細胞は**骨髄**へと移動し、以後、出生してから生涯を終えるまで、骨髄が造血の場として機能する*2。発生に伴う造血の変化は、進化の過程における造血の場の変遷を反映しているようにみえる。

Fig.17-2 造血幹細胞の維持と血球細胞の分化

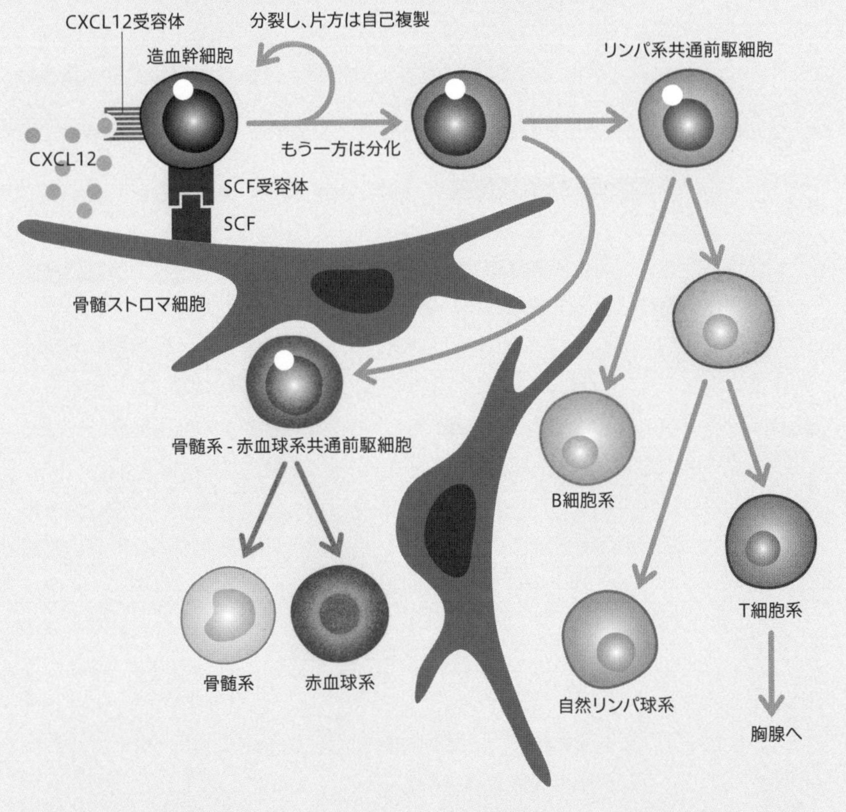

様々な種類のストロマ細胞が、造血幹細胞の維持や、それぞれの系列の血球細胞の分化・増殖をコントロールしている。

＊2 肝臓と脾臓には造血微小環境をつくれるストロマ細胞が存在するので、造血の場が骨髄に移った後も、造血機能を完全に失うわけではない。骨髄の造血機能が損なわれるような疾患では、肝臓や脾臓で造血が起こることがある。髄外造血（ずいがいぞうけつ）という。

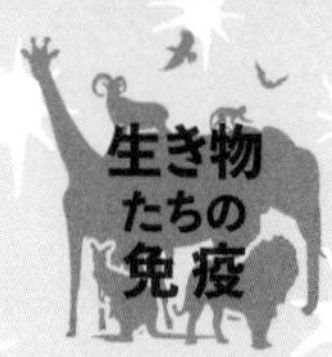

動物の進化と造血器官の変遷：水生動物と陸生動物

脊椎動物のあいだでは、血球細胞の組成（赤血球、血小板、白血球）は共通している。白血球の内訳（顆粒球、単球、リンパ球）やリンパ球の機能分担（αβT細胞、γδT細胞、B細胞、NK細胞など）も同じだ（爬虫類やアンコウのような例外はあるが Episode-8 Episode-11）。つまり、免疫系の基本的なしくみとともに、血球細胞をつくり出す造血幹細胞の機能や特徴も共通している。

しかしながら、造血幹細胞が維持され造血が起こる「場」すなわち**造血幹細胞ニッチは、動物種によって異なっている。**脊椎動物のなかで進化的に古い順に見てみよう。軟骨魚類（サメ、エイ）には骨髄がなく、造血のための固有の器官—食道にあるライディヒ器官、生殖腺の近傍にあるエピゴナル器官— をもっている。硬骨魚類（いわゆる魚）でも骨髄は発達しておらず、造血は腎臓で行なわれる。硬骨魚類の腎臓には、泌尿器としての組織・器官のほかに、ヒトの骨髄に似たストロマ細胞が存在し、サイトカイン（CXCL12やSCF）をつくって造血幹細胞の維持と血球細胞の分化を支えている。軟骨魚類の造血器官や硬骨魚類の腎臓は、生涯にわたって造血の場として機能する。

大事な奴を忘れていた。円口類（ヤツメウナギ、ヌタウナギ）にも骨髄がない。彼らは幼生期には消化管の一部や腎臓で造血し、成魚になると脂肪体（脊髄の背側にある器官。上神経体とも呼ばれる）で造血する。脂肪体ではCXCL12などのサイトカインがつくられており、他の脊椎動物と共通のニッチが形成されているようだが、ストロマ細胞の詳細はまだわかっていない。

両生類はどうだろうか。一生を水中で暮らすアフリカツメガエルなどは肝臓と腎臓で造血する。一方、陸生のカエルはオタマジャクシの頃には肝臓や腎臓で造血し、変態後は骨髄造血に切り換わる。両生類よりも進化的に遅れて登場した陸生動物（爬虫類、鳥類、哺乳類）は、基本的に発生初期には肝臓で、生まれた後は骨髄で造血する。

というわけで、**水中で暮らす動物** —円口類、軟骨魚類、硬骨魚類、両生類の幼生— **は腎臓や消化管や特殊な器官で造血**し、**陸上で暮らす動物は骨髄で造血**する。

Fig.17-3　水生動物と陸生動物の造血器官

軟骨魚類＝ライディヒ器官、エピゴナル器官

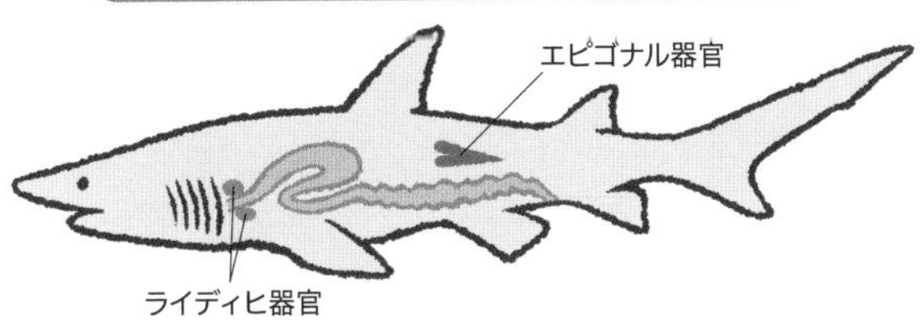

水生動物＝肝臓・腎臓

陸生動物＝骨髄

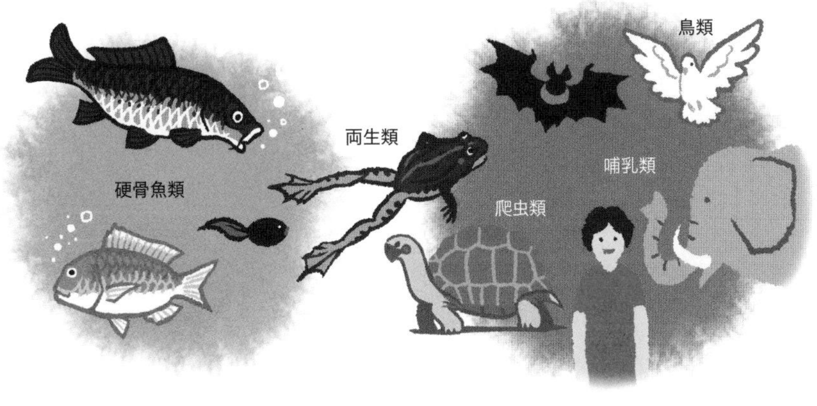

なぜ造血器官は動物によって違うのか？

……その前に大事な疑問をもうひとつ。

陸上から水中に適応した動物たち ―海生哺乳類― は、体内のどこで造血しているのか？

造血器官の先祖返り？

クジラ類はウシやカバなどと同じグループ、「鯨偶蹄目（くじらぐうていもく）」に分類される。小型のものをイルカと呼ぶ。およそ5000万年前に南アジア地域に生息していた肉食性の哺乳類が海に進出し、数千万年のあいだに完全な水生動物へと姿を変えた。インドやパキスタンでは、進化の中間体とみられる「足で歩いていたクジラ」や「水陸両生のクジラ」の化石が多く発見されている*1。

では、クジラはどこで造血するのか？　実は魚と同じように**腎臓で造血する。**多くの種では骨髄が退化していて、おそらく腎臓の造血ストロマ細胞が骨髄の代わりに造血ニッチを形成していると思われる。造血器官の「先祖返り」といえる。一部のイルカでは上腕骨に骨髄が残存し、造血器官として機能するようだ。

陸上から水中に進出した別の哺乳類は、「海牛目（かいぎゅうもく）」に属する**ジュゴン**と**マナティ**である。現生動物のなかではゾウと近い関係にあり、クジラやイルカとの類縁関係はない。彼らもやはり5000万年ほど前に水中に進出した。そして骨髄では造血しない。**脾臓**、**肝臓**、**腎臓**などが主な造血器官とみられており、魚類や水生両生類とよく似ている。

最近、**スピノサウルス**の化石の研究成果が報告された。スピノサウルスは体長15mの大型肉食恐竜で、ワニのような細長い口、頭のトサカと背にある巨大な帆、魚の尾ビレのような縦長の薄い尾が特徴である。彼らの骨は骨密度が非常に高く、大腿骨の中心部まで骨基質がギッチリ詰まっていた。つまり、**骨髄がほぼ存在しない。**この研究では、現生動物と絶滅種の骨が網羅的に比較され、動物の骨密度と「水中摂食」行動が高い相関を示すことが明らかになった。水生適応の初期の段階では、骨密度が高い方が水中に潜りやすく、餌をとるのに有利なのだ。骨が潜水時の重りとして機能する例は、ペンギンなどにもみられる。つまり、スピノサウルスは陸生から水生に適応する過渡期にあったと考えられる*2。そして、骨に骨髄が存在しないことは、造血が他の場所で行なわれていたことを示唆する。スピノサウルスでは、クジラやマナティのように、造血機能が腎臓や肝臓に移っていたのだろうか。

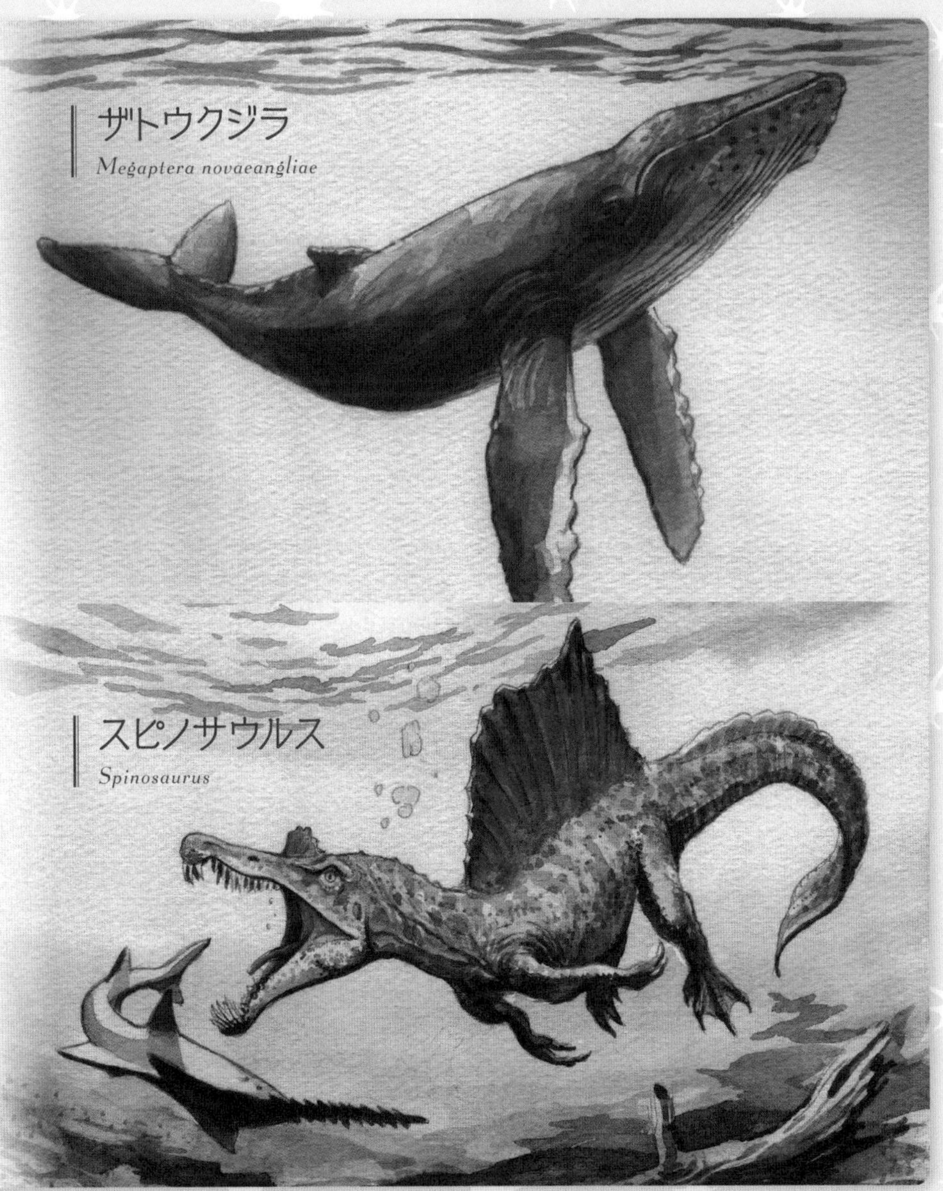

＊1　今のクジラだって、未来の動物からみれば「中間体」かもしれない。
＊2　映画『ジュラシック・パークIII』(2001年）ではティラノサウルスのような陸上を走り回る恐竜として描かれているが、現在では水中と浅瀬を往復する半水生生活をしていたと考えられている。

ミもっと詳しくミ

なぜ造血の「場」が変わるのか?

残念ながら、スピノサウルスの造血器官を特定することは、現代に残された証拠だけでは難しい。だが、彼らのような水生適応の途上にあった動物の特徴は、造血システムの進化を考えるうえで大きなヒントになる。

ここまでの情報をまとめてみよう。脊椎動物の造血器官は、その動物が棲む場所が陸上か水中かによって異なる。**水生動物は腎臓や消化管などで造血**し、**陸生動物は骨髄で造血**する。様々な動物の進化において例外はないようだ。

進化の過程で造血器官が変わった理由のひとつは、**重力への対応**である。水中で浮力の恩恵を受けていた動物が陸上に進出すると、体重を支えるための頑丈な骨格が必要となる。リン酸カルシウムを主成分とする骨基質の内部に空洞をつくり、スポンジ状の骨梁を張り巡らせることで、しなやかさと軽量化を実現した。この空洞を有効利用するために造血機能が移ったと考えられる。また、骨は陸生動物がカルシウムを貯蔵する場所としても重要であり、造血幹細胞はカルシウムの多い環境を好むため骨の近くに移った、という説もある。

もうひとつは、太陽から降り注ぐ**紫外線への対応**である。造血幹細胞は紫外線や放射線に弱い。魚類では、腎臓組織内の造血ニッチの上部に**色素細胞（メラノサイト）**が傘のように配置され、上から注ぐ紫外線を遮蔽し、下にある造血幹細胞を保護している。色素細胞の「傘」は、円口類の脂肪体、水生両生類であるアフリカツメガエルの肝臓と腎臓にも観察されている。陸生のカエルでは、オタマジャクシの頃には色素細胞の傘で守られていた造血幹細胞が、変態に伴って後脚などの骨髄に移動する。骨は新たな造血ニッチの遮蔽物となり、**紫外線から造血幹細胞を守る**のだ。さらに、冬は肝臓、夏は骨髄、と季節によって造血器官をシフトさせるカエルもいる。そこまでせんでも、と思ってしまうほどの紫外線対策である。

以上のように、私たち脊椎動物の祖先は、重力に対応するためにつくり出した骨髄環境を有効利用し、同時に、水中よりもはるかに強い紫外線から造血幹細胞を守るため、造血ニッチを骨髄に移したと考えられる。

逆に陸上から水中に進出した動物では、上手に水中に潜るために骨密度を高め

Fig.17-4 造血ニッチの「傘」

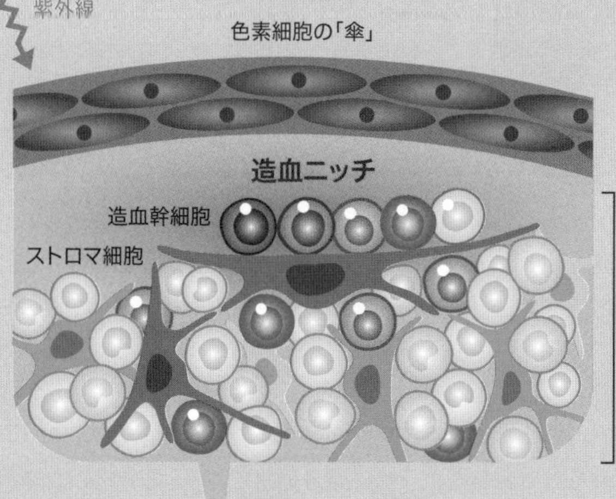

て骨髄を減らし、さらに深海へと適応するにつれて骨は小型化し、腎臓、肝臓、脾臓などに造血ニッチが戻っていく。それらの臓器には造血ニッチをつくる能力をもつストロマ細胞が存在するので（ヒトで髄外造血が起こるように)、「先祖返り」はそれほど難しくなかったに違いない。

面白いことに、私たち陸生哺乳類の脾臓には、色素細胞が集積した構造が観察されることがある。それらはひょっとしたら、遠い未来に私たちの子孫が水中生活をすることになったとき、造血ニッチの傘として再び生理的な意味を与えられるのかもしれない。

水生動物の様々な造血器官、および陸生動物の骨髄は、造血幹細胞の維持だけでなく、「骨髄系」に属する白血球の分化の場となる。単球、好中球、樹状細胞などは骨髄で分化するのだ。

では、獲得免疫の主役である**リンパ球の分化はどこで起こるのか？**

B細胞、T細胞の順に、ヒトと動物たちを比較しながら見ていこう。

骨と免疫系

Episode-17で見たように、私たちの免疫細胞が誕生する場所は骨の中にある骨髄である。それだけではない。免疫系は、骨をつくり維持するしくみと一体となっていて、より大きな学問領域「骨免疫学(こつめんえきがく)」として研究すべきとも考えられている。

骨は硬く安定した構造に見えるが、常に古い組織が壊され新しくつくられたものに置き換えられる動的な組織である。骨をつくるのは**骨芽細胞(こつがさいぼう)**。リン酸カルシウムとコラーゲン（脊椎動物の細胞外構造をつくるタンパク質の一種）からなる骨基質をつくる細胞である。骨芽細胞は自分がつくった骨基質に埋め込まれていき、**骨細胞(こつさいぼう)**となる。骨細胞は突起を長く伸ばして互いに連絡し、骨に埋もれた状態でも栄養分と老廃物を交換しながら生きている。

一方、骨を壊す役目を担うのは**破骨細胞(はこつさいぼう)**である。破骨細胞は単球系の前駆細胞から分化した細胞で、つまり血球細胞の一種である。マクロファージの従兄弟のような存在だ。破骨細胞は複数の細胞が融合してできた、多くの核をもつ巨大な細胞で、骨の表面に取りついて酸やタンパク質分解酵素を放出し、リン酸カルシウムとコラーゲンでできた骨基質を分解する。

破骨細胞が分化するのにもっとも重要な因子は、**RANKL(ランクル)**と呼ばれるサイトカインである。RANKLは骨芽細胞や骨細胞の表面にあり、主に細胞と細胞の接触を介して、前駆細胞の表面にある受容体**RANK(ランク)**に信号を伝え、破骨細胞へと分化させる[*1]。RANKL（リガンド）とRANK（受容体）による信号伝達は破骨細胞をつくり骨を壊すために重要だが、免疫系にとっても大事な役目をもっている。RANKLは未熟なT細胞、RANKは胸腺の上皮細胞にそれぞれ出ていて、信号が伝わることによって髄質上皮細胞 Episode-19 を分化させる。また、RANKL-RANK信号はリンパ節をつくるのにも必要である。さらに、免疫反応をコント

＊1 RANKLやRANKの信号が強すぎると、破骨細胞が増えすぎて骨が過剰に壊され、骨粗鬆症（こつそしょうしょう）になってしまう。逆に不足すると、破骨細胞がつくられず骨が壊されないので、骨の密度が高くなりすぎて成長を妨げたり、逆に骨折をしやすくなったりする。大理石骨病（だいりせきこつびょう）という。

Fig.B2-1 骨代謝に関わる細胞たち

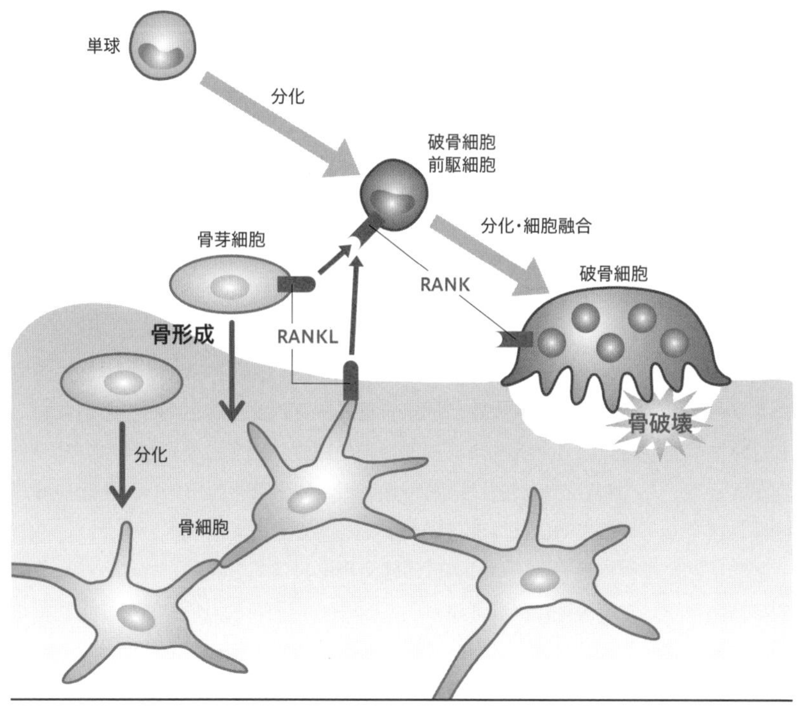

ロールするサイトカインのいくつかは、骨芽細胞や破骨細胞に作用してその機能を高めたり抑えたりする。骨を代謝するしくみと、免疫系を発生させ維持するしくみは、不可分の関係にあるのだ。

骨代謝系と免疫系の深いつながりは、獲得免疫系が脊椎動物だけに備わっていることと無関係ではない。4億5000万年前に脊椎動物の祖先が誕生し、4億年前に陸上に進出したとき、体重を支えるための構造、カルシウムの貯蔵庫、骨髄ニッチの確保の3つの問題を同時に解決する手段として骨と免疫系の連携が始まり、2つのしくみは互いに補い合いながら共進化を続けてきたと考えられる。

骨はしばしば、免疫系の攻撃の的になってしまう。**関節リウマチ**はその代表例で、関節部に過剰な炎症が起こり、骨や軟骨が破壊される自己免疫疾患である。国内の患者数は70万人以上ともいわれ、自己免疫疾患のなかでもっとも多い。遺伝的な素因に加えて細菌感染や喫煙などの環境要因が指摘されているが、原因はいまだ明らかになっておらず、根本的な治療法もない。異常な炎症のもととなる免疫細胞をステロイドで抑制したり、炎症や骨破壊に関わるサイトカインを低分子化合物や抗体によって阻害したりすることで症状を緩和することが主な治療法となっている。

関節リウマチでは、自己抗原に反応するヘルパーT細胞（Th17）が異常に活性化し、サイトカインIL-17を大量に放出する。IL-17は他の免疫細胞を刺激して激しい炎症を引き起こすとともに、関節滑膜の線維芽細胞に作用してRANKLを発現させる。このRANKLが破骨細胞の分化と活性化を引き起こし、関節の骨が破壊されてゆく。最終的には関節を動かすこともできなくなってしまう。

関節炎とよく似た骨破壊のしくみは、**歯周炎**（ししゅうえん）においても観察されている。口の中で細菌が増殖して歯茎に炎症が生じ、ヘルパーT細胞（Th17）が活性化すると、周囲の線維芽細胞がRANKLを出して破骨細胞が活性化され、歯の土台である歯槽骨（しそうこつ）が破壊され、最終的には歯が脱落してしまう。

免疫細胞の活性化の結果として、なぜ骨が破壊されなければならないのか？東京大学の高柳広（たかやなぎひろし）博士と塚崎雅之（つかさきまさゆき）博士は、歯周炎のメカニズムを解明した成果をもとに、免疫系による骨破壊は動物の進化の過程で発達した、病原体から体を守るしくみのひとつではないかと考えている。

そもそも歯というのは顎の骨に植立した骨であり、歯茎の粘膜上皮細胞を貫通している。粘膜上皮細胞同士は固くつながりあってバリアを形成しているが、歯と上皮細胞のあいだにはそのような物理的バリアが存在せず、隙間が空いている。この歯と歯茎の隙間は、口の中で繁殖した細菌が体内に侵入する入り口になってしまう。実際、歯周炎を起こさせたマウスでは、口腔細菌が慢性的に血液中に侵入して肝臓や脾臓などに達し、「菌血症（きんけっしょう）」の状態になる。実はヒトでも、歯茎の傷口から口腔細菌が血液中に侵入することはよくあるのだ。献血をしたことがある人は、歯医者で治療を受けて3日以内は献血できないという規則を憶えておられるだろうか。口腔細菌が混入した可能性のある血液は、医療に使えないのだ。

歯周炎マウスの実験では、感染を起こした歯を抜いてやると、抜いた痕は塞がって細菌の侵入口がなくなり、菌血症と炎症が治る*2。つまり歯周炎における免疫系の活性化は、炎症を起こして細菌を排除するとともに、感染源である歯を脱落させて細菌の体内侵入を防ぐという、2つの意義をもつと考えられるのだ。細菌感染から体を守るために歯を抜くのはやり過ぎで、本末転倒だと思われるかもしれない。しかし、哺乳類以外の多くの脊椎動物では、歯は抜けても何度も生え変わるものだ（多生歯性（たせいしせい）という）。歯周炎による歯の脱落は、トカゲなどの爬虫類でも観察されている。抜けた歯はまた生えてくる。一時的に歯を失ったとしても、感染のもとを断つメリットの方が大きいのだ。

炎症によって歯槽骨が破壊され歯が脱落した痕跡は、2億7500万年前の爬虫類の祖先・**ラビドサウルス**（現在のカメに近い動物）の化石にも発見されている。免疫系による歯の脱落は、太古から進化的に保存されてきた原始的な生体防御のしくみのひとつと考えられるのだ。私たち哺乳類は、進化の過程で歯の再生能力を失ったにもかかわらず、歯を抜くしくみだけを温存させていて、そのしくみが時と場所を間違えて発現すると骨が破壊される関節リウマチになってしまう。長い進化の果てに複雑に仕上がった私たちの体は、巧妙なしくみとともに多くの弱点を抱えた、なかなかに厄介なシロモノなのである。

---

*2　破骨細胞がつくられない大理石骨病では、乳歯が抜けずに残存したり永久歯が生えないなどの歯の異常がみられ、歯周炎を発症すると感染が持続して骨髄炎などの重篤な症状を引き起こす場合がある。抗生物質の投与とともに、感染源となった歯を抜くことで細菌の侵入を止め、骨髄炎を治療することができる。

Episode 18 B細胞の分化

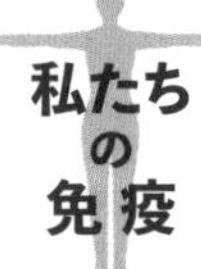

私たちの B 細胞はどこから来る?

B細胞は骨髄で分化する。 B細胞は**免疫グロブリン（BCR／抗体）**をつくるために特化した細胞であり、その分化と成熟の過程は免疫グロブリンの遺伝子再編成と連動している。

造血幹細胞から分化したB前駆細胞は、骨髄内のストロマ細胞にくっついて、サイトカイン（SCFやIL-7）による刺激を受けながら段階的に分化していく。まず免疫グロブリンの重鎖の遺伝子再編成が行なわれる Episode-4。可変領域のV、D、Jのそれぞれの遺伝子断片のうちどれかが切断され再連結されるわけだが、これらの過程はランダムなので、一定の確率で連結に失敗し正しい重鎖をつくれない場合がある[*1]。遺伝子再編成に失敗した細胞は死に、成功して重鎖をつくれる細胞は分裂して数を増やし、次のステージへと進んで軽鎖の再編成に挑む。VとJの遺伝子断片の再編成が行なわれ、やはり失敗した細胞は死ぬ。成功した細胞だけが重鎖と軽鎖からなる免疫グロブリン（BCR）を細胞表面に出し、未熟なB細胞と呼ばれる状態になる。

まず重鎖、次に軽鎖、と段階的に遺伝子再編成が行なわれる理由は考えてみれば簡単だ。重鎖と軽鎖を同時に再編成したら、重鎖は成功したが軽鎖は失敗、軽鎖は成功したが重鎖は失敗、という細胞がたくさんできてしまい、無駄が多い。重鎖に成功→増殖して数を増やし→軽鎖を再編成、という方が遺伝子再編成のエ

＊1 遺伝子断片同士が連結される際、連結部分にランダムに塩基の欠損、挿入、置換が生じる。3つの塩基で1アミノ酸を指定するルールになっているので Episode-0、2/3の確率で読み枠がずれてしまい、正しい免疫グロブリンのタンパク質をつくることに失敗する。私たちのゲノムDNAは2コピーある（母親と父親から受け継いでいる）ので、両方のゲノムで遺伝子再編成が起こり両方とも失敗する確率は、2/3 x 2/3 = 4/9となる。逆にいえば、5/9の確率で成功する。これは単純化し過ぎた計算であり実際にはもっと複雑だが、おおむね50%の確率で遺伝子再編成は成功すると考えてよい。なお、一方のゲノムで遺伝子再編成に成功すると、もう一方の遺伝子再編成はただちに中止される。これが1個のB細胞が1種類だけの免疫グロブリンをつくるしくみの正体である。

Fig.18-1 B細胞の分化

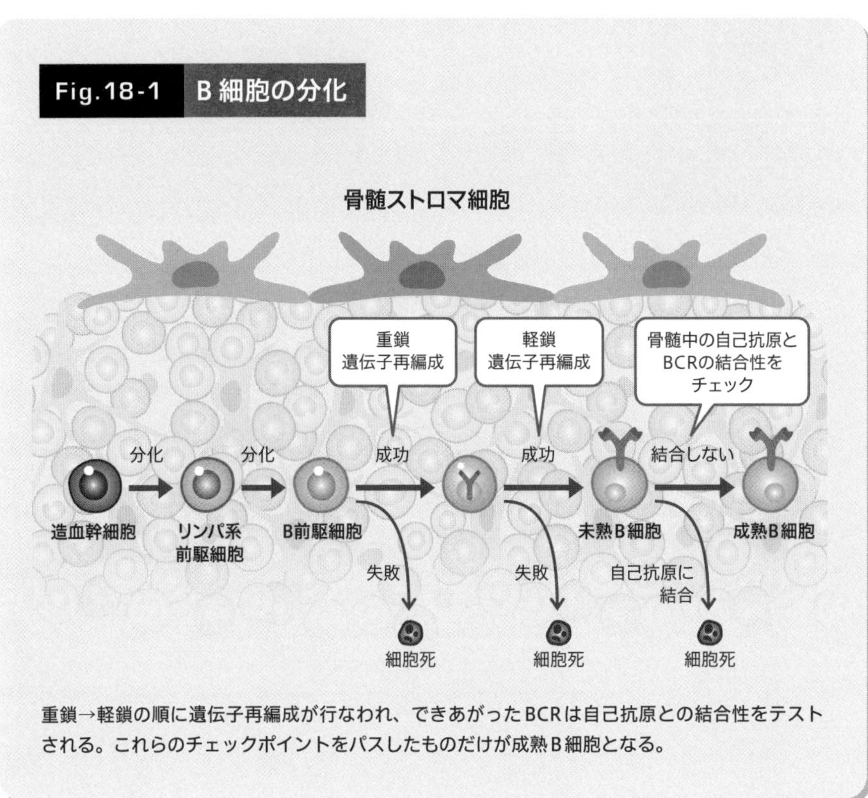

重鎖→軽鎖の順に遺伝子再編成が行なわれ、できあがったBCRは自己抗原との結合性をテストされる。これらのチェックポイントをパスしたものだけが成熟B細胞となる。

ネルギーを無駄にせず効率がいいのだ。自然は実によくできている。

完成したBCRは、未熟B細胞の表面で抗原のセンサーとしてはたらき始める。この段階で出合う可能性のある抗原は、骨髄内に存在する自分自身のタンパク質など。すなわち**自己抗原**である。未熟B細胞のBCRが自己抗原に結合すると、細胞内に信号が入る。死のシグナルである。自己抗原に結合するような危険な抗体（自己抗体）をつくるB細胞には細胞死のプログラムが発動し、未熟な段階で消えてもらうのだ。これを**負の選択**という。自己抗原に対して免疫反応を起こさないしくみ ―免疫寛容― のひとつである Episode-14。

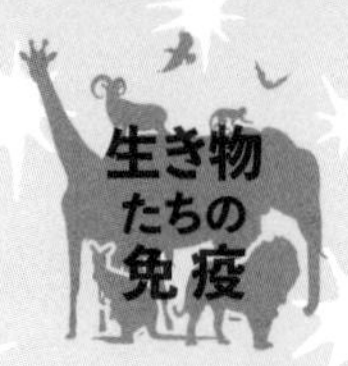

君たちのB細胞はどこから?

そもそもB細胞はなぜ「**B**」なのか？　骨髄（Bone marrow）でつくられる細胞だから「B」。その通りなのだが、B細胞の名の由来には、ある生き物の特別なB細胞生成機構と、抗体に関する研究の歴史が刻まれている。

「B」の由来は、16世紀のイタリアの解剖学者ジローラモ・ファブリッツィオまで遡る。いろいろな動物を解剖してその体の構造を研究していた彼は、あるとき、鳥類に特有の奇妙な器官を発見した。それは総排出腔（そうはいしゅつこう）（肛門、排尿口、生殖口を兼ねる器官）の背側にある袋状の器官（小嚢（しょうのう））で、後に彼の名にちなんで**ファブリキウス嚢（のう）**（*bursa of Fabricius*）と名づけられた。この器官は幼鳥期に著しく発達し、内部に多くのリンパ球を含んでいる。

1950年代になり、アメリカのブルース・グリックが、ニワトリのファブリキウス嚢を取り除くと抗体をつくれなくなることを発見した。さらにその後、ロバート・グッドとマックス・クーパー*1らは、ファブリキウス嚢を取り除いたニワトリは抗体をつくれないと同時に、脾臓の胚中心のリンパ球が消え去ることを発見した。一方、移植の拒絶などの抗体以外の免疫反応は正常であった。ファブリキウス嚢は、抗体をつくる特別なリンパ球を育てるための器官だったのである。この特別なリンパ球は、*bursa of Fabricius*の最初の一文字をとって**B細胞**と命名された。

現在では以下のようなことがわかっている。鳥類では、骨髄で遺伝子再編成を終えたB細胞はファブリキウス嚢に移動して遺伝子変換を行なう。ファブリキウス嚢には消化管内の抗原（腸内細菌など）が取り込まれ、これらに対する有用な抗体をつくるB細胞が選抜されていく。成熟したB細胞は脾臓へと移動し、T細胞のヘルプを受けて抗体をつくる。

ファブリキウス嚢は鳥類にしか存在しないが、他の動物にもB細胞をつくるための相同な器官があるはずだ。ということで探索が行なわれ、ヒトを含む哺乳類では骨髄がB細胞をつくる器官だと判明した。偶然にも骨髄はBone marrow。骨髄でつくられる抗体産生細胞の名称は、実に都合よく、**B細胞**となったわけである。

Fig.18-2 ニワトリの免疫器官

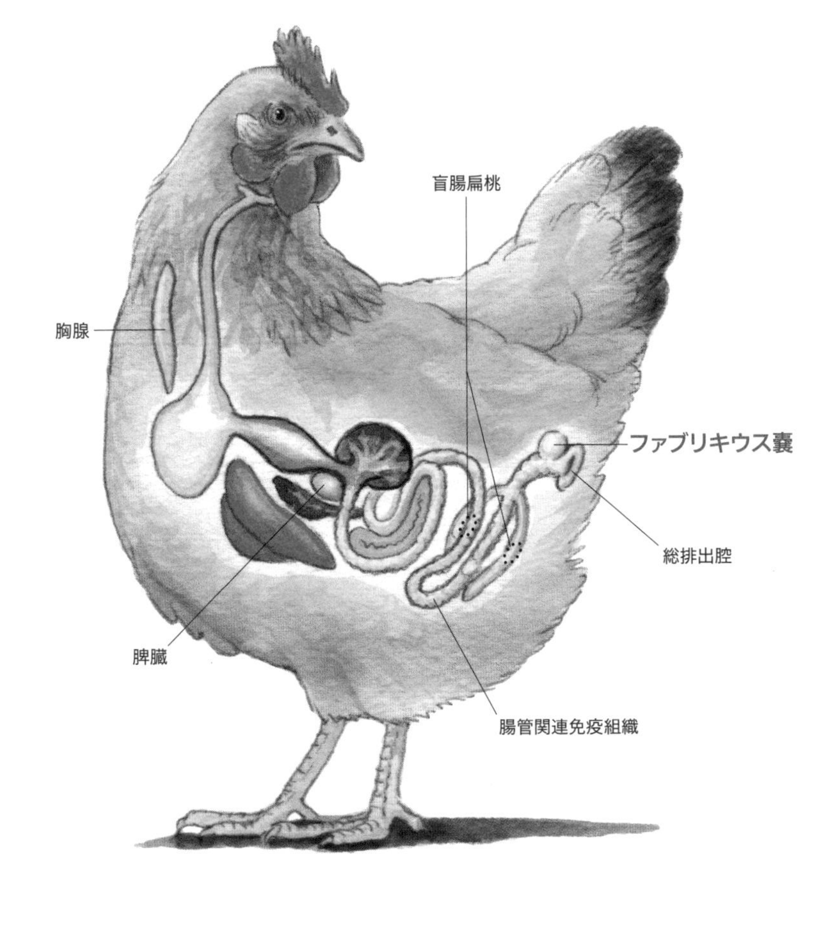

＊1 マックス・クーパー博士は、T細胞とB細胞の機能の違いを明らかにし Episode-19 、また、ヤツメウナギの抗原受容体VLRを発見したひとでもある Episode-12 。現代免疫学の超人のひとりである。

B細胞をつくるためにひとつの独立した器官が用意されているのは鳥類だけだ。ファブリキウス嚢にはB細胞の分化を指示するサイトカインをつくるストロマ細胞や、消化管の抗原を取り込む特殊な上皮細胞が存在し、B細胞を成熟させるための「場」を提供している。

ヒトやマウスでは、胎生期の造血幹細胞の引っ越しにあわせて、B細胞の分化の場も変わる。胎生期の前半には**肝臓**で、胎生期の後半以降は**骨髄**で、B細胞は分化する。しかし哺乳類のなかには、変わった場所でB細胞をつくれる動物もいる。ウシ、ブタ、ヒツジでは、腸管に面したリンパ組織・パイエル板がB細胞の分化の場として機能する。ウサギのB細胞もやはり腸管と縁があり、虫垂（盲腸から垂れ下がった器官）で分化・成熟する。ウサギの虫垂は鳥類のファブリキウス嚢に近いと考えられ、B細胞は遺伝子再編成に加えて遺伝子変換を行なって免疫グロブリンの多様性をつくり出すEpisode-4。

その他の脊椎動物においては、B細胞が分化する場はおおむね造血の場と同じである。魚類のB細胞は腎臓で分化する。円口類では幼生の腎臓や成魚の脂肪体がVLR-B細胞の分化の場と考えられている。

このように、B細胞は、造血幹細胞と同じ場所で分化し、動物によっては腸管に関連した組織で成熟する。それらの組織や器官には、B細胞の分化をサポートするサイトカインをつくるストロマ細胞が配置されている。それらのストロマ細胞を生体から取り出して造血幹細胞やB前駆細胞と一緒に培養すれば、試験管内でB細胞の分化過程を再現し、成熟B細胞をつくり出すことも可能だ。B細胞は、分化のしくみを研究する対象としては比較的扱いやすい細胞といえる。比較的、とは、T細胞と比較して、という意味である。T細胞は、分化のために独立した臓器を必要とするのだ。

もっと詳しく

ストロマ細胞を使って B細胞・T細胞の分化を再現

マウスの骨髄からストロマ細胞を取り出し、培地を満たしたシャーレ（プラスチック製の皿）に入れて培養すると、ストロマ細胞はシャーレの底に貼り付いて周囲に手を伸ばしながら増殖してゆく。シャーレの底面全体がストロマ細胞に覆われたところで、その上にマウスの造血幹細胞やB前駆細胞をのせて一緒に培養する。ストロマ細胞はB細胞の生存や分化に必要なサイトカインを出している（もし足りない場合は人為的に加える）ので、「フィーダー細胞」として機能する（feederとは育てる人、養成者という意味）。B前駆細胞は免疫グロブリンの遺伝子再編成を行ない、成熟B細胞へと育っていく。B細胞はこのような方法で試験管内で分化させることができる。

では、T細胞も同じように培養できるかというと、これが簡単ではないのだ。T細胞が分化する場所は胸腺だが、胸腺ストロマ細胞のほとんどは胸腺から取り出してシャーレの中で培養すると本来の機能を失ってしまう。本来の機能のひとつは、T前駆細胞に対して「T細胞になれ」と進路決定をさせることだ。2002年に、「T細胞になれ」という命令の正体であるリガンドが発見された。そのリガンド遺伝子をストロマ細胞に発現させ、その細胞と一緒にT前駆細胞を培養することによって、現在ではT細胞の分化をある程度まで再現できるようになっている。とはいっても、「ある程度まで」なのだ。T細胞が免疫系の司令塔として一人前に育つためには、胸腺という特殊な「学校」で、きわめて厳しい「教育」を受ける必要がある。

次のEpisode-19では、いよいよ、胸腺でのT細胞分化を取り上げる。筆者が20年以上研究に取り組んできた、こだわりのあるテーマだ。研究の歴史、最新の知見、マニアックな研究まで、バンバン容赦なく解説する。

用意できてる？

Episode 19 T細胞の分化

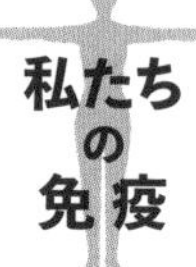

胸腺：T 細胞のための特別な臓器

T細胞の名前の由来はシンプルだ。**胸腺**（きょうせん）（Thymus）でつくられた細胞、である。T細胞すなわち$\alpha\beta$T細胞と$\gamma\delta$T細胞は、骨髄からやってきたT前駆細胞が胸腺に入り、その中で分化と教育のプロセスを経ることでつくられる。

胸腺は心臓の直上にある逆ハート型の白い臓器である。なぜ白く見えるのかというと、白血球（ここでは主に未熟なT細胞）がぎっしりと詰まっているからだ。胸腺にも多くの血管があり、赤い血液が流れているが、未熟T細胞があまりに高密度に詰まっているために白く見える。脳が白い（血管が張り巡らされているが神経細胞がたくさんあるために白く見える）のと同じである。

胸腺は、古くはギリシャ時代から解剖学的な記載があるが、そのはたらきは長いあいだわかっていなかった。胸腺の機能が明らかになったのは1960年代。人体の臓器のなかでは、一番最後といわれている。当時英国で研究していたジャック・ミラー博士（現ウォルター・アンド・イライザ・ホール医学研究所/オーストラリア）が、生まれたばかりのマウスから手術で胸腺を取り除くと、成長した後に、異系統の皮膚移植の拒絶やがん細胞に対する免疫反応が起きないことを発見した[*1]。これが胸腺の免疫学的な意義を示した最初の科学的記述である。後に、胸腺に由来するリンパ球がそれらの免疫反応（すなわちアロ反応やがん細胞の排除）を担うことが明らかになり、T細胞と名づけられた。数年後にはマックス・クーパー博士らもニワトリの胸腺を取り除く実験を行なって同じことを証明した。クーパー博士らはさらに、胸腺を摘除した場合とファブリキウス嚢を摘除した場合を比較することによって、獲得免疫は2種類のリンパ球系列によって駆動される（胸腺→T細胞→アロ反応などの細胞性免疫、ファブリキウス嚢や骨髄→B細胞→抗体産生による液性免疫）という説を提唱した[*2]。このモデルは現在

Fig.19-1 胸腺の解剖学的位置とT細胞分化の流れ

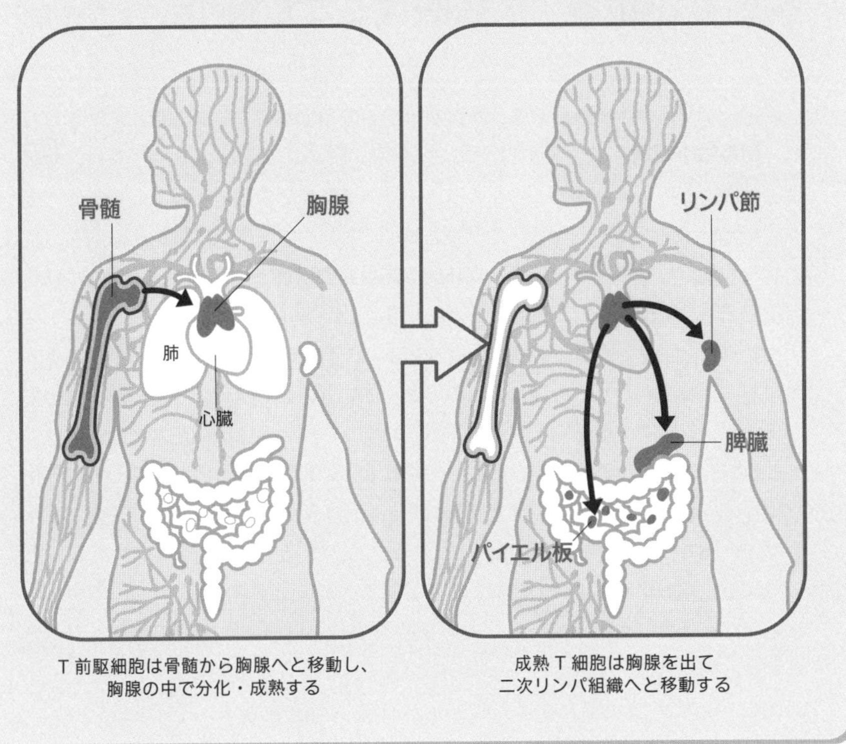

T前駆細胞は骨髄から胸腺へと移動し、胸腺の中で分化・成熟する

成熟T細胞は胸腺を出て二次リンパ組織へと移動する

においても基本的には正しい（ただし胸腺で分化する$\alpha\beta$T細胞は司令塔としてB細胞をも支配下に置いているので、胸腺を欠損すると抗体産生にも支障が出る）。

＊1 大人のマウスから胸腺を取り除いても、すでに胸腺で分化したT細胞が体中に配置されているため、免疫機能への影響がみえにくい。

＊2 ジャック・ミラー博士（1931-）とマックス・クーパー博士（1933-）の業績は免疫学の歴史において最高級の意義をもつ。両博士には日本国際賞（2018年）、アルバート・ラスカー基礎医学研究賞（2019年）などが授与されているが、なぜかノーベル賞は授与されていない。両博士ともご存命である。今からでも遅くはない。

胸腺微小環境：T細胞はここで育つ

胸腺の中には、T細胞を育て、教育するための特別なストロマ細胞たちが配置され、**胸腺微小環境**を形づくっている。もっとも特徴的な胸腺ストロマ細胞は、**胸腺上皮細胞**（きょうせんじょうひさいぼう）である。上皮細胞というのは、通常は皮膚や呼吸器や腸管などの外界と接する組織の表面を覆うシート状の（平面的な）細胞だが、胸腺上皮細胞は四方八方に手足を伸ばしてつながりあい、**立体的な網目状の構造**をつくっている。この網目の中で未熟なT細胞を育てるわけだ（Fig.19-2）。

ヒトでは、胎生8週頃に胸腺の発生が始まる。胎児の首のあたりの消化管の上皮層が左右外側に向かってくびれて、エラのような構造ができる。その一部が消化管から分離して胸腺上皮細胞となり、周囲の線維芽細胞や血管の細胞とともに胸腺のもとをつくる。やがて肝臓から移動してきたT前駆細胞が入り込んでT細胞の分化が始まる。首の左右両側にできた胸腺のもとは徐々に胸の方に移動し、左右2つが心臓の上部で合わさって胸腺となる。

胸腺上皮細胞は胸腺に欠かせない要素である。胸腺上皮細胞をつくり、維持し、機能させるためには**FOXN1**（フォックスエヌワン）という転写因子が必須の役割を果たしている。FOXN1は胸腺上皮細胞の「マスター転写因子」であり、胸腺上皮細胞の発生だけでなくT細胞の分化と教育に関わる多くのタンパク質の発現をコントロールしている。FOXN1の発見のお話は、【ネオ免疫学 番外編❸「ヌードマウス：毛と胸腺がないマウス」】(206ページ) にて。

胸腺上皮細胞の大事な機能のひとつは、胸腺に入ってきたT前駆細胞に対し「T細胞になれ」と分化の進路を決めさせることだ。胸腺上皮細胞がつくるリガンド**DLL4**が、T前駆細胞の受容体Notch（ノッチ）に結合し、「T細胞になれ」の信号が伝えられる。胸腺上皮細胞のDLL4を欠損させると、T前駆細胞は正しい進路決定ができず、B細胞になってしまう。

T細胞になる運命が決定されると、T前駆細胞はTCRの遺伝子再編成を開始する。TCRのβ鎖、γ鎖、δ鎖の遺伝子の再編成が同時に、かつランダムに行なわれ、γ鎖とδ鎖の再編成に成功した細胞はγδT細胞になることが決まる*[1]。

一方、β鎖の再編成に成功した細胞は分裂して数を増やし、次のステージへと進

Fig.19-2 胸腺の微小環境

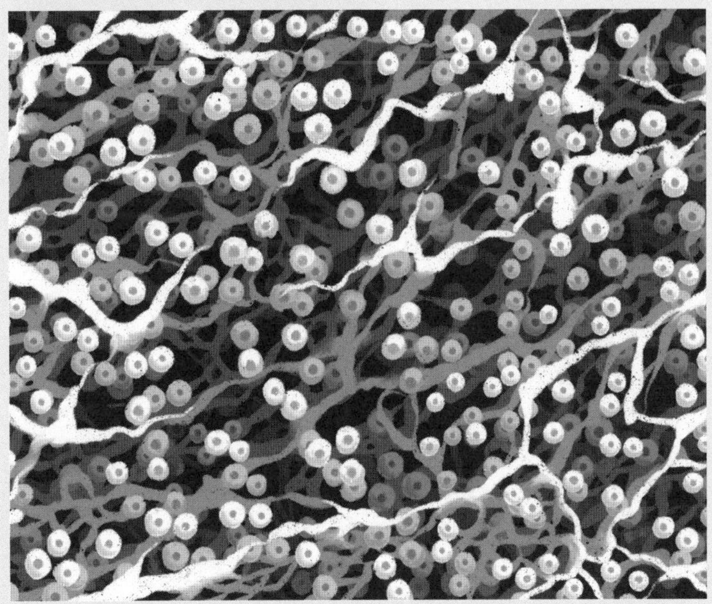

樹の枝のように見えるのが胸腺ストロマ細胞、ブドウの実のような丸い粒が未熟T細胞である。実際には、未熟T細胞はもっともっと数が多く、ギッチリと隙間なく詰まっているが、この絵ではわかりやすく表現してある。

んでα鎖の再編成を行なう。B細胞が免疫グロブリンの再編成を重鎖→軽鎖と段階的に進めるのと同じ原理である。β鎖とα鎖の再編成に成功し、αβTCRを表面に出すようになった未熟αβT細胞は、この時点では自分のαβTCRが何の抗原を認識しているかを知らない。彼らが成熟して免疫系の司令塔となるためには、**胸腺上皮細胞による教育**が必要だ。

＊1 γδTCRとαβTCRは互いの遺伝子再編成を抑えるので、γδT細胞とαβT細胞はここで道を分かつ。γδT細胞が胸腺内で教育を受けるかどうかについては、実はいまだに結論が出ておらず、研究が続けられている。例えばマウスの皮膚のγδT細胞・DETC Episode-11 が成熟するには、胸腺上皮細胞に発現するSkint1というタンパク質が必要だ。しかし、Skint1がγδTCRに結合するリガンドなのかどうかは確定していない。γδT細胞にはまだ謎が多いのだ……。

もっと詳しく

「胸腺学校」：T細胞は厳しい教育を受ける

胸腺の微小環境は、おおまかに外側の**皮質**（ひしつ）、内側の**髄質**（ずいしつ）と呼ばれる2つの領域に分かれ、それぞれの領域に専門のストロマ細胞が配置されている。**胸腺皮質上皮細胞**（cortical thymic epithelial cell, **cTEC**（シーテック））と、**胸腺髄質上皮細胞**（medullary thymic epithelial cell, **mTEC**（エムテック））である。長い名前なので略称でcTEC、mTECと呼ぶ。どちらもMHCクラス1とクラス2を細胞表面にたくさん出していて、自己ペプチドを提示している*1。cTECとmTECに提示される自己ペプチドこそが、αβT細胞の教育にもっとも大事な要素であり、免疫系による「自己と非自己の識別」のしくみのど真ん中。一丁目一番地である。

αβT細胞の教育は、まず皮質から始まる。未熟なαβT細胞は、表面にαβTCRを出し、皮質の中を縦横に動き回って、cTECの表面にあるMHCクラス1、クラス2をスキャンしていく。自分がどのようなペプチドを認識するのかを探るわけだ。未熟なαβT細胞は、決められた時間内にαβTCRから信号を受けなければ自発的に死ぬようにプログラムされている。αβTCRはランダムな遺伝子再編成でつくられたものなので、自分の体のMHC型を全く認識できないαβTCRをつくってしまう細胞も多い。そのような細胞には、無情な**死**が待っている。**無の選択**（null selection（ヌルセレクション））または**無視による死**（death by neglect（デスバイニグレクト））という。逆に、自分の体のMHCをガッチリと認識してしまう細胞もいる。αβTCRから強い信号が細胞内に伝わり、下される命令はやはり**死**である。体内のMHCと自己ペプチドを強く認識する細胞は将来自己免疫を引き起こす可能性のある危険な存在なので、ここで死んでもらう必要があるのだ。これを**負の選択**（negative selection（ネガティブセレクション））と

*1 「上皮細胞」に分類される細胞のなかで、MHCクラス2を出しているのは胸腺上皮細胞（TEC）だけである。また、胸腺の血管にはある程度以上の大きさの物質を遮断する「血液胸腺関門」と呼ばれるしくみがあり、病原体や胸腺外の自己抗原が簡単に入れないようになっている。したがって、cTECとmTECは常に、自分がつくり出したタンパク質の分解産物であるペプチドをMHCにのせて提示している。Episode-7に示したように、MHCクラス2は基本的には細胞外由来のペプチドを提示するが、cTECとmTECは細胞内のタンパク質を自食作用（オートファジー）によって分解し、MHCクラス2で提示するしくみをもっている。

Fig.19-3　胸腺におけるT細胞の選択-1（皮質）

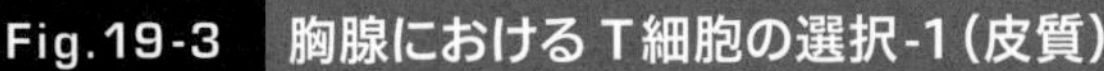

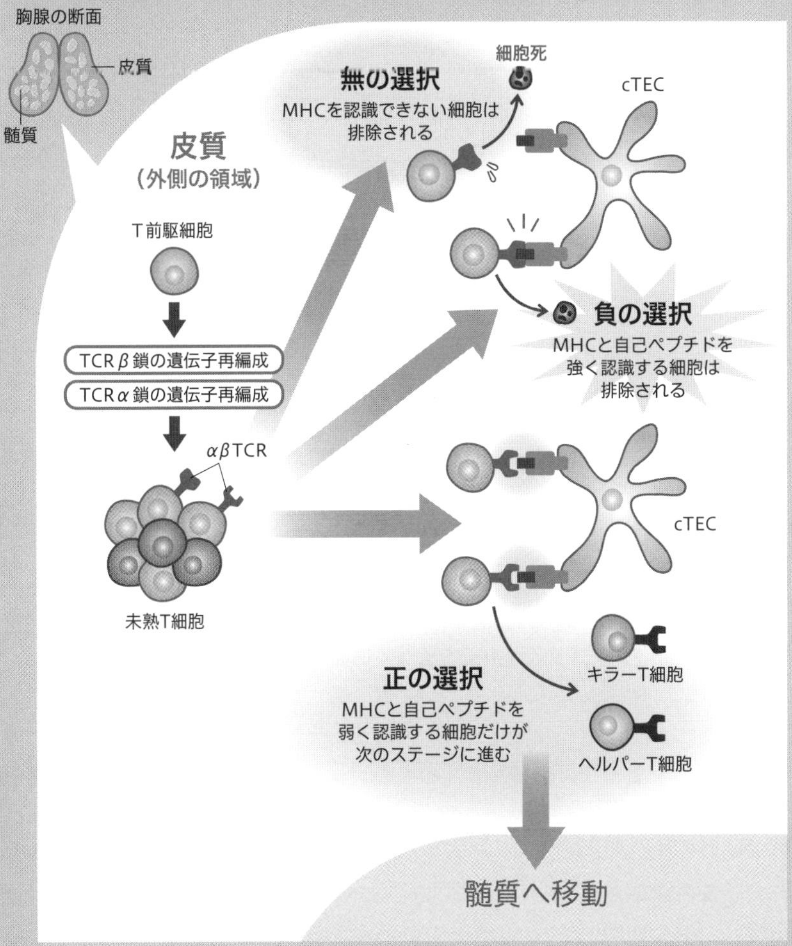

いう。骨髄で未熟B細胞に起こることと基本的に同じである Episode-18 。

ではどのような細胞なら生き残れるのか？　それは自己ペプチドとMHCを弱く、適度な強さで認識するαβTCRをもつ細胞である。αβTCRから弱い信号が伝わると、死は回避され、次のステージへと進むことを許されるのだ。

「胸腺学校」：T細胞は厳しい教育を受ける

MHCクラス1を弱く認識した細胞はキラーT細胞に、MHCクラス2を弱く認識した細胞はヘルパーT細胞へと分化する。このプロセスを**正の選択**（positive selection）という。

正の選択は、αβT細胞がどのような抗原に反応できるか、その最大幅を決める唯一のイベントである。多様な反応性をもつαβT細胞を生み出すために、cTECには、正の選択を起こしやすいような**特殊な自己ペプチド**が提示されていると考えられている。実はcTECは、他の体細胞とは異なるタンパク質分解酵素をもっているのだ。つまり全身のどの細胞とも異なる自己ペプチドをつくっているので、「非自己」をつくり出しているといえるかもしれない。しかし、実験上の困難さゆえに、実際にどのようなペプチドなのかは明らかになっておらず、いまだ研究は途上にある。

正の選択という最初の試練をクリアした細胞は、皮質から髄質へと移動し[*2]、mTECによって次なる試練を与えられる。mTECが課す試験項目とは、全身の自己抗原に対する反応性の有無である。mTECは、**本来なら胸腺とは関係のない他の臓器や組織のタンパク質を多くつくっている。**例えば、膵臓のホルモンであるインスリン、胃の消化酵素トリプシン、眼や脳ではたらく様々なタンパク質……、例をあげればきりがないが、とにかくヒトの約2万の遺伝子のうち、9割ほどの遺伝子を発現し、それらのタンパク質をつくっている。それらは分解され、自己ペプチドとしてMHCクラス1、クラス2で提示される。そして、それらの自己ペプチドを強く認識するαβTCRをもつ運の悪い細胞には……、もうおわかりだろう。**負の選択**による**死**が待っている。つまりmTECは全身の自己ペプチドを展示し、それに反応する自己反応性αβT細胞を胸腺髄質の中で処分してしまうのだ。

こうして、自己反応性のないαβT細胞だけが残り、成熟したαβT細胞となって、血管を通って二次リンパ組織へと移動していく。実際には、負の選択は完全

＊2　正の選択を受けた細胞はケモカイン受容体を出し、mTECがつくるケモカインに引き寄せられて髄質へと移動する。

Fig.19-4 胸腺におけるT細胞の選択-2（髄質）

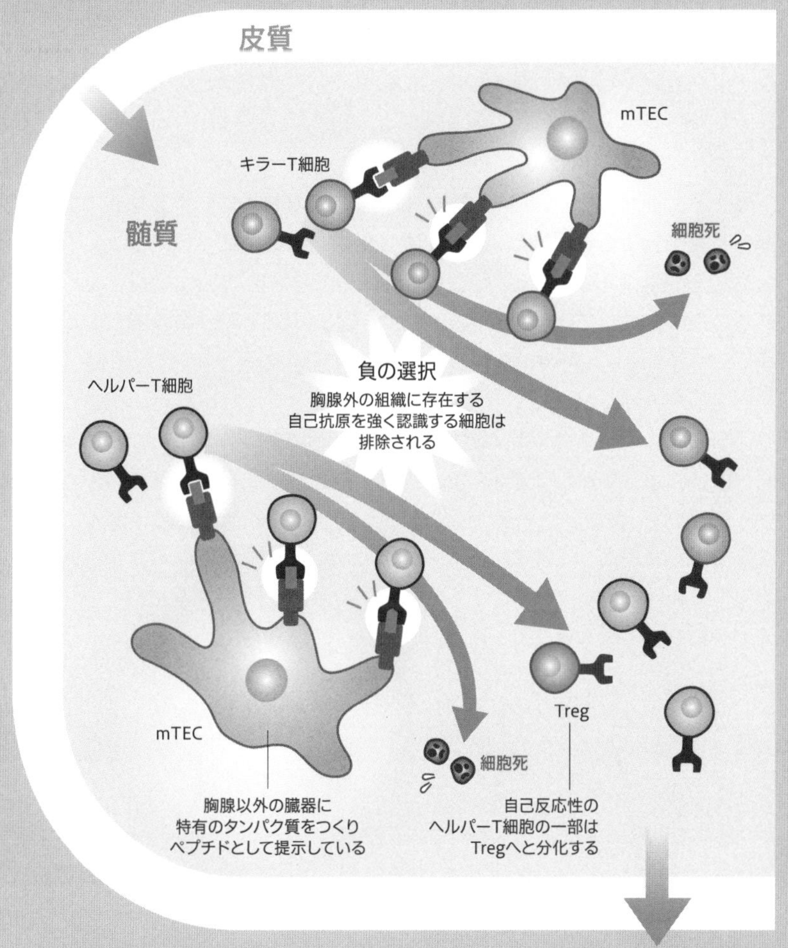

ではなく、自己反応性αβT細胞の一部は生き延びて、胸腺から出ていってしまう。それらが悪さをしないように、自己反応性αβT細胞の別の一団が**Tregへと分化**し、自己免疫を抑えている Episode-14。

≡もっと詳しく≡

「胸腺学校」：T細胞は厳しい教育を受ける

mTECの遺伝子発現が正常に行なわれないような変異マウス、あるいはmTECそのものをもたないマウスでは、自己反応性αβT細胞は負の選択を受けられずに野放しとなり、様々な臓器に対する自己免疫を引き起こす*3。ほぼ全身の細胞を反映するような遺伝子発現をするmTEC。**こんな奇妙なしくみをもつ細胞は全身どこを探しても他にはない。**さらに、胸腺の髄質にはmTEC以外にも、特別な樹状細胞やB細胞や線維芽細胞などが配置され、自己反応性αβT細胞を取り除くはたらきをしている。樹状細胞はmTECや他の細胞からタンパク質を受け取ってペプチドにして自分のMHCにのせ、髄質内を動き回って提示してまわり、負の選択やTregの分化を効率よく誘導する。

このように、胸腺では多段階の選択を経てαβT細胞がつくられている。遺伝子再編成によってαβTCRを発現する段階まで進んだ未熟αβT細胞のうち、成熟αβT細胞として胸腺を出ていくのはわずかに**5～10%程度**であり、残りの90%以上は自分のMHCを認識できないか、自己反応性細胞として処分される。大量の死細胞を貪食して片付けるためのマクロファージも、胸腺内にはちゃんと用意されている。胸腺でのαβT細胞の「選択」は、学校での「教育」にたとえられることがよくある。しかし、学校にしては過酷に過ぎる環境だ。生徒の9割が落第、いやそれどころか死刑になるのだ。**男塾*4より過酷である。**生物のシステムとして、無駄が多過ぎるのではないか。

次のEpisode-20では、無駄が多い（ように見える）胸腺が個体の成長や老化に伴ってどのように変化するかを取り上げる。ただしその前に、生き物の胸腺を見てみよう。ヒト以外の動物の胸腺はどうなっているのか？　B細胞のように、T細胞も動物によっていろいろな場所で分化するのか？

*3 ヒトにも、mTECの機能に重要な遺伝子が欠損することで生じる、遺伝性の自己免疫疾患が知られている。日本ではきわめて稀であるが、北欧などに患者が多い。
*4 宮下あきら原作の漫画『魁!!男塾』に登場する架空の学校。

さらに詳しく

胸腺の研究はオモシロイ

● cTECはめっちゃ面白い

cTECは特殊なタンパク質分解酵素をもち、自分自身の細胞内のタンパク質を他の体細胞とは違う様式で分解し、他の体細胞とは異なるペプチドをつくってMHCにのせて提示する。これがαβT細胞の正の選択に重要である。また、cTECは非常に大きな細胞で、数十～数百個の未熟αβT細胞を包み込むことがある。大きな細胞の中に小さな細胞がたくさん包み込まれた、この異様でフシギな構造体は、「胸腺ナース細胞」と呼ばれ、正の選択を受け損なった未熟αβT細胞を包み込んで長生きさせ、TCRα鎖の遺伝子再編成をやり直させて何度も選択を受けさせる「**追試**」を行なっているようなのだ。厳しい胸腺学校にも、優しい教官はいるのだ。

● mTECも超面白い

mTECが様々な末梢組織特異的な遺伝子を発現する現象はpromiscuous gene expression（無差別遺伝子発現または乱雑遺伝子発現）と呼ばれ、1998年に最初に報告されて以来、現在でも研究が続けられている。これまで明らかになったしくみのひとつは、ゲノム上の遺伝子の転写スイッチをランダムにオンにするというものだ。多くの遺伝子のスイッチをコントロールする特殊なタンパク質や転写因子が関わっている。もうひとつ、最近注目されているのが、mTEC自身が様々な細胞に変化するという現象である。あるmTECは皮膚の角質細胞のようになり、別のmTECは腸管のタフト細胞や繊毛上皮細胞のように……、という具合に、特殊化した細胞へと「最終分化」することによって、全身の様々なタンパク質を発現し自己抗原として提示すると考えられている。どうやらmTECは、本来は特殊な細胞の分化に使われる転写因子を借用し、それらの細胞に「**化ける**」らしい。このように、mTECはあの手この手で全身の自己抗原を発現して提示し、自己反応性αβT細胞を取り除く。

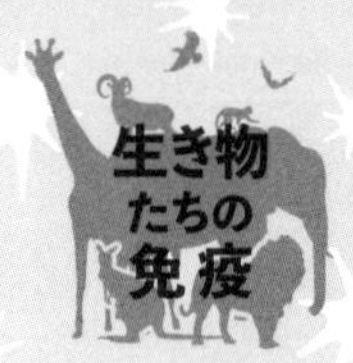

脊椎動物の胸腺：T細胞は必ず胸腺で成熟する

脊椎動物のうち、陸上で暮らす両生類、爬虫類、鳥類、哺乳類は皆、胸部に胸腺をもっている。硬骨魚類、軟骨魚類では、胸腺はエラの近く、ヒトの顔にたとえていうと「耳」の辺りに、左右一対の臓器として存在する。どの動物においても（調べられている限り）、胸腺には転写因子FOXN1をもつ胸腺上皮細胞がいて、造血器官から移動してきた前駆細胞が胸腺内に入って分化し、未熟なαβT細胞とγδT細胞が遺伝子再編成を行なう。それら未熟な細胞たちの一部は細胞死を起こしていて、過酷な運命選択を受けている様子がうかがえる。

円口類（ヤツメウナギ）ではどうか？　ヤツメウナギの幼生のエラの先端部分には、上皮細胞とリンパ球からなる小さな組織が点在している。それらの上皮細胞は私たちの胸腺上皮細胞と同じように、**「マスター転写因子」FOXN1**と、T細胞の**「進路決定因子」DLL4**をもっている。この組織中にはVLR-A細胞（αβT細胞に相当）とVLR-C細胞（γδT細胞に相当）が集積し、それらの一部は遺伝子変換を起こし、細胞死を起こしているものもいる。したがって、この組織はVLR-A細胞とVLR-C細胞の分化と選択の場であり、顎口類の胸腺に相当するものと結論づけられた。現時点ではこの組織は、thymoid（サイモイド）（胸腺様組織）と呼ばれている（Fig.19-5）。

以上のように、**αβT細胞とγδT細胞は**、B細胞とは異なり、**すべての脊椎動物において、分化のために胸腺を必要とする。**エラの近くの消化管上皮から発生する胸腺上皮細胞。そのマスター転写因子FOXN1。造血の場から前駆細胞が移入し、進路決定と分化・選択を経て成熟する。これらはヤツメウナギからヒトまで、動物の姿かたちがどれほど変わろうとも守られてきた免疫系の**原則**（ルール）である。時を経ても変わらないものには重要な意味がある。胸腺の成り立ちや機能を理解することは、「免疫系とは何か」に迫る根源的な課題であるはずだ。ジャック・ミラー博士から始まった胸腺の研究に携わる喜びと誇りを胸に、筆者の研究チームは今日も実験室へと向かうのだ。

Fig.19-5 ヤツメウナギのthymoid（胸腺様組織）

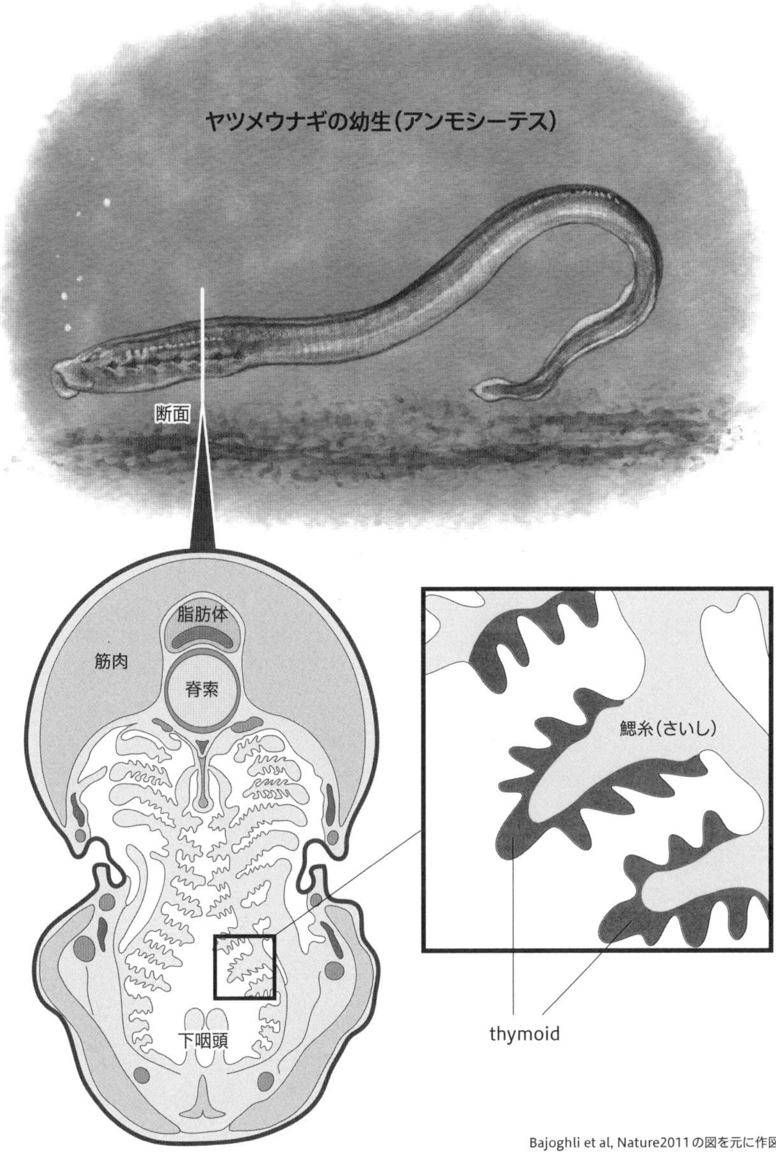

ヤツメウナギの幼生（アンモシーテス）

断面

脂肪体

筋肉

脊索

鰓糸（さいし）

thymoid

下咽頭

Bajoghli et al, Nature2011の図を元に作図

胸腺の進化

円口類（ヤツメウナギ）よりもさらに進化を遡ると、胸腺の起源が見えてくる。現在の地球上で、脊椎動物の共通祖先に近いと考えられるのは**ナメクジウオ**（頭索動物）である。彼らは胸腺をもたず、胸腺のマスター転写因子**FOXN1**ももっていない。しかしFOXN1の親戚筋にあたる**FOXN4**という転写因子をもち、これが咽頭の一部で発現している。胸腺の原型のような組織とみられる。ナメクジウオにはNK細胞のような自然免疫系のリンパ球はあるが、αβT細胞のような抗原受容体をもつリンパ球は存在しない。

およそ5億年前、ナメクジウオの祖先から枝分かれした脊椎動物の共通祖先となる生物（要するに魚みたいな生き物）のゲノムでFOXN4遺伝子がコピーされ、FOXN1遺伝子が生まれた。その後、FOXN1はエラの一部に発現するようになり、胸腺に相当するthymoidができ、同時に3種類のリンパ球体制も確立された。ヤツメウナギ（円口類）はこの状態を今日まで保持しつつ、抗原受容体VLRを軸とする獲得免疫系を発達させてきたと思われる。

では、ヤツメウナギと枝分かれした私たち（顎口類）の祖先はどうか？　ヒトやマウスにもFOXN4遺伝子とFOXN1遺伝子がある。FOXN1は胸腺上皮細胞の発生に不可欠だが、FOXN4はそもそも胸腺上皮細胞に発現していない*1。もっと原始的な特徴をもつ動物を対象として研究する必要がある。

ギンザメ（軟骨魚類）やゼブラフィッシュ（硬骨魚類）は胸腺にFOXN4とFOXN1を発現し、進化的に古い特徴をもつ。なかでも**ゾウギンザメ**はもっともゲノムサイズ（DNAの塩基の数）が小さく、**初期の脊椎動物**の特徴をとどめていると考えられる。もっとも原始的な、顎をもつ脊椎動物というわけだ。ゾウギンザメのFOXN4・FOXN1は、当然ながらヒトやマウスのFOXN4・FOXN1とは遺伝子の塩基配列（タンパク質のアミノ酸配列）が違う。とはいえ、原始の脊椎動物における2つの遺伝子の特徴を残している可能性がある。つまりゾウギンザメのFOXN4は脊椎動物の共通祖先の胸腺をつくり、FOXN1は顎をもつ脊椎動物の祖先の胸腺をつくる機能を保持しているかもしれない。……しかし、その仮説をどうやって検証する？

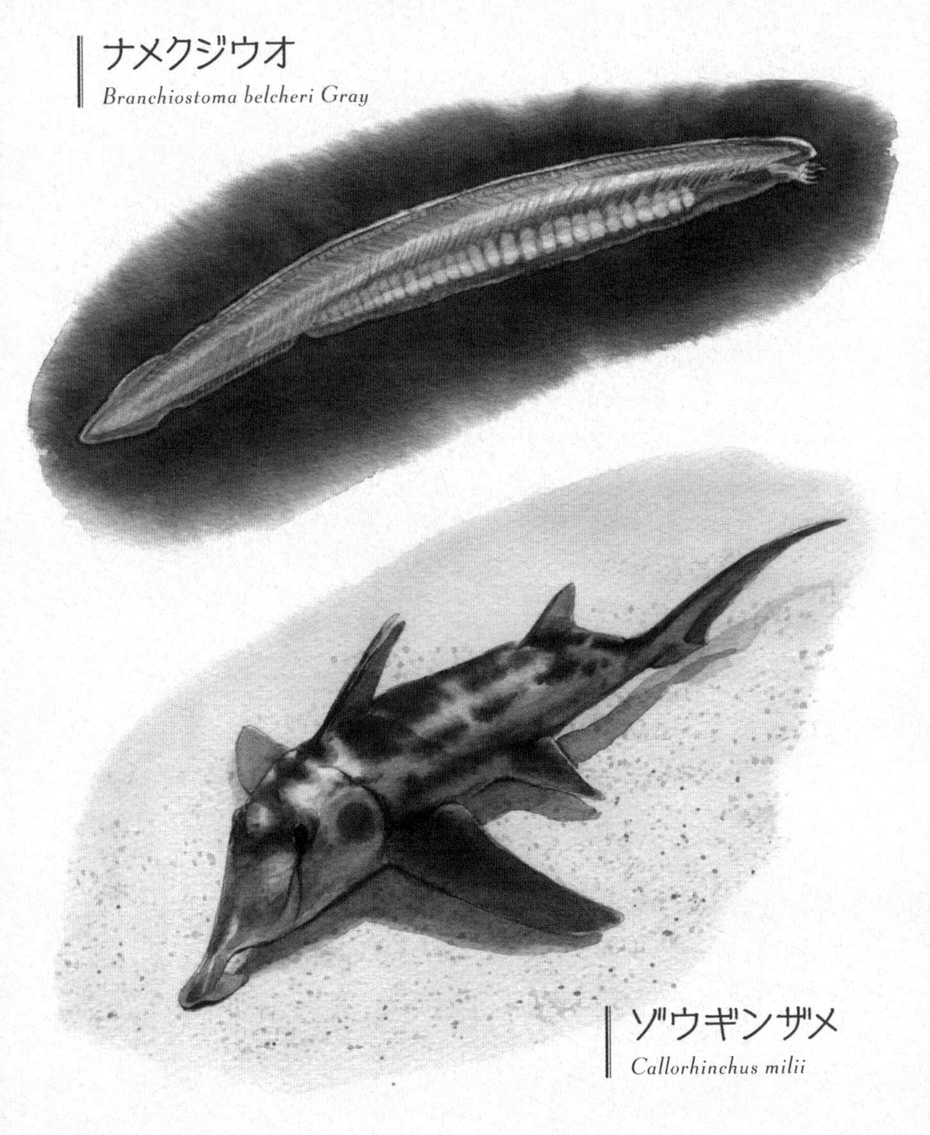

＊1 FOXN4を欠損するマウスは正常な胸腺をもつ。マウスではFOXN4はもはや胸腺の形成に関わってはいないが、別の仕事を与えられ、眼の網膜神経の発達に重要な役割を果たしている。

古代魚の胸腺を再現する!?

胸腺の進化の過程（Fig.19-6）**をマウスの体内で再現しよう**というイカれた、いやユニークな研究が行なわれた。FOXN1遺伝子を欠損するマウスでは、胸腺上皮細胞が発生せず、胸腺という臓器そのものが形成されない。このFOXN1欠損マウスをもとにして、欠損したマウスFOXN1遺伝子の代わりに別の動物のFOXN1遺伝子を発現するように遺伝子操作が施された。

まず、FOXN1欠損マウスに、**マウスのFOXN1**を発現させてみる。胸腺は正常に形成され、ヘルパー/キラーT細胞も普通のマウスと同じように分化する。これがコントロール（対照）実験。当たり前だけど不可欠の実験である。

次に、**ナメクジウオのFOXN4**を発現させるとどうなるか。非常に小さい胸腺ができ、数は少ないものの未熟な$\alpha\beta$T細胞が存在していた。ただし、正の選択は起こらず、成熟したヘルパー/キラーT細胞はいなかった。したがって、ナメクジウオのFOXN4は胸腺上皮細胞（かなり未熟な状態だが）を発生させ胸腺の下地をつくれるが、$\alpha\beta$T細胞を成熟させることはできない*[1]。

では、**ゾウギンザメのFOXN4**を発現させたマウス（FOXN1が登場する前の脊椎動物の共通祖先の状態）では？　胸腺はナメクジウオのときよりも大きいが、普通のマウスに比べるとはるかに小さく、胸腺上皮細胞は未熟な状態。$\alpha\beta$T細胞は、数は少ないものの成熟したヘルパー/キラーT細胞に分化しており、正の選択が起きているといえる。そしてなぜか、胸腺内に未熟なB細胞がたくさん存在していた。脊椎動物の共通祖先では、T細胞とB細胞の共通の分化の場として胸腺が登場した可能性が考えられる。

次に、脊椎動物の進化シナリオに沿って、**ゾウギンザメのFOXN4とFOXN1**を両方発現させてみる。脊椎動物の共通祖先から顎口類への過渡期を再現していることになる。FOXN4単独のときよりも胸腺は大きくなったが、胸腺上皮細胞はまだ未熟なものが多い。ヘルパー/キラーT細胞と、未熟B細胞が同時に増えており、まだ正常な胸腺とは言いがたい。

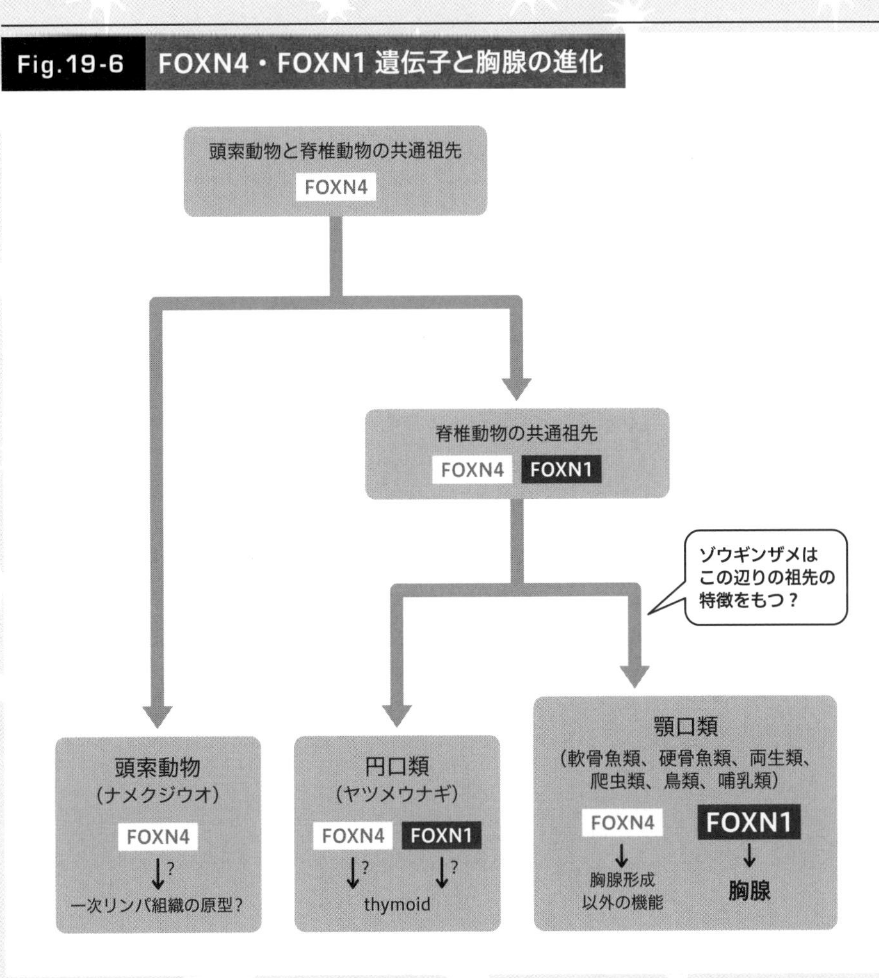

＊1 残念ながら、この一連の研究論文では、γδ T細胞については記載されていない。研究グループは次の論文に向けてデータを溜め込んでいるのかもしれない。

最後に、**ゾウギンザメのFOXN1**を単独で発現させた。顎口類の祖先および子孫である私たちに近い状態だ。胸腺はこれまでで最大サイズ（普通のマウスより若干小さい程度）となり、胸腺上皮細胞も普通のマウスとほぼ同じ状態で、皮質と髄質が明瞭に分かれていた。この微小環境下でαβT細胞は正常に分化・成熟し、一方でB細胞は少なくなっていた。このマウスは、αβT細胞の分化に特化した**胸腺という「場」が完成された時代を再現**していると考えられる。その時代以降、軟骨魚類と硬骨魚類が分かれ、陸上に進出して哺乳類に至るまでの長い進化の歴史で、FOXN1による胸腺形成の原則（ルール）は一貫して保たれてきたのだ。

研究チームはさらに、ヤツメウナギのthymoidやホヤ（尾索動物）の造血器官をも対象として免疫系の進化を検証する実験を進めているそうだ。

この一連の研究は……、はっきり言って何かの病気の治療に役立っているようにはみえない。新薬の開発にもつながらないように思われる。しかし筆者が大好きな、クレイジーな研究だ。病気の治療にも祖国の防衛にも役立たないかもしれないが、免疫系がどのように進化し現在どのように成り立っているか、そして私たちは免疫系をどのように理解すべきかを教えてくれる、大事な研究だと信じている。免疫学を勉強すべき楽しいものにしてくれる、そんなクレイジーな研究者たちに拍手を送りたい。

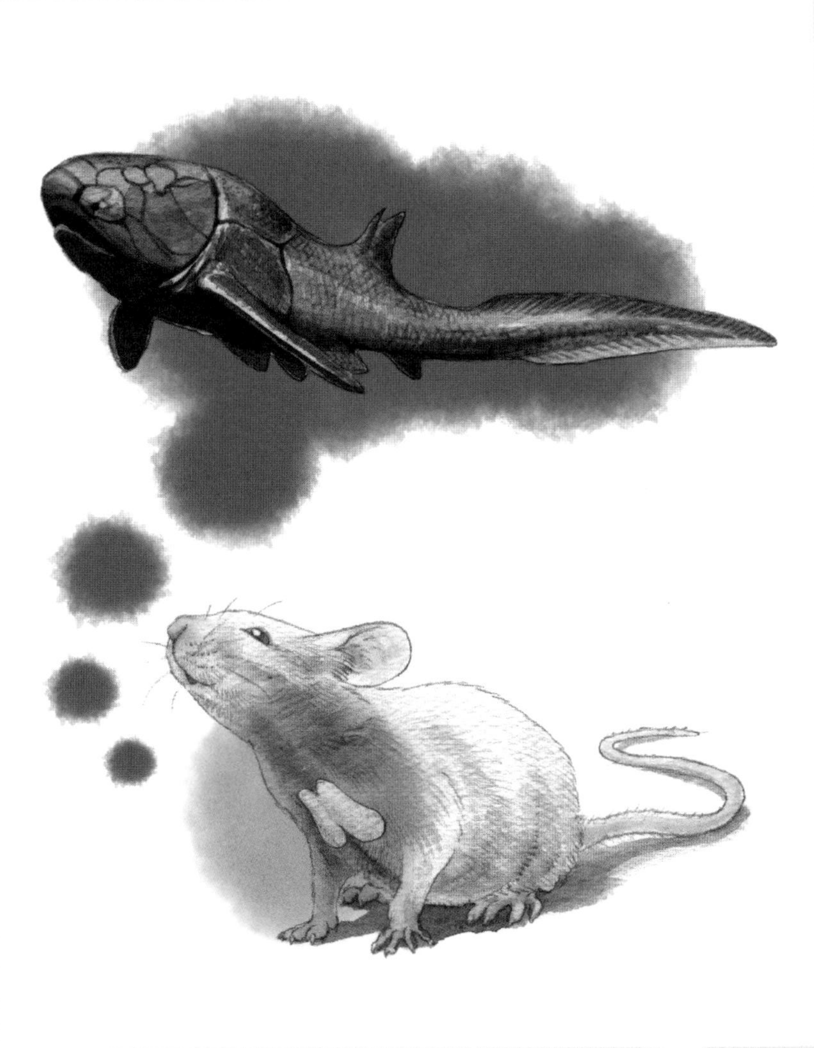

マウス：免疫学を支える実験動物

マウスは、ハツカネズミを人為的に改良した飼育種で、免疫学をはじめ様々な生命科学分野で使われている。頭から尻まで8～9cm、尾が6～7cm。体重15～30g。免疫学の研究に使われるマウスたちは、通常、病原菌のいないクリーンな環境で飼育されている。また、実験条件を揃えるため、近親交配を繰り返して得られた、遺伝的にほぼ均質な家系 ―**純系**（近交系）― が主に用いられている。純系マウスでは個体間でMHCの型が全く同じなので、移植実験や、異系統とのアロ反応試験も可能になる。マウスは、免疫学研究に欠かせない実験動物なのだ。

しかしながら、どんなに研究対象として扱いやすく有用なツールであったとしても、マウスは生物である。生物とは常に変化するものだ。ヒトやマウスの設計図であるゲノムDNAは、約30億塩基対が2セット（母親と父親から1セットずつ受け継ぐ）、計60億塩基対からなる。主に生殖細胞のDNA複製ミスによって、ゲノム全体で**一世代ごとに数十個（最大60個ほど）の突然変異**が生じ、子に受け継がれる。マウスの一世代は2～3ヶ月。1年に4世代だとすると、毎年、最大240個もの塩基が変化してしまうのだ。もし突然変異によって免疫系に異常が生じたとしても、実験用マウスの多くは有害な微生物のいない環境で飼育されているので、問題なく発育して繁殖し、何年間も、場合によっては何十年間も、気づかれないことが時々ある。

数年前に、世界中の19の研究施設で飼育される同じ系統のマウスのゲノムDNAが調査された。そのうち6施設のマウスで免疫関連遺伝子の変異が見つかっている。さらに、およそ100年前に冷凍保存されていた最初のマウス「イブ」と、100年間飼育されてきた子孫マウス（数百世代を経ている）のゲノムを比較したところ、数多くの遺伝子変異が検出されたという。

実際に、偶然見つかった突然変異マウスの研究から、免疫学を大きく進展させる大発見が生まれた例がたくさんある。それらをいくつか紹介してみよう。

Fig.B3-1 マウス

Mus musculus domesticus
マウスの毛色は主に3種類の遺伝子の型の組み合わせで決まる。免疫学の研究に用いられる純系マウスは、C57BL/6（黒）、BALB/c（白）、DBA（チョコレート色）など。

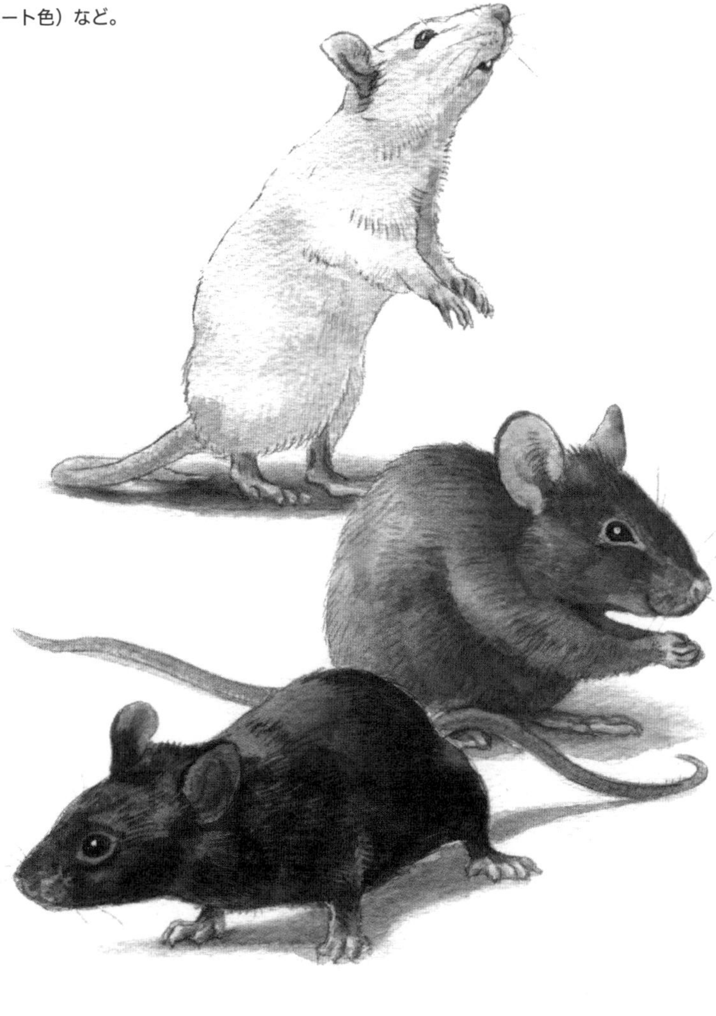

ヌードマウス：毛と胸腺がないマウス

10年以上前の話である。職場の共用パソコンに、変な名前のフォルダーを見つけた。「○○（男性研究者の名前）ヌード写真」。……数秒考えて、○○さんが解析した**ヌードマウス**の画像データだと察したが、開いてみる勇気はなかった。本人にも聞かなかった（聞かずにこういうところで書く方が面白い）。

ヌードマウスは名前の通り、毛のないマウスである。寒そうでかわいそうに見えるが、彼らが災難なのは無毛なだけではない。ヌードマウスには胸腺がないのだ。つまりヌードマウスには**αβ T細胞とγδ T細胞がいない***[1]。ということはB細胞に対するヘルプもできず、有用な抗体もつくられない。重度の免疫不全であり、多くの種類の病原体に対する抵抗力をもたない。また、アロ反応も起きないので、がん細胞を移植して薬の効果を試す実験などにも用いられる。

ヌードマウスは1960年代に、英国のとある病院の研究室で飼われていたマウスのなかから偶然発見された。**原因遺伝子はFOXN1**である*[2]。ヌードマウスのFOXN1遺伝子には、アミノ酸を指定する領域内に1塩基の欠失がある。たった1塩基。これによって翻訳の（3塩基で1アミノ酸を指定する）読み枠がずれてしまい、正常な機能をもつFOXN1タンパク質がつくられなくなる。FOXN1は胸腺上皮細胞の分化に必要な遺伝子なので、ヌードマウスでは胸腺上皮細胞ができず、胸腺というT細胞をつくる「場」がなくなる。さらに、FOXN1は皮膚の毛包上皮細胞の分化にも重要であるため、欠損すると毛を生やすことができない。

同じようなFOXN1遺伝子の変異は、ヒトとラット（実験用の中型ネズミ）でも見つかっている。いずれも無毛で、胸腺が欠損し、αβ T細胞とγδ T細胞ができず、免疫不全になる。**ネコ**の**バーマン**という品種でもFOXN1欠損が報告された。子供の頃は無毛で、成長しても毛が短い。おそらく免疫不全で短命と思われる。変異はDNA検査で判別できるので、リスクのある交配を避け、家庭のネコに変異が蔓延するのを防ごう、と論文の著者たちは呼びかけている。

Fig.B3-2 ヌードマウス

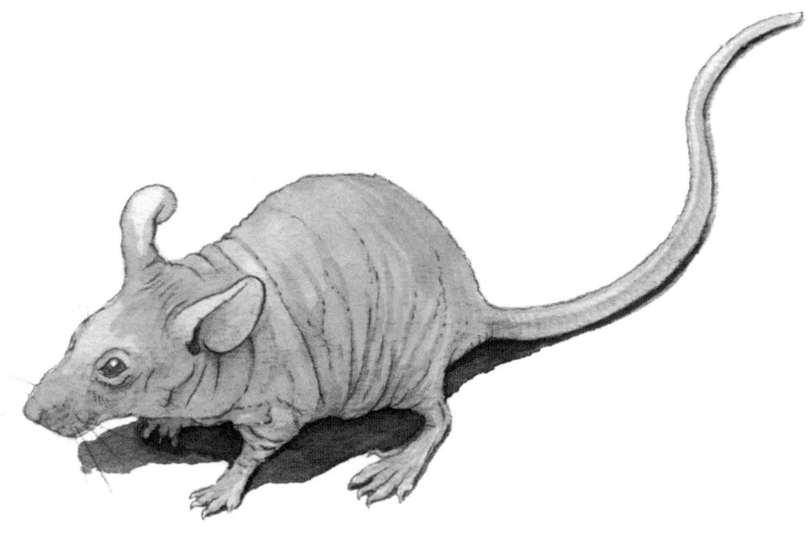

ヌードマウスはFOXN1タンパク質を全くつくれないので、胸腺上皮細胞と毛包上皮細胞の両方が影響を受け、胸腺欠損かつ無毛になる。最近、胸腺上皮細胞におけるFOXN1遺伝子の発現をコントロールする塩基配列が発見された。その配列を欠失させたマウスは、胸腺上皮細胞だけでFOXN1の発現を失う。結果、胸腺は欠損するが体毛は普通に生える。

＊1 ヌードマウスでも、胸腺以外の臓器（腸管など）で代償的に$\alpha\beta$T細胞と$\gamma\delta$T細胞が分化することがある。しかし、分化してくる$\alpha\beta$T細胞と$\gamma\delta$T細胞は非常に少なく、正常な機能をもっていない。あくまで胸腺が欠損した条件で起こるイレギュラーな細胞分化であり、正常な動物では「胸腺外分化」は起きていないと考えられている。

＊2 トーマス・ボーム博士（マックスプランク研究所／ドイツ）が1994年に報告した。ボーム博士は、アンコウの遺伝子解析 Episode-8 、ヤツメウナギの胸腺様器官の発見 Episode-19 、古代魚化マウスの解析 Episode-19 などでも研究の最先端を走る現代免疫学の巨人のひとりである。筆者は彼の大ファンである。

Scurfyマウス：Tregのいないマウス

第二次世界大戦中にアメリカで実施された原子爆弾の開発計画・マンハッタン計画。戦後、その後継の研究として、放射線が動物の遺伝子におよぼす影響が調べられた。山ほどたくさんのマウスを使い、実験が繰り返され、1949年、興味深い変異マウスが見つかった。**Scurfy**（スカーフィー）（みすぼらしい）と名づけられたそのマウス系統は、体が小さく、皮膚がうろこ状に荒れ、肺や肝臓などが損傷し、リンパ球や脾臓が肥大し、生後2〜3週で死んでしまう。これらの病態は、免疫細胞が異常に活性化して自己組織を破壊している状態、すなわち**「自己免疫」**であることが後に判明した。また、発症するのは雄だけであり、原因変異がX染色体上にあることもわかった。雌はX染色体を2つもつので、片方のX染色体に遺伝子変異があってももう一方が機能し、問題ない。しかし雄のX染色体は1つ。変異のあるX染色体を受け継いだ雄の個体は正常な遺伝子をもたず、発病すると考えられる。

2001年に複数の研究グループが、Scurfyマウスの**原因遺伝子はFOXP3**であることを突き止めた。FOXP3遺伝子はX染色体上にあり、Scurfyマウスでは2塩基の挿入によってアミノ酸の読み枠がずれ、FOXP3タンパク質の重要部分がつくられなくなる*[1]。そのため、Tregが分化できず、自己反応性ヘルパーT細胞/キラーT細胞が野放しになり、自己免疫に陥ってしまう。さらに、人為的にFOXP3遺伝子を破壊したFOXP3ノックアウトマウスがScurfyマウスと同じ病態を呈することや、Scurfyマウスに正常なFOXP3遺伝子を発現させることで病態を抑えられることも示された。これらの研究が発端となり、Tregの分化のしくみや機能の解明が大きく進んだのである。

さて、Scurfyマウスは放射線の影響を調べる研究の過程で発見されたものだが、実は、核実験場で被曝したマウスではなく、飼育室で待機していたコントロール群のマウスから発見された**自然変異マウス**である。自然は時として残酷な突然変異を動物にもたらす。それらの突然変異が免疫学や医学の理解を大きく進めてきたのもまた事実である。

Fig.B3-3 健康なマウスとScurfyマウス

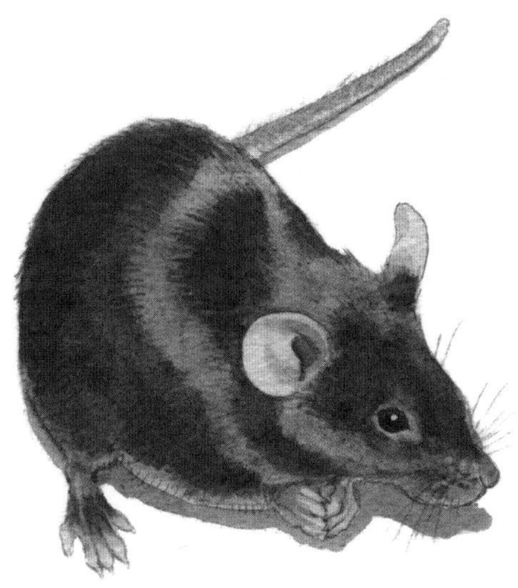

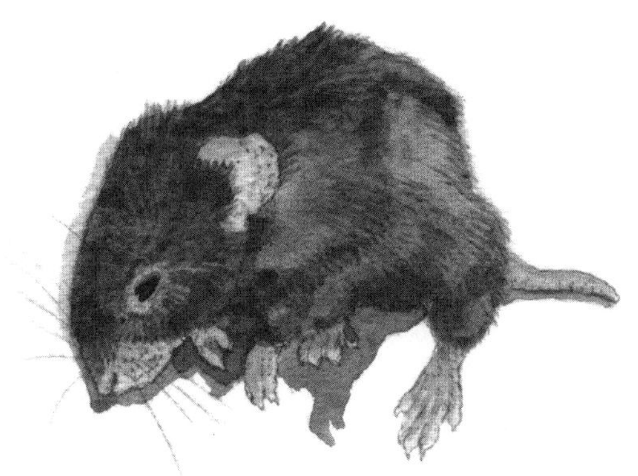

上は健康な野生型マウス。右はScurfyマウス。生まれてすぐのScurfyマウスに、野生型マウスからとったTregを移植すると、自己免疫を抑えて普通に成長させることができる。

＊1 ヒトでもScurfyマウスとよく似た自己免疫を示すIPEXという病気があり、その原因もFOXP3の変異である。患者はすべて男児であり、重篤な自己免疫疾患を発症する。

SKGマウス：関節リウマチを発症するマウス

これも自己免疫になる自然変異マウスである。**SKG（エスケージー）マウス**。免疫寛容の研究者である坂口志文（さかぐち しもん）博士（現 大阪大学）らが、飼育していたマウスの群のなかに、脚が腫れたマウスを発見した[*1]。当初は怪我をしたのかと思われたが、詳しく調べた結果、ヒトの**関節リウマチ**によく似た関節炎を自然発症する変異マウスであることが判明した。

SKGマウスの関節炎は、自己抗原に反応するαβT細胞によって関節組織が攻撃されることで発症する。胸腺での自己反応性αβT細胞の教育に問題があるのだ。原因変異は**ZAP70（ザップセブンティー）**という遺伝子の一塩基置換である。ZAP70は、αβTCRがMHCとペプチドを認識したとき、αβT細胞内に信号を伝えるのに必要なタンパク質である。マウスのZAP70は619個のアミノ酸からできているが、SKGマウスでは突然変異によって163番目のアミノ酸が変化し、立体構造が微妙に変わる。その結果、ZAP70の信号伝達能力が弱まり、αβT細胞が胸腺で分化する際に受け取る信号が誤変換されてしまうのだ。本来胸腺で正の選択を受けてαβT細胞へと成熟すべき細胞がうまく成熟できず、その一方で、本来負の選択を受けて排除されるべき自己反応性細胞が誤って正の選択を受け、αβT細胞へと成熟してしまう。αβT細胞の「自己と非自己」認識を決める**学校が完全に崩壊**している状態である。こうなるとTregも役に立たない。

SKGマウス以外にも、ZAP70の他の変異や、細胞内の信号伝達に関わる遺伝子の変異によって自己免疫を自然発症する例が複数報告されている。胸腺での教育の変化が、自己免疫のなりやすさを決める要因のひとつであるのは間違いないようだ。

坂口博士は免疫寛容について長く研究してこられた日本を代表する免疫学者である。そんな人が飼っていたマウスのなかに、偶然、自己免疫になる突然変異が生じた……？　にわかに信じがたいと思われるかもしれない。しかし、そういうことは時々あるのだ。実は、筆者自身も自然変異マウスを見つけた経験がある。【ネオ免疫学 番外編❸】はその話で締めくくろう。

Fig.B3-4 SKGマウス

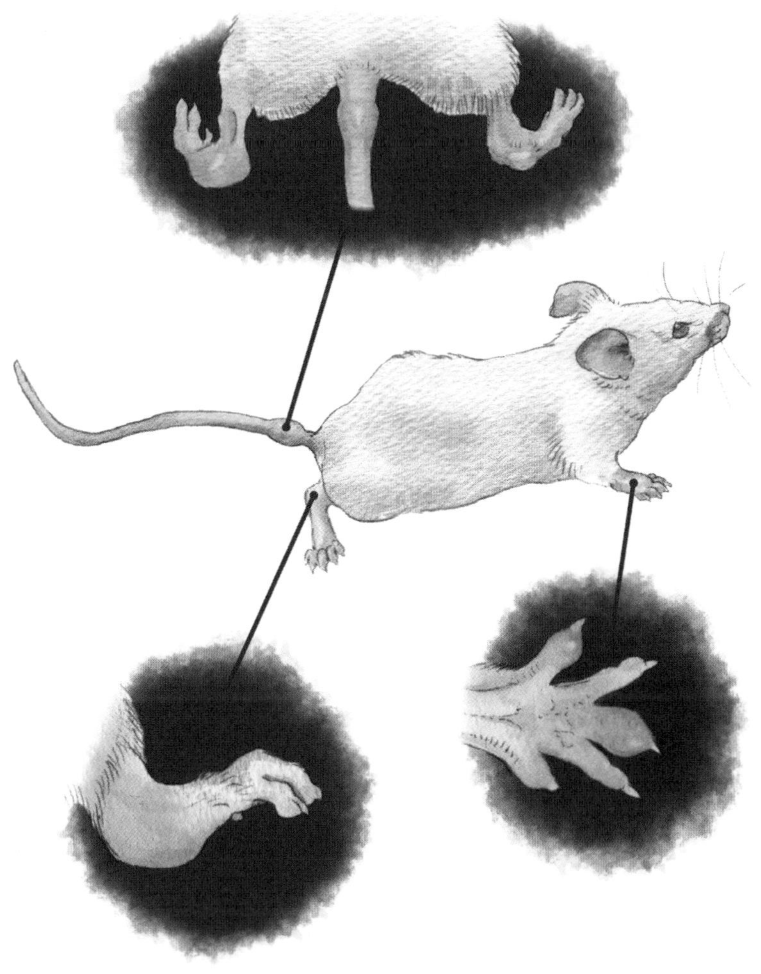

＊1 坂口志文博士は、制御性T細胞（Treg）の発見者でもある。日本の免疫学者のなかでもノーベル賞に近い人物といわれ、現在でもTregの機能解明や人為的Treg制御法の開発などの研究の最前線を走っておられる、すごい先生である。
SKGマウスは、当時、経費節減のために坂口先生ご自身がマウスの世話をしていて発見されたそうである。すごい先生である。
なお、SKGマウスの名称はSakaguchiに由来する。本稿の執筆にあたり坂口先生ご自身に確認した。確認しなくても大体わかってはいたが、ご本人に直接聞いてみたかったのだ。お忙しいなかメールでの取材にお付き合いいただいたこと、誠に恐縮と感謝の極みであります。

生物が生物を研究するとは

筆者は、胸腺の研究をしている。胸腺での$\alpha\beta$T細胞と$\gamma\delta$T細胞の選択のしくみを理解し、「自己」と「非自己」の境界の正体を知ることは、免疫学における大事な課題である。特に、胸腺の皮質上皮細胞（cTEC）の発生のしくみに興味をもち、かれこれ10年以上研究に取り組んできた。

あるとき、自分たちが飼っていたマウスの集団のなかに、血液中の$\alpha\beta$T細胞が少ないマウスを発見した。特に、胸腺から出てきたばかりのナイーブ$\alpha\beta$T細胞が激減していた。これは胸腺の機能が低下していることを示している。この形質はメンデルの法則にしたがって子孫に受け継がれ、突然変異であることが確認された。マウスを解剖してみると、**胸腺が非常に小さく、cTECがほぼ存在しない**ことがわかった。この変異マウスの原因を突き止めれば、cTECの発生のしくみを解き明かすことができるのでは?!　筆者は興奮して調子に乗り、この変異系統を**TN**（**T**-lymphopenia of **n**aïve population）マウスと名づけた。「ナイーブT細胞が少ないマウス」として強引に自分の名前のイニシャルをつけたのである。坂口志文先生のSKGマウス論文に憧れていた。若かったのだ。

1年かかって原因変異を突き止めた。原因は、PSMB11遺伝子。……信じられないことだった。なぜかというと、PSMB11は筆者自身が数年前まで研究していた遺伝子だったのだ。胸腺の研究者が胸腺の小さい変異マウスを見つけ、その原因は本人が以前に研究していた遺伝子……？　そんな偶然があるか、と言われた。筆者もそう思った。きちんと検証する必要があった。

そこで登場したのがCRISPR/Cas9ゲノム編集技術であるEpisode-13。TNマウスでは、PSMB11の220番目のアミノ酸を指定する塩基の1つがGからAに変異している。この変異型塩基Aを野生型塩基Gに書き換えれば、胸腺は正常に戻るのか？　実験を始めて数ヶ月後、これ以上ないほど明確な結果が得られた。問題の塩基AがGに変わったマウスはすべて、胸腺のサイズとcTECが野生型マウスと同じまでに回復していた。一方で、塩基の書き換えに失敗したマウスでは胸腺は小さいままだった。100対0の結果。TNマウスの原因変異はPSMB11遺伝子の一塩基変異と証明された。同時に、ゲノム編集技術のポテンシャルにじかに触れ、身震いした瞬間でもあった。2013年の秋のことである*1。

TNマウスでは何が起きていたのか？　PSMB11はcTECだけに発現する特別なタンパク質分解酵素で、他のタンパク質と結合して大きな複合体をつくり、細胞内のタンパク質代謝に必須の役割を担っている*2。また、PSMB11による分解で生じたペプチドはMHCクラス1に提示され、これがキラーT細胞の正の選択に重要である Episode-19 。TNマウスでは突然変異によってPSMB11の220番目のアミノ酸がグリシンからアルギニンに変化している。グリシンはタンパク質を構成する20種類のアミノ酸のなかでもっともサイズが小さく、電荷をもたない。一方、アルギニンは3番目に大きく、正の電荷をもっている。220番目がアルギニンに変わると、その大きさと正電荷が他のタンパク質との結合を妨害し、タンパク質分解酵素複合体は組み立てられずに崩壊してしまう。結果としてタンパク質代謝が阻害され、cTECは細胞の秩序を保てなくなって死に、微小環境が正しく形成されないことで胸腺が小さくなる。つまり、突然変異によって生じた悪玉タンパク質（変異型PSMB11）がcTECに悪さをしていたのだ。筆者が本来明らかにしたかったcTECの発生のしくみとは関係のない、**自然のイタズラ**だったのである。

TNマウスは今でも私たちの研究室で飼育されている。私たちがTNマウスを見いだすことができたのは、胸腺やT細胞の研究をしていたからだ。間違いなく私たちは日々、気づかないうちに、多くの突然変異マウスに出会っている。専門分野外のことは調べないので目にとまらないだけである。生物は常に変化する。変化し続ける不安定な存在であることを知りつつも、私たち研究者は実験動物に頼らざるを得ず、彼らから聞こえてくるデータに一喜一憂する日々を送る。

生物が生物を研究するとはそういうことなのだ。

＊1　このとき実際に用いた塩基配列を、Fig.13-3（129ページ）に示してある。

＊2　細胞は日々、大量のタンパク質を合成し、同じ量のタンパク質を分解している。細胞内タンパク質の分解の要となる分解酵素の複合体はプロテアソームと呼ばれる。福岡伸一（ふくおかしんいち）博士はプロテアソームを「細胞内の深い井戸」と表現する（『世界は分けてもわからない』/講談社）。細胞はわざわざエネルギーを使ってタンパク質を井戸の中に放り込み、バラバラに分解する。無秩序な崩壊に先立って生体成分を分解し、新たな秩序を絶え間なくつくり続ける、「動的平衡」のひとつの局面である。

Episode 20 免疫系の老化

私たちの免疫

胸腺は加齢とともに退縮する

ジャック・ミラー博士は、生まれたばかりのマウスから胸腺を取り除く実験によって、胸腺の免疫学的意義を証明した。実は、ヒトの胸腺を手術で取り除くことが医療の一環として行なわれる場合がある。乳幼児の心臓手術である。

例えばウィキペディアで「大動脈スイッチ手術」をひくと、「術式」の冒頭に“*胸骨正中切開後に**胸腺を切除し**……* ”とある。乳幼児では心臓の上方が胸腺に覆われているので、術野を確保するために胸腺の一部または全体を切除することがよくある。胸腺全体を取り除くと、その後のT細胞の供給が絶たれ、免疫機能が低下する。結果、風邪が悪化しやすくなったり、予防接種の効果が下がったりする。心臓の病で子供が生きるか死ぬかの局面では手術の成功を最優先させるのは当然だが、とはいえ可能な限り、胸腺切除は一部にとどめておくべきだということも間違いない。

ヒトの胸腺は子供の頃にもっとも大きいが、成長とともに小さくなってしまう。胸腺のサイズ低下は生涯続き、T細胞をつくるための微小環境は徐々に脂肪に置き換わっていく。これを胸腺の**退縮**(たいしゅく)という。胸腺は体の中でもっとも早く老化する臓器であり、当然、それにあわせてT細胞を新しくつくる能力が低下する。ある研究結果によれば、胸腺でのT細胞生成能力の半減期はおよそ16年。年平均4.5%の低下となる。この速さで0歳から退縮すると仮定すると、80歳の人ではT細胞の生成能力は0歳児に比べて3%しか残っていない*[1]。高齢者の胸腺は、大部分が脂肪に置き換わり、臓器としてはほぼ消失した状態で、視認することす

*1　逆に考えれば3%は残っているともいえる。老齢期に胸腺でつくられているT細胞は若いときのT細胞と質的に違うのか？　これはまだ明確な結論が出ていない課題である。

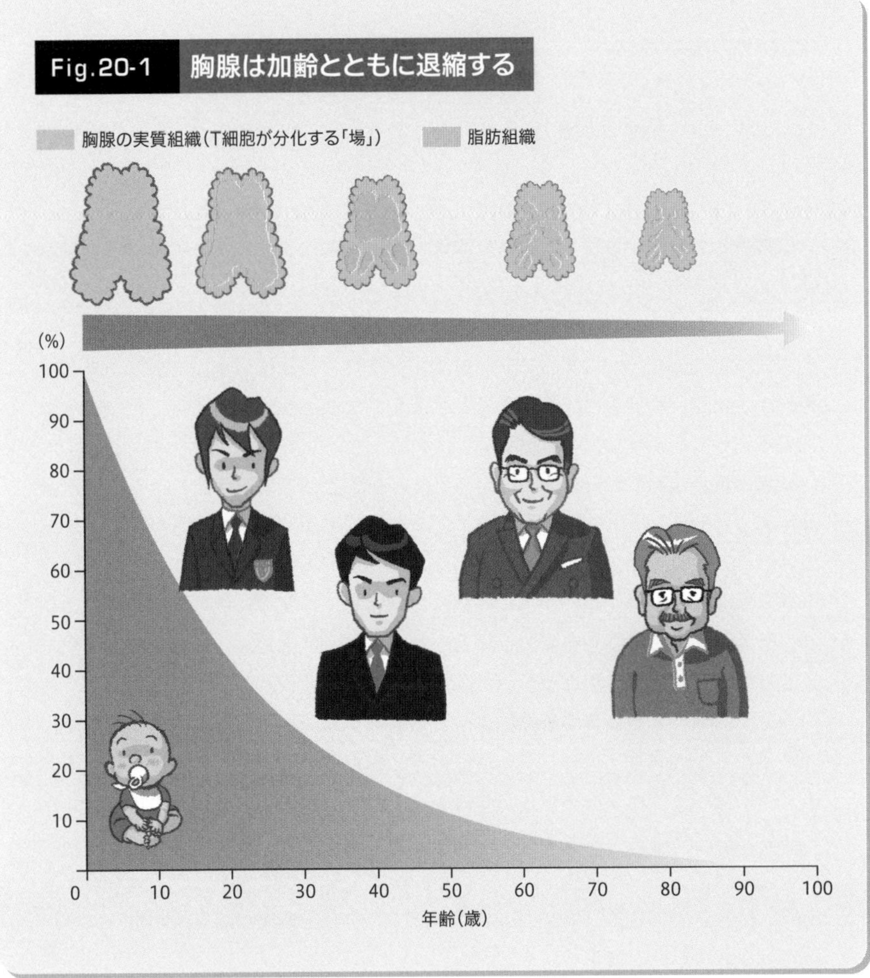

ら難しい。大学の医学部の解剖実習で扱われる検体のほとんどは高齢者のものであるため、医者でもヒトの胸腺を見たことがある人は少ないのだ。

もちろん、加齢による機能の低下は身体のあちこちでみられることだ。しかし、同じ一次リンパ組織である骨髄では胸腺のような劇的な退縮はみられないし、B細胞の供給が激減することもない。臓器ごとほぼ消失するのは胸腺に特有の現象である。加齢に伴う胸腺退縮とT細胞生成能力の低下は、感染症への抵抗力の低下や自己免疫疾患の増加の重要な一因と考えられる。

胸腺は加齢とともに退縮する

これまでのマウスを使った様々な実験から、加齢による胸腺の退縮の原因は胸腺ストロマ細胞 —主に胸腺上皮細胞— の変化にあると考えられている。よく知られているのはアンドロゲン（男性ホルモン）による作用である。男性の方が若干、胸腺の退縮が早い。男性ホルモンの阻害薬や精巣摘出によって胸腺退縮が一時的に止まり、胸腺のサイズやT細胞生成能力がある程度回復することが、マウスでもヒトでも明らかになっている。

胸腺上皮細胞におけるFOXN1の発現は、加齢とともに低下していく。遺伝子操作によってFOXN1の発現を増強したマウスは年をとっても胸腺が小さくならないので、これで胸腺退縮が説明できるかと思われた。しかしFOXN1発現増強マウスでは胸腺上皮細胞が異常に増殖しただけで、退縮が抑えられたわけではない、という論文もある。結局のところ、加齢に伴う胸腺退縮のメカニズムは完全にはわかっておらず、現在でも研究が続けられている*2。

また、胸腺は**ストレスや妊娠によっても退縮する**。加齢による退縮と似た変化はみられるが、異なるメカニズムが関わると考えられている。ストレスによる退縮では副腎から放出されるグルココルチコイド（いわゆる**ストレスホルモン**）が未熟T細胞に細胞死を引き起こす。妊娠に伴う退縮では、卵巣や胎盤から分泌されるプロゲステロン（黄体ホルモン）が、胸腺上皮細胞に作用して退縮を引き起こす。どちらの場合も、胸腺の退縮は一時的であり、要因が取り除かれれば胸腺は元通りの状態に回復する。

そもそも、胸腺はなぜ退縮するのか？

加齢に伴う胸腺の退縮はすべての有顎脊椎動物に共通して観察される。おそらく脊椎動物の進化の早い段階で獲得され、現在に至るまで保持されてきた生理現象だろう。胸腺退縮の意義とは何か？　もっとも有力な説は、生殖期に達する前に胸腺を小さくしてエネルギーを節約するため、というものだ。まことしやかに聞こえるが、科学的に検証することは難しく、いまだに仮説の域を出ていない。

カロリー制限で胸腺を守れる!?

胸腺の退縮を防ぐのに、**食事のカロリー制限**が有効という研究結果がある。

自由に餌を食べられる状態で飼育された高齢マウスと、成長後にカロリー制限食（マイナス40%）で飼育された高齢マウスを比較する動物実験が行なわれた。通常食マウスでは1歳を超えた頃（ヒトなら40歳くらいの中年）には胸腺が小さくなり、胸腺組織中に脂肪細胞が増える。典型的な胸腺退縮だ。しかし、カロリー制限マウスでは胸腺のサイズは若いマウスと同じくらいで、脂肪化はほとんどみられなかった。通常食では胸腺で新しく分化するT細胞が減少するが、カロリー制限食では新しいT細胞の供給が続いており、体内のT細胞の数と質が若いマウスとほぼ同じレベルに保たれていた。面白いことに、カロリー制限は骨髄には影響を与えない。高齢になると骨髄にも脂肪が増えるが、カロリー制限食マウスは通常食マウスと同程度に骨髄の脂肪増加を示した。

最近、同じ研究グループがヒトでも同じ実験を行なった。健康な20～40歳代の研究参加者を2グループに分け、片方には普通食、もう片方には14%カロリー制限食を2年間続けてもらい、免疫系の状態を調査した。マウスの結果と同じように、カロリー制限食の人では胸腺が大きく（MRI検査で測定）、新生T細胞数も増加していた。研究者たちは、カロリー制限によって体内の代謝状態が変わり、胸腺での脂肪細胞の生成を減らすことにつながったとみているが、詳しいメカニズムについてはまだ研究の余地がある。

もちろん、単にカロリーを減らせばよいわけではない。40%のカロリー制限を長期間続けたマウスは、ストレスホルモンの影響で免疫機能が低下し、ウイルスや寄生虫の感染に弱くなってしまう。逆効果だ。結局のところ、ほどほどが一番。これをやれば免疫力アップ！のような**うまい話はない**のである。

＊2　加齢による胸腺退縮の研究は一筋縄ではいかない。一般的なマウスの寿命は約2年。胸腺退縮がはっきり見えるまで最低でも1年。遺伝子改変マウスをつくっても、胸腺退縮への影響が判明するまで1～2年待たなければならない。何らかの結果が得られたとしても、メカニズムの解明にさらに数年……。その間に大学院生は卒業してしまうし、研究員にも任期がある。そもそもマウスを何年も飼い続けるスペースが足りない。かくして、胸腺退縮のメカニズムや老齢期の胸腺機能の研究は遅々として進まないのである。

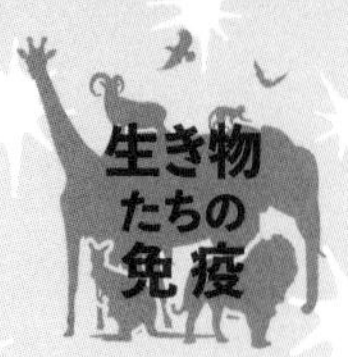

俺たちに明日はない
アンテキヌスの雄の死に様

オーストラリアに生息するネズミのような外見の有袋類、**アンテキヌス**。体長10cmほどのこの動物は、しばしば雄の激しい生き様、いや**死に様**が注目され、話題になっている。アンテキヌスの雌の寿命は数年。雄の寿命は1年もない。どちらも生まれてからおよそ10ヶ月かけて成長し、繁殖期を迎えると、相手を選ばずに**交尾しまくる**。繁殖期はわずか2週間。この短い期間中に子孫を残さなければならない。求愛行動のようなものは一切行なわれず、雄同士が争うことすらない。雌も相手を選ばず、寄ってきたすべての雄と交尾する。交尾が終わると、雄はすぐに次の相手を探しに出かけ、雌は順番を待っていた次の雄と交尾するのだ。

雄の激しい交尾行動は、繁殖期に異常に多く分泌される男性ホルモンと関連すると考えられている。その結果、繁殖期の雄の体内ではストレスホルモンも急上昇し、死ぬまで非常に高い値で保たれる。男性ホルモンやストレスホルモンは交尾行動を促進させるだけでなく、免疫系にも深刻なダメージを与える。アンテキヌスの雄の個体では、**胸腺が著しく退縮**するのだ。生殖行動のためのエネルギー節約としての胸腺退縮、という説と合致しているようにみえる*1。ストレスホルモンが最高値を示す頃になると、脾臓やリンパ節でT細胞やB細胞が死に始め、胚中心などの構造が消失する。つまり彼らは**獲得免疫を失った状態**にあると考えられる。

2週間のあいだ激しい交尾を繰り返した雄はやがて壮絶な最期を迎える。異常に多いストレスホルモンは免疫機能の低下だけでなく内臓や皮膚の組織破壊をも引き起こし、失明する個体もいるという。それでも交尾をするために雌を探してさまよい、ついに力尽きるのだ。一方、雌は（哺乳類なので当然だが）妊娠し、仔を生み育てて数年生きる。こうしてアンテキヌスは命をつないでゆく。異常にもみえる雄の行動は、アンテキヌスの生殖サイクルにきちんと組み込まれた正常な営みなのである。

＊1　雄の胸腺退縮はストレスホルモン上昇前から始まっているため、それ以外の要因もあると考えられる。

アンテキヌス

Antechinus leo

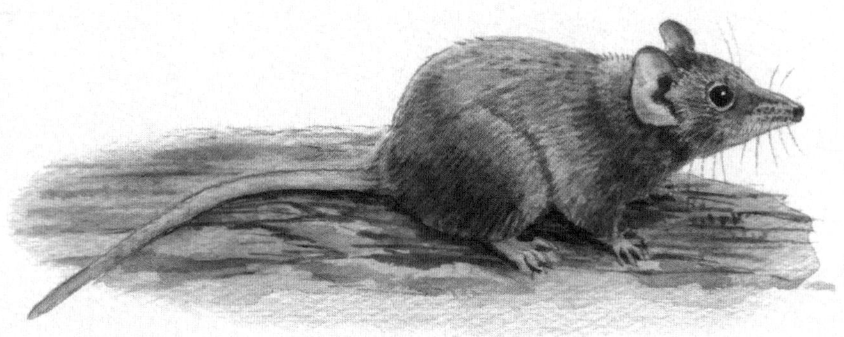

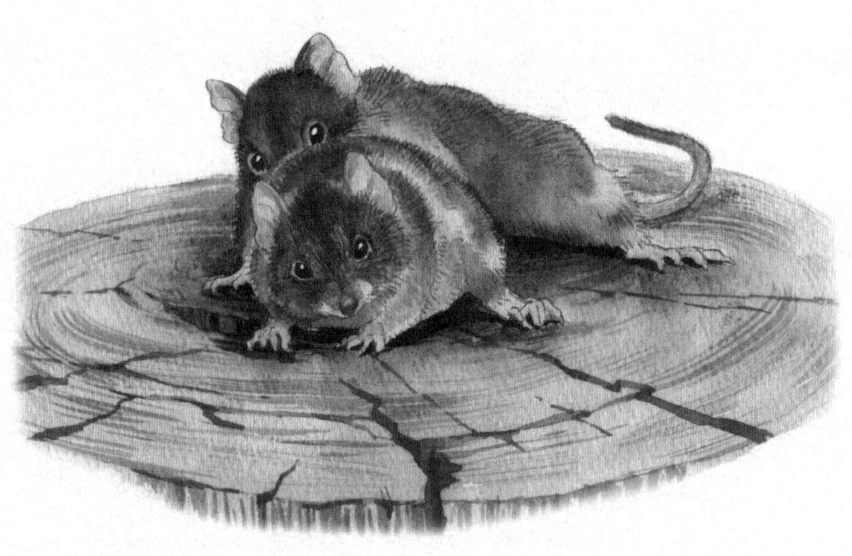

アンテキヌスの雄は病原体に対抗するための免疫系を捨て、雌との交尾に全エネルギーを投資して子孫を残す戦略をとった。種の存続や進化といった長期的な観点で、それが正しい選択だったかどうかは、今のところ、誰にもわからない。

この本では、免疫系の一部を捨てて環境に適応した珍しい動物たちを紹介してきた。自然免疫センサーを捨てたコウモリ、獲得免疫を失ったアンコウ、抗体の軽鎖を必要としないラクダ、γδT細胞を失ったヘビとトカゲ、子宮で免疫を抑える哺乳類、そしてアンテキヌス、……こう並べてみると、安易に珍しいとはいえないかもしれない。私たちは自らの免疫系をプロトタイプと考え、例外的な動物を見つけては面白がっているが、**「正しい免疫系のかたち」なんて実はどこにもないのだ。**「理想の免疫系」や「完璧な免疫系」も存在しない。与えられた環境でより多く子孫を残すため、自然選択の結果として、現生動物の多様な免疫系が形づくられた。そうとしか言いようがない。

免疫系は、しばしば創造論者のお気に入りのネタとなる。あまりに複雑で巧妙で合理的なしくみなので、人々の理解や研究の意欲を放棄させ、「誰かが設計したものに違いない」という考えにもっていきやすい。神様が1万年前に万物を創造したとか、知的な設計者(インテリジェント・デザイナー)が世界を支配しているとかいうお話の類である。

しかし、これまで紹介してきた免疫系の多様性を眺めていくと、この複雑で巧妙にみえるしくみが、実に行き当たりばったりの無計画さで、多くの偶然や幸運に助けられ、多様化と特殊化の果てにできあがってきたことがよくわかる。

“宇宙のなかに存在するものはすべて、偶然と必然との果実である” デモクリトス*2

2400年前の哲学者の言葉に、大事なことはすべて言い表されていたのだ。

---

*2 デモクリトスは物質を構成する最小単位「原子」を提唱した古代ギリシャの哲学者。この言葉は、谷口維紹（たにぐちただつぐ）博士（東京大学名誉教授）が毎年、医学部の免疫学講義の冒頭で紹介される。生物は不変の存在でも完璧でもない、免疫系も含めて現在も進化の途上にある、という谷口先生のメッセージをここで引用させていただいた。谷口先生はIFN-βやIL-2の遺伝子の発見者であり、免疫学や分子生物学はもとより、学術全般に関する深い見識をおもちの哲人である。

ところが、である。

地球上に存在する免疫のしくみは、すべてが偶然と必然によって形づくられてきたわけではない。「設計された免疫系」は確かに存在する。

次の最終章では、自然選択の産物ではなく、**「知的な設計者」によってつくられた「目的のある免疫系」**を紹介する。

それはいったい、どのようなしくみなのか？

「知的な設計者」とは何者か？

Episode 21 ヒト：免疫系を理解し制御する動物

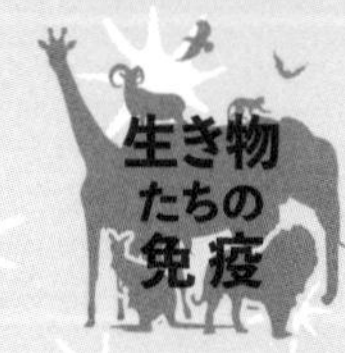

世にも奇妙なヒトの免疫物語

霊長目 ヒト科 ヒト族 ヒト属 ヒト

学名 ホモ・サピエンス・サピエンス（*Homo sapiens sapiens*）

私たち**ヒト**は20万年前のアフリカ中部に誕生したヒト属の亜種のひとつである。10万年前にアフリカを出た私たちの祖先は、他のヒト属を駆逐しながら世界中に拡散した。現在では南極大陸を除く地球の陸地のほぼ全土に生息している。私たちは火を使って調理された多様な食物を摂取し、比類のないほどの大集団で行動し、化石燃料の燃焼や核分裂反応から莫大なエネルギーを手に入れ、月に到達し、太陽系外にまで探査機を送り、この世界の実質的な支配者としてふるまっている。それだけではない。私たちヒトは、自らの体のしくみをコントロールすることを覚え、集団としての健康と長寿を実現してきた*[1]。およそ200年前に始まった免疫系の改変もその一環であり、ヒトの死を減らすことにおいてもっとも成功した事業のひとつといえる。ヒトは、自らの意思で免疫系を設計し制御することができる地球史上はじめての生物なのだ。

免疫現象の最古の記述は、紀元前430年。古代ギリシャでアテネとスパルタが争ったペロポネソス戦争の最中に、アテネ市内に疫病が流行した際のものだという。市民の6人に1人が死亡した恐ろしい病から生還した者たちは、二度と同じ病気にはかからなかった。しかし彼らは他の病気に対しても強くなったわけではなかった。歴史家トゥキュディデスが描き出した一連の出来事は、免疫の記憶と特異性に関する最初の記述といわれている。

免疫学の教科書の冒頭には、**エドワード・ジェンナー**の種痘法（しゅとうほう）による天然痘の根絶が、近代免疫学の華々しい成果として記述されている。後に**ワクチン**と名づけられたこの手法を応用することで、現在多くの国々では、かつて人々を苦しめ

人類の進化のイメージ

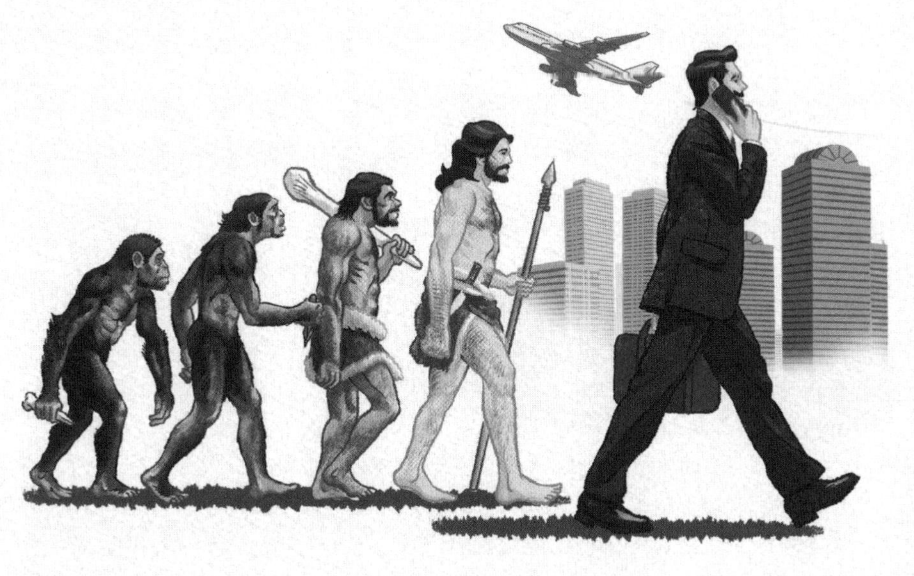

た感染症のほとんどが過去のものとなっている。今日地球上に生息するホモ・サピエンス・サピエンスのほとんどは、数世紀前の祖先たちが一生かかっても得られなかったほどの高い品質の免疫細胞や抗体を、生後数年のあいだに手に入れることができる。

この章では、私たちヒトが自らの免疫系をコントロールしてきた歴史について、Episode-20までの内容を振り返りながら語ってみたい。さらに、免疫系の「設計」に関する最新の状況を紹介してみよう。

＊1 集団としての長寿、という観点が重要である。高度な医学が存在する前の時代と現代のヒトを比べると、平均寿命は格段に延びているが、最高寿命はさほど変わっていない。つまり近代医学は個人の長寿化ではなく若年者の死亡を防ぐことで平均寿命の延長に貢献したのだ。

ジェンナーのワクチンを使って根絶された**天然痘**は、実際、人類を苦しめた最悪クラスの感染症のひとつだった*[2]。今から200〜300年前の江戸の町では、住民のほぼ全員が天然痘に感染した。「ほぼ」というのは、天然痘に感染するか、その前に別の原因で死亡するかの二択しかなかったという意味である。徳川将軍ですら歴代15人中14人が感染経験をもつ。7代将軍・家継（いえつぐ）は6歳で肺炎で亡くなったためこのなかに含まれていない。当時の天然痘の致死率は30〜50%と考えられている。江戸のような大都市で生まれた子供は必ず発症したので、人間が生来もつ「毒」による病気という学説が主流であった。地方でも数年から数十年おきに流行を繰り返し、そのたびに多くの人々を死に追いやった。

一度天然痘にかかった人間は、二度と天然痘にかからない。この現象は、日本に最初に天然痘が到来した奈良時代の記録からも読み取れる。いつ誰が始めたのか定かではないが、人類が天然痘に対して最初に試みた防御策は、「人痘種痘」であった。天然痘患者の膿（うみ）を健常人に植えつけて感染させ、抵抗力を得ようとする手法である。もちろん天然痘そのものなので、必ず発症し一部は死亡する。恐ろしい非科学的な話に聞こえるが、自然感染での致死率（数十%）に比べて人痘種痘の致死率は数%。流行時の絶望的状況を考えれば、医療として成功していなくはなかった。人痘種痘は18世紀の欧米で数千万人に施され、天然痘による死者を大幅に減らし、この時代の人口増加の一因となった。清国やロシアを経由して江戸時代中期の日本にも伝わった。琉球王国では十数年おきに一斉接種政策がとられた。

1796年、ジェンナーは、危険性の高い人痘種痘に代わる方法として、牛痘（牛の天然痘）にかかった患者の膿を接種する方法を考案し、人体での検証を行なった*[3]。接種された少年は軽い症状だけで回復し、6週間後に今度は人痘種痘を受けた（つまり天然痘に暴露した）が、発症することはなかった。安全な天然痘予防法が確立された瞬間であり、これが**近代免疫学のはじまり**とされる。このとき接種を受けた8歳の少年ジェームス・フィップスの体内では何が起きていたのか？　ここまでの内容を振り返りながら考えてみよう。

Fig 21-1 天然痘とジェンナーの種痘

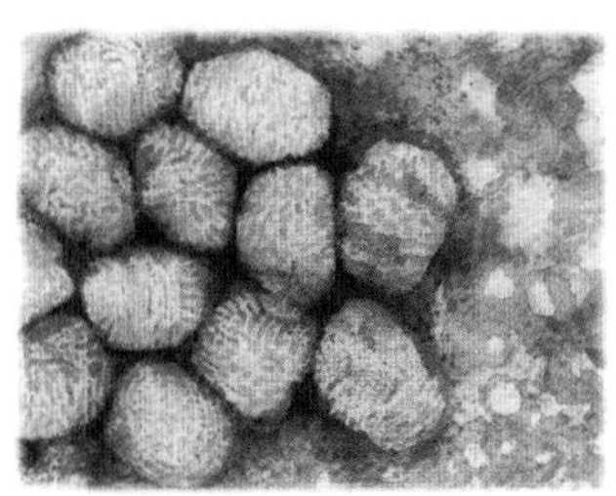

天然痘ウイルス（右）は、ポックスウイルス科に属する Episode-10 。ヒトに対する感染力が強く、患者から出た膿や剥がれ落ちたカサブタの中で長期間、感染力を保つ。ジェンナーは患者から採取した膿を少年の腕に接種した（下）。

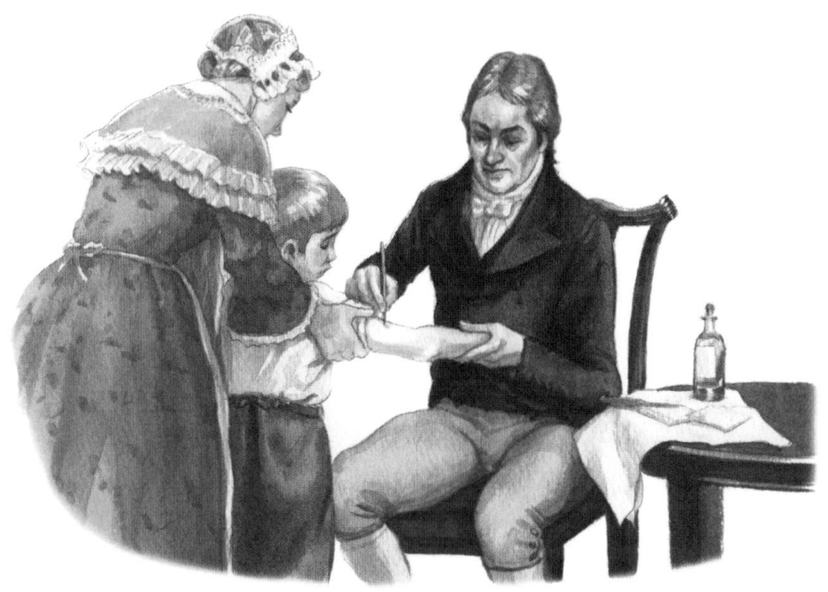

＊2 つまり天然痘ですら人類史上最悪とはいえない。ペストや結核は、天然痘よりも多くの人の命を奪ってきたと考えられている。

＊3 ジェンナーは他人の子供で人体実験をしたと誤解されることがあるが、牛痘接種実験の7年前に自分の子供に人痘種痘を行なっている。人痘種痘は当時すでにヨーロッパ中で広く実施されていたので、当時の価値観に照らして非人道的な行ないをしたわけではない。

フィップス少年の腕の傷口から侵入したウイルスは、周辺の細胞に感染し増殖を始める。自然免疫系のセンサー分子がウイルスのDNAを認識し、炎症が起きる Episode-1 。γδT細胞やNK細胞がウイルス感染細胞を破壊する Episode-11 Episode-16 。TLRを介して活性化した樹状細胞はウイルスを貪食してリンパ節に移動し、ウイルス由来のペプチドをMHCにのせて提示する Episode-3 Episode-7 。この抗原提示によってヘルパーT細胞とキラーT細胞が活性化する Episode-7 。ヘルパーT細胞（Tfh）はB細胞に命令を発し、抗体をつくらせる Episode-9 。別のヘルパーT細胞（Th1）は感染部位に移動してサイトカインを出し、自然免疫系の細胞を活性化する Episode-10 。キラーT細胞も感染部位にやってきて感染細胞を破壊する Episode-7 。ウイルス側も偽インターフェロン受容体などを使って免疫系を撹乱しようとするが Episode-10 、免疫系によって抑え込まれ、体内から排除される。ヘルパーT細胞、キラーT細胞、B細胞の一部はメモリー細胞となって長期間生き続ける Episode-9 。

天然痘ウイルスのようなDNAウイルスは、突然変異を起こしにくい。つまりウイルスが増殖を繰り返し、世代を経ても、抗原となるタンパク質のアミノ酸配列が変化しないことが多い。さらに、天然痘ウイルスには、ジェンナーが牛痘患者からとったウイルスと同じ抗原をもつという深刻な弱点があった。

6週間後に天然痘ウイルスを接種されたとき、少年の体内で生じた免疫反応は前回とは大きく違っていた。メモリー細胞として待ち構えていたヘルパーT細胞とキラーT細胞は、天然痘ウイルス抗原の抗原提示を受けてただちに活性化し、前回を上回る激しさでウイルス感染細胞を排除した Episode-9 。前回B細胞がつくった抗体が天然痘ウイルスに結合して感染を防ぎ、さらにメモリーB細胞が活性化し、親和性の高い抗体をつくって放出 Episode-9 。接種されてから数日のうちに、感染率100％・致死率30％を誇った天然痘ウイルスは、少年に症状を自覚させることもなく排除された。おそらく少年がその後何度天然痘ウイルスに暴露されても、そのたびにウイルスは排除され、免疫系はさらに強化されただろう。これがジェンナーの牛痘種痘の舞台裏で起きていたことである。

後に**ルイス・パスツール**がジェンナーの牛痘接種法を高く評価し、弱毒性の病原体を利用して強毒性の病原体の感染を防ぐ方法をワクチン療法（Vaccination）と名づけた。ワクチン（Vaccine）という言葉はラテン語の雌牛（Vacca）からきている。ジェンナーが種痘に用いた膿は「痘苗（とうびょう）」として人から人へと植え継がれ、後に牛を使って製造されるようになり、20世紀になってウイルスが単離され、ワクシニアウイルスと名づけられた。実は、ワクシニアウイルスは牛痘ではなく、馬痘（馬の天然痘）ウイルスと近縁のウイルスであることが現在では判明している。ジェンナーによって乳搾りの少女から採取され、少年に天然痘への免疫を与えたウイルスの正確な由来はわかっていない。人類初の免疫系の制御法は、偶然と幸運の賜物として確立されたのだった。

パスツールはジェンナーの方法を応用し、強毒性の病原体に対して弱毒化または不活化した病原体を接種することで予防するという手法を確立した。要するに、ワクチンとは**獲得免疫のリハーサル**なのだ。凶悪なテロリストを捕まえるために、その双子の兄弟を連れてきて訓練をするようなものである。弱い双子の兄弟（弱毒ワクチン）を使うか、ボコボコに殴って身動きできなくした双子の兄弟（不活化ワクチン）を使う。

天然痘ウイルスはさらに、感染者が必ず目に見える症状を呈し、ヒト以外の動物に感染しないという特徴をもっていた。これは彼らにとっては致命的だった[*4]。感染者を見つけて周囲の人間にワクチンを接種し、その地域の全員が免疫をもてばウイルスの居場所はなくなる。ワクチン接種が行なわれた国々で天然痘の感染者は激減し、20世紀後半に世界的な根絶計画が実施されたことにより、1977年

*4 天然痘ウイルスは、生物としては弱い存在だったといえる。このタイプの殺人ウイルスは、ヒトが小集団で暮らしていた旧石器時代までは長期間存在しえなかった。宿主を殺し尽くして居場所を失い自滅したか、あるいは生存者が獲得した免疫によって排除され消滅していたと考えられる。ヒトが大集団で定住するようになってはじめて、流行病としての生物学的ニッチを得た。そして免疫系を制御できるようになった人類によって根絶された。優れた生物（＝長く存在し続ける生物）の条件は環境に適応する能力であり、強さや大きさとは無関係なのだ。食物連鎖の頂点にいたのに絶滅が危惧されるトラやオオカミが良い例である。

の患者発生を最後に天然痘ウイルスはついに自然界から姿を消した。良いワクチンが存在し、ウイルスが変異しにくくヒト以外に宿主をもたない、という天然痘と共通する特徴をもつウイルス性疾患 ―麻疹(はしか)やポリオなど― についても、2023年現在、日本をはじめとする先進国では実質的な撲滅状態にあり、将来的には人類の努力によって根絶できる可能性がある。数世紀前まで多くの人々を死に追いやってきた感染症のほとんどは先進国では姿を消しつつある。ワクチンは、人類の幸福に貢献したもっとも偉大な発明のひとつといえる。

このように、私たち人類は獲得免疫による「二度なし」現象を手がかりとして自分たちの免疫系を理解し始めた。免疫学の歴史はまず獲得免疫の研究から始まり、抗体の発見とその構造の解明 Episode-4 Episode-5 Episode-6、T細胞の発見 Episode-19、B細胞の発見 Episode-18、やや遅れて自然免疫系の受容体が発見され Episode-1 Episode-2 Episode-3、自然免疫と獲得免疫の連携のメカニズムの解明 Episode-7 Episode-9 と進んできた。免疫学は現在でも研究の最前線を前へ前へと進めている。この10年ほどで機能が明らかになったγδT細胞や自然リンパ球などが良い例だ Episode-11 Episode-16。

免疫系に関する理解は、免疫不全症の発見と治療法の確立にもつながった。例えば、遺伝子の欠損によって生まれつきB細胞の分化や機能に問題がある人たちは、抗体をつくることができず、年に何度も肺炎を繰り返す。このような患者に健康な人の血液（献血）から精製した抗体を投与することで、細菌やウイルスの感染を防ぎ、健康に暮らせるようになる。

また、骨髄が造血ニッチであり、造血幹細胞から免疫細胞が分化するという発見にもとづいて、免疫不全症患者に健康な人の骨髄細胞を移植することで正常な免疫系を付与できるようになった。このとき、もちろん、ドナーとレシピエントのあいだでMHC型が一致していなければならない。免疫不全症の治療は、抗原提示やアロ反応 Episode-8 に関する研究、およびヒト集団におけるMHC型を明らかにするための塩基配列決定技術の発展ともつながっている。

胸腺欠損症の患者（例えばFOXN1の突然変異 Episode-19）に、胸腺を移植する治療も、限られた国ではあるが実施されている。胸腺を完全に欠損する人ではT細胞が分化できないので、重篤な免疫不全症となる。そのような患者の太ももの筋肉（大腿筋）の隙間に、ドナーの胸腺を薄くスライスしたものを移植する。患者自身のT前駆細胞は正常なので、骨髄から太もも胸腺に移動してT細胞へと分化・成熟し、正常な獲得免疫系がつくられる。移植を受けた患者の多くは術後20年以上生存し、社会生活を送っていると報告されている。

免疫細胞のあいだでやりとりされる大事な命令書・サイトカイン。かつてウイルスに盗まれ悪用されてきた Episode-10 サイトカインの秘密を私たちは解き明かし、病気の治療に使うようになった。インターフェロンはその代表例で、ウイルス性肝炎の治療に用いられる。また、自己免疫疾患ではT細胞が自己抗原を非自己とみなし、誤った攻撃命令によって体内の重要組織が破壊されてしまう。このとき、命令書であるサイトカインを低分子化合物や抗体を使ってブロックすることによって、症状を抑えることができる。例えば、IL-6受容体に結合する抗体は関節リウマチなどの患者に使われ、大きな治療効果をあげている。

抗体医薬品は、モノクローナル抗体をつくる技術によって実現した。モノクローナル抗体とは、目的の抗原に対して特異的に結合する1種類の抗体分子を大量に精製したものだ（モノクローナルは「単一クローンの」という意味）。B細胞は遺伝子再編成と体細胞超変異によって細胞ごとに形の違う多様な抗体をつくる。そのなかで目的の抗原に強く結合する抗体をつくるB細胞1個（クローン）を体内から取り出し、培養して大量につくらせたのがモノクローナル抗体である。上記のようなサイトカインやその受容体に結合する抗体、特定のウイルスやがん細胞の抗原、免疫チェックポイント分子に結合する抗体など、様々な製品が開発され使用されている。ラクダの抗体・ナノボディを使った医薬品 Episode-5 、さらにはヤツメウナギのVLR抗体さえも次世代の抗体医薬候補として開発されているという。

最後に、これこそ「免疫系の設計」と呼べるような最新技術を紹介しよう。私たちは自分たちの免疫系を、どこまで自在に操ることができるだろうか？

CAR：設計された抗原受容体

キメラ抗原受容体（chimeric antigen receptor, CAR）は、知的な設計者が特別な目的のためにつくり出した、いかなる進化の過程を経ても自然に生成することはありえない抗原受容体である*1。

CARは遺伝子組み換え技術を使ってつくられた、およそ500個のアミノ酸がつながったタンパク質である。真ん中の部分で細胞膜に埋まり、細胞の外側と内側にそれぞれ重要な機能をもつ構造がある。細胞の外側の部分は、**抗体**である。遺伝子再編成を受けた重鎖と軽鎖 Episode-5 を1本のペプチドとして連結した特殊な構造になっている。細胞内には$\alpha\beta$ TCR Episode-7 の信号伝達を担うタンパク質の一部が連結されている。外側の抗体部分が特異的な抗原に結合すると、内側の信号伝達部から細胞内に強力な信号が発せられる。この抗原をもつ細胞を攻撃せよ、と。つまりCARを発現させたT細胞「**CAR-T細胞**」は、MHCによる抗原提示に頼らずに、抗体の特異性にもとづいて攻撃対象を決定できる強力な免疫細胞となる。

CARの攻撃目標として最初に設定されたのは、がん細胞だった。従来の治療法が効かない白血病（血液細胞のがん）に対し、その細胞の表面に出ているタンパク質に対する抗体を得る。その抗体を組み込んだCARをつくり、患者から取り出したT細胞に発現させる。従来の遺伝子組み換え技術を使えば難しいことではない。そのようにしてつくったCAR-T細胞を患者の体に投与すると、どうなったか？　キラーT細胞の表面にあるCARは、外側の抗体部分で白血病細胞にがっちりと結合し、細胞内に強力な信号を送り、キラーT細胞を活性化させた。活性化したキラーT細胞は白血病細胞を強力に破壊し、ついには**体内から白血病細胞が検出されなくなり、患者は健康な状態に回復した。**医者も研究者もびっくりするような成果だった。CAR-T細胞療法は一気に注目を集め、様々ながんに対する技術開発や臨床試験が世界中で進められることになった。

Fig.21-2 CAR-T 細胞

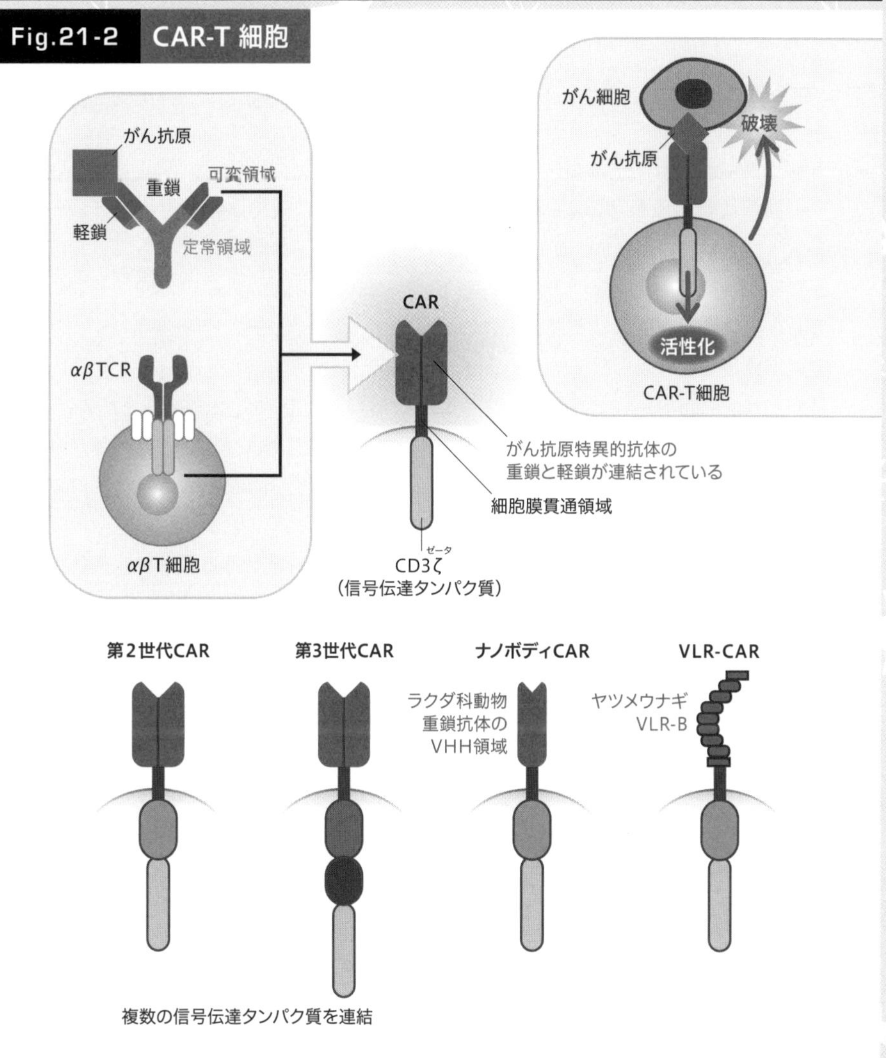

＊1 仰々しい書き方をしたが、遺伝子を改変した細胞や生物は、今や私たちの周りにありふれたものになっている。治療薬としてのインターフェロンをつくる大腸菌、ヒトへの臓器移植ドナーとしてのブタ、アレルギーを起こさない低刺激性のネコ……。そこまで特別なものでなくとも、例えば、現在世界中で流通しているチーズのほとんどは、遺伝子組み換え酵母などにつくらせたウシの酵素を使って生産されたものだ。私たちはすでに、生物改造時代を生きている。

白血病に対する最初のCAR-T細胞療法は2010年に実施され、患者たちの命を救った。2022年に、そのうち2人の患者について追跡調査を行なった研究成果が発表された。驚いたことに、CAR-T細胞は10年以上、患者の体内に残存して、白血病細胞を破壊する能力を保っていた。この2人は白血病を再発せず、完全に治癒したと考えられている。

がん治療を目的としたCAR-T細胞療法は、日本でも次々に承認され、2023年現在、もっとも高額な医薬品の類として一般にも知られるようになっている。今のところ、CAR-T細胞は白血病には効果を発揮するが、固形がんに対しては効果が弱い。この問題を解決するため、CAR-T細胞をさらに改変してサイトカインやケモカインをつくらせ、固形がんの内部で長期生存させるとともに他の免疫細胞を集めて効果的にがん細胞を攻撃するような工夫が試されている。CARを発現させるT細胞の選抜も重要で、メモリー化したキラーT細胞を使うことが治療成功の鍵であるとも指摘されている。また、CARを導入する際にT細胞のゲノムを傷つけてしまう可能性があるため、ゲノム編集技術Episode-13を使って目的のゲノム領域に正確にCAR遺伝子を導入する方法も開発されている。

今やCARの標的はがん細胞だけではない。HIVや肝炎ウイルスに感染した細胞を標的としたCAR-T細胞療法も開発されている。また、老化した細胞の表面に出てくるタンパク質を標的としたCAR-T細胞もつくられた。これを老齢マウスの体内に投与すると、老化細胞を特異的に破壊し、臓器の繊維化などの老化に関連した病気が抑えられたそうだ。動脈硬化や糖尿病のような加齢に伴う組織損傷を治療できるかもしれない、と研究者たちは考えている。さらに、TregEpisode-14にCARを導入することで、特定の抗原に対する免疫反応を抑える「CAR-Treg」も研究されている。動物実験では、MHC型不一致の移植におけるアロ反応Episode-8を抑えることが示された。臓器移植における拒絶反応を抑えることが期待され、腎臓移植を対象とした臨床試験が進められている。

最後に、CARの改良に関連した生き物の話で締めくくろう。CARが発明されてからこの十数年間、研究者たちはCARの抗原認識や信号伝達の機能を高めるための様々な工夫をこらしてきた。最新世代のCARでは、細胞内領域に複数の信号伝達タンパク質を連結した構造が採用され、より強力に細胞を活性化できるようになっている（Fig.21-2左下：第2世代CAR、第3世代CAR）。

細胞外の抗体部分について行なわれてきた工夫については……、ここまで読んでいただいた皆さんなら想像できるかもしれない。そう、本来のヒトの抗体の重鎖と軽鎖の代わりに、**ラクダ科動物の抗体のVHH** Episode-5 が用いられた「**ナノボディ CAR**」がつくられている（Fig. 21-2下右から2つ目）。培養細胞での実験と動物実験で良い成績が出ているようだ。CAR遺伝子が小型化されて扱いやすくなり、従来型CARとは違う構造の抗原を標的としてがん細胞やウイルス感染細胞を攻撃できると期待されている。

さらに、**ヤツメウナギの抗体・VLR-B** Episode-12 を細胞外領域に用いた「**VLR- CAR**」も試されている（Fig.21-2右下）。VLR-Bはヒトの抗体やナノボディとは全く異なる様式で抗原を認識するので、従来型CARで認識できない構造を標的にし、病原体の変異にも対応できる可能性が期待されている。VLR-CARは現在のところ、培養シャーレの中でがん細胞を破壊する活性は認められたものの、動物実験ではがん細胞を効率よく排除するには至っていない。研究者たちは、VLR-CARを導入する免疫細胞を工夫するなどして試行錯誤を続けているようだ。

ラクダとヒト。ヤツメウナギとヒト。数億年前に分岐し、決して交わることのない動物種から得た免疫系のエッセンスを融合させた人工の抗原受容体・CAR。自然の進化では生まれることのない、まさに「キメラ」を人体に導入して病気を治すことが当たり前になるような、そんな未来が来るのだろうか？

生命のしくみを追い求めて

18世紀のイギリスに、ジョン・ハンターという男がいた。農村出身の勉強嫌いで、学校でもろくに学ばず野山で生き物を観察しながら育った彼は、ロンドンの病院で解剖学の助手から当代一の腕前と噂される外科医となり、国王の特命外科医や英国軍の軍医総監まで上りつめた。解剖用の死体を違法な手段で入手したり、病気の経過を知るため彼自身を性病に感染させたエピソードなどで、奇人変人としての知名度も高い。

数千の死体を解剖して人体の構造を知り尽くしていたハンターは、当時さかんに行なわれていた瀉血(しゃけつ)や浣腸といった根拠のない有害な医療を否定し、人体の構造と病態の理解にもとづいた実践的な医療法を開拓した。彼の行動は、観察し、実験し、推論するという原則に則っていた。優れた外科医でありながら、可能な限り手術を行なわず自然治癒に任せるのがよいと弟子たちに説いた。

彼の視線は立身出世や金儲けではなく、医療技術の刷新をも超えて、さらに遠くに向けられていた。人体にとどまらず、様々な動物を解剖し、膨大な数の標本をつくった。哺乳類はもとより、魚類や両生類、鳥類、無脊椎動物や植物に至るまで、肉眼でとらえられる生物はすべて解剖し、内部構造とその機能を理解しようとした。エラと肺を両方もつ新種の両生類を解剖し、魚類と両生類のあいだの段階にあたる種であろうと考察した。当時は魚だと思われていたクジラを解剖し、陸生動物の親戚であると見抜いた。デンキウナギの発電器官を発見した。クック探検隊が持ち帰ったカンガルーの骨を分析し、かの大陸にユーラシア・アフリカ・アメリカとは全く異なる動物群の存在を言い当てた。カイコの卵と精子を採取して人工授精に成功。その経験をもとに、不妊に悩む夫婦に世界初の人工授精を施して妊娠させた。正常な動物だけでなく、数々の奇形の動物を収集して解剖した。ヒトや動物の胎児を解剖・観察し、生物の発生の原理に迫ろうとした。

彼がめざしたのは「生命の基本原則」を知ることだった。

いわゆる近世と呼ばれる時代の人物としては、ハンターは先を行き過ぎていた。彼の広く深い見識は、自身のコレクションを収蔵した博物館に結実した。そこには膨大な数の生物の骨や臓器の標本が、体系的に分類され展示されていた。単純な生物から、複雑な生物へ。サル、チンパンジー、ヒトの順に並べられた頭骨。人類の起源はアフリカであり、アダムとイブは黒人に違いないとハンターは言った。すべての生物はたったひとつの共通祖先をもつだろうとも。チャールズ・ダーウィンによる「種の起源」の70年以上も前に、生物は常に変化するものであり長い時間をかけて原始的なものから高度なものへと姿を変えてきたことに、ジョン・ハンターは気づいていたようだ。18世紀の後半、まだ「生物学」という学問領域が確立される前の時代に、ハンターは「生命科学」を医学の基礎にすえようとしていた。

ハンターは解剖や講義を通して多くの若い医師たちを育てたが、多くの敵もつくった。急進的過ぎたその業績の多くは、彼の死後封印され、あるいは盗用され、長いあいだ注目されることはなかった。その墓碑に「近代外科学の開祖」と刻まれたのは、死後60年以上が過ぎた19世紀半ばのことである。

時代を先取りし過ぎたこの奇人変人の解剖医に魅了され、最初の住み込みの弟子となった農村出身の病院実習生がいた。若き日のエドワード・ジェンナーである。彼はハンターに付き従い、自然を観察し、実験し、推論することによって生命の本質を追求する思考法を学びとった。郷里に戻ったジェンナーは医師としての仕事の傍ら、自然のなかで動植物の研究を続け、カッコウの托卵行動に関する新発見を論文として発表した。カッコウの研究が何かの病気の治療に役立ったとは思えない。しかし数年後、彼が搾乳婦に聞いた話をもとに調査を積み、仮説を立て、天然痘ワクチンの実用化に成功したのは確かである。免疫学の歴史のはじまりを築いた偉人は、生命のしくみを追い求めた稀代の奇人変人の志を継いだクレイジーな科学者だったのだ。

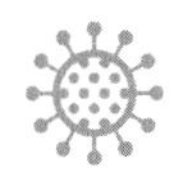

あとがき

この本がめざしたのは「試験に出ない免疫学」。教科書やテストに出るような専門用語はさておき、生き物たちの免疫のしくみを題材として、免疫系の基本原理と全体像を理解してもらうことをねらいとした。免疫学を広めるための科学コミュニケーション活動という建て前で、実は私自身が楽しむために書いた、誠に身勝手な「役に立たない免疫学」でもある。

免疫学は医学の一部であると同時に、自然科学の一分野でもある。この本では特にそのことを強調したかった。2020年初頭から続く感染症をめぐる社会的混乱の根本には、免疫系に関する認識が医学方面に偏り過ぎていて、ヒトやウイルスを生き物としてとらえる当たり前の視点が欠けていることが一因としてあると思うのだ。世界が災厄から立ち直ろうとしている今、この本をつくる意味はそこにある。

私たち ―ヒト、ネズミ、クジラ、コウモリ、細菌、ウイルス、その他大勢の厄介で愛すべき仲間たち― は、この地球上でどのように生き、地を駆け、海を渡り、空を飛び、戦い、交わり、存えてきたのか？　驚きと美に満ちた生き物たちの姿は、多くの示唆を与えてくれる。免疫学は、様々な生き物たちが寄り添いあって生きるさまを、過去、現在、そしておそらくは未来にわたって照らし出すことができる、価値ある学問分野のひとつだ。今も多くの科学者たちが、免疫系の進化や起源の解明に向けて挑戦を続けている。一見して病気の治療や薬の開発と無関係に思えるそのような研究活動が、私たちヒトの未来への道を拓くと信じている。私もその大いなる道のどこかを走り続けたい。

この本の冒頭で、「免疫系とは何か」という本質的な問いを投げかけてみた。ここまで読んでくださった読者の皆さんそれぞれに、「免疫系とは何か」に対する答やイメージが浮かんできているだろうか。その問いに対する私の答は、ここではあえて書かないことにする。今持っている答が正しいのかどうか、日々自問し、観察し、実験し、推論することで、残りの研究人生のなかで練り上げていきたいと思う。

この本の構想を考え始めたのはいつだったか……。動物たちの変な免疫の話をまとめた本を書いてみたい、と研究室の友人たちに打ち明け、ネタ集めを始めたのが2021年の春。その年の暮れにブックマン社の編集長 小宮亜里さんと出会い、本書の趣旨にご賛同いただき、その後数回の打ち合わせを経て、約1年半をかけて出版の運びとなった。小宮編集長およびブックマン社・生き物担当の藤本淳子さんが辛抱強く私の相手をしてくださったおかげである。そして、鮮やかでユーモアに満ちた動物のイラストと、専門的な用語や概念を見事に表現した図を描いてくださり、この本に命を吹き込んでくださったイラストレーターの浅野文彦さんに心から感謝を申し上げる。

この本を書き上げるにあたっては、多くの専門家の方々のお力添えをいただきました。ここに感謝申し上げます。

京都大学 医生物学研究所の河本宏先生、長畑洋佑先生には、論文投稿中の段階にもかかわらず本書で取り上げることを快諾いただき、内容に関する助言まで頂戴しました。すばらしい論文が出版されたこと、誠におめでとうございます。

大阪大学 免疫学フロンティア研究センターの坂口志文先生には、メールでの取材にお答えいただきました。また、医学部の講義でTregの起源に関する議論をしていただいたことが、Episode-14を書き上げる原動力となりました。

東京大学 先端科学技術研究センターの谷口維紹先生には、毎年のご講義に加え、科学コミュニケーション活動に対する賛同と温かい応援のお言葉をいただいたことに、改めて感謝いたします。

そして、東京大学 大学院医学系研究科 免疫学教室の皆様。原稿を読み、専門的な助言や批判、感想を提供してくれた室 龍之介博士と塚崎雅之博士。普段から私の研究活動を支え、興味深い情報を提供してくれる大学院生、医学部生、卒業生の皆さん。同僚の先生方、技術員の皆さん。自由な研究活動と課外活動を許してくださる高柳 広教授。

学内外の共同研究者の先生方。TNマウスの研究をサポートしてくださった鈴木春巳先生。胸腺の研究へと私を誘い、指導してくださった高濱洋介先生。大学院でご指導いただいた、山本直樹先生、山本三毅夫先生、山岡昇司先生、山田守先生。

そして、仕事場でも家庭でも、いつも私を支えてくれる妻の幸子さん。頼もしい成長をみせてくれる子供たち。

皆さまへの感謝の言葉をもって、この本を締めくくります。最後までお付き合いいただいた読者の皆様、ありがとうございました。

おしまい。

2023年2月1日　新田 剛

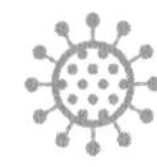

参考文献

● Episode-0

ピーター・パーラム, 監訳：笹月健彦. エッセンシャル免疫学 第3版
T.A.ブラウン, 翻訳：石川冬木, 中山潤一. ゲノム 第4版

● Episode-1

Xie J, Li Y, Shen X, Goh G, Zhu Y, Cui J, Wang LF, Shi ZL, Zhou P. Dampened STING-Dependent Interferon Activation in Bats. Cell Host Microbe. 2018;23:297-301.e4.（コウモリではSTINGが欠損している）

Zhang G, Cowled C, Shi Z, Huang Z, Bishop-Lilly KA, Fang X, Wynne JW, Xiong Z, Baker ML, Zhao W, Tachedjian M, Zhu Y, Zhou P, Jiang X, Ng J, Yang L, Wu L, Xiao J, Feng Y, Chen Y, Sun X, Zhang Y, Marsh GA, Crameri G, Broder CC, Frey KG, Wang LF, Wang J. Comparative analysis of bat genomes provides insight into the evolution of flight and immunity. Science. 2013;339:456-460.（コウモリのゲノム解析）

Ahn M, Cui J, Irving AT, Wang LF. Unique Loss of the PYHIN Gene Family in Bats Amongst Mammals: Implications for Inflammasome Sensing. Sci Rep. 2016;6:21722.（コウモリではAIM2が欠損している）

Christie MJ, Irving AT, Forster SC, Marsland BJ, Hansbro PM, Hertzog PJ, Nold-Petry CA, Nold MF. Of bats and men: Immunomodulatory treatment options for COVID-19 guided by the immunopathology of SARS-CoV-2 infection. Sci Immunol. 2021;6:eabd0205.（コウモリの免疫系とCOVID-19に関する総説）

前田 健, 水谷哲也, 田口文広. コウモリ由来のウイルスとその感染症. 獣医疫学雑誌　15（2）88-93.　2011

● Episode-2

Kawamoto H, Wada H, Katsura Y. A revised scheme for developmental pathways of hematopoietic cells: the myeloid-based model. Int Immunol. 2010;22:65-70.（ミエロイド基本モデルに関する総説）

Wada H, Masuda K, Satoh R, Kakugawa K, Ikawa T, Katsura Y, Kawamoto H. Adult T-cell progenitors retain myeloid potential. Nature. 2008;452:768-772.

Nagahata Y, Masuda K, Nishimura Y, Ikawa T, Kawaoka S, Kitawaki T, Nanya Y, Ogawa S, Suga H, Satou Y, Takaori-Kondo A, Kawamoto H. Tracing the evolutionary history of blood cells to the unicellular ancestor of animals. Blood. 2022;140:2611-2625.（マクロファージの起源に関する最新論文）

● Episode-3

Anderson KV, Jürgens G, Nüsslein-Volhard C. Establishment of dorsal-ventral polarity in the Drosophila embryo: genetic studies on the role of the Toll gene product. Cell. 1985;42(3):779-789.（ショウジョウバエのToll変異体）

Nüsslein-Volhard C. The Toll gene in Drosophila pattern formation. Trends Genet. 2022;38:231-245.（ニュスライン-フォルハルト博士の総説）

● Episode-4

Hozumi N, Tonegawa S. Evidence for somatic rearrangement of immunoglobulin genes coding for variable and constant regions. Proc Natl Acad Sci U S A. 1976;73:3628-3632.

Brack C, Hirama M, Lenhard-Schuller R, Tonegawa S. A complete immunoglobulin gene is created by somatic recombination. Cell. 1978;15:1-14.（抗体の遺伝子再編成を証明した論文。Figure 1のサザンブロットが鳥肌モノである）

Tonegawa S. Somatic generation of antibody diversity. Nature. 1983;302:575-81.（利根川進博士による、抗体遺伝子の再編成に関する研究の総括）

Reynaud CA, Anquez V, Grimal H, Weill JC. A hyperconversion mechanism generates the chicken light chain preimmune repertoire. Cell. 1987;48:379-388.（ニワトリの抗体の遺伝子変換）

Conroy PJ, Law RH, Gilgunn S, Hearty S, Caradoc-Davies TT, Lloyd G, O'Kennedy RJ, Whisstock JC. Reconciling the structural attributes of avian antibodies. J Biol Chem. 2014;289:15384-15392.（鳥類の抗体に関する総説）

● Episode-5

Hamers-Casterman C, Atarhouch T, Muyldermans S, Robinson G, Hamers C, Songa EB, Bendahman N, Hamers R. Naturally occurring antibodies devoid of light chains. Nature. 1993;363:446-448.（ラクダ科動物の重鎖抗体の発見）

Greenberg AS, Avila D, Hughes M, Hughes A, McKinney EC, Flajnik MF. A new antigen receptor gene family that undergoes rearrangement and extensive somatic diversification in sharks. Nature. 1995;374:168-173. (サメの重鎖抗体NARの発見)

Xu J, Xu K, Jung S, Conte A, Lieberman J, Muecksch F, Lorenzi JCC, Park S, Schmidt F, Wang Z, Huang Y, Luo Y, Nair MS, Wang P, Schulz JE, Tessarollo L, Bylund T, Chuang GY, Olia AS, Stephens T, Teng IT, Tsybovsky Y, Zhou T, Munster V, Ho DD, Hatziioannou T, Bieniasz PD, Nussenzweig MC, Kwong PD, Casellas R. Nanobodies from camelid mice and llamas neutralize SARS-CoV-2 variants. Nature. 2021;595:278-282. (ナノマウス!)

● Episode-6

Sun Y, Huang T, Hammarström L, Zhao Y. The Immunoglobulins: New Insights, Implications, and Applications. Annu Rev Anim Biosci. 2020;8:145-169. (脊椎動物の抗体に関する総説)

Lee L, Samardzic K, Wallach M, Frumkin LR, Mochly-Rosen D. Immunoglobulin Y for Potential Diagnostic and Therapeutic Applications in Infectious Diseases. Front Immunol. 2021;12:696003. (IgYの利用)

Artman C, Brumfield KD, Khanna S, Goepp J. Avian antibodies (IgY) targeting spike glycoprotein of severe acute respiratory syndrome coronavirus 2 (SARS-CoV-2) inhibit receptor binding and viral replication. PLoS One. 2021;16:e0252399. (新型コロナウイルスに対するIgY抗体)

● Episode-7

井筒ゆみ. おたまじゃくしの尾の消失：免疫学的な観点から見る動物の体づくり. 化学と生物 50, 883-890, 2012

Izutsu Y, Tochinai S, Iwabuchi K, Onoè K. Larval antigen molecules recognized by adult immune cells of inbred Xenopus laevis: two pathways for recognition by adult splenic T cells. Dev Biol. 2000;221:365-374. (成体のT細胞が幼生の皮膚細胞に反応する)

Mukaigasa K, Hanasaki A, Maéno M, Fujii H, Hayashida S, Itoh M, Kobayashi M, Tochinai S, Hatta M, Iwabuchi K, Taira M, Onoé K, Izutsu Y. The keratin-related Ouroboros proteins function as immune antigens mediating tail regression in Xenopus metamorphosis. Proc Natl Acad Sci U S A. 2009;106:18309-18314. (尾の消失に関わる抗原を同定)

● Episode-8

Swann JB, Holland SJ, Petersen M, Pietsch TW, Boehm T. The immunogenetics of sexual parasitism. Science. 2020;369:1608-1615. (アンコウの性的寄生を可能にする免疫学的特性)

Dubin A, Jørgensen TE, Moum T, Johansen SD, Jakt LM. Complete loss of the MHC II pathway in an anglerfish, *Lophius piscatorius*. Biol Lett. 2019;15:20190594. (アンコウではMHCクラス2経路が欠損している)

Leinders-Zufall T, Brennan P, Widmayer P, S PC, Maul-Pavicic A, Jäger M, Li XH, Breer H, Zufall F, Boehm T. MHC class I peptides as chemosensory signals in the vomeronasal organ. Science. 2004;306:1033-1037. (MHCの遺伝子型は、動物が生殖相手を選ぶための固体識別に重要である)

Star B, Nederbragt AJ, Jentoft S, Grimholt U, Malmstrøm M, Gregers TF, Rounge TB, Paulsen J, Solbakken MH, Sharma A, Wetten OF, Lanzén A, Winer R, Knight J, Vogel JH, Aken B, Andersen O, Lagesen K, Tooming-Klunderud A, Edvardsen RB, Tina KG, Espelund M, Nepal C, Previti C, Karlsen BO, Moum T, Skage M, Berg PR, Gjøen T, Kuhl H, Thorsen J, Malde K, Reinhardt R, Du L, Johansen SD, Searle S, Lien S, Nilsen F, Jonassen I, Omholt SW, Stenseth NC, Jakobsen KS. The genome sequence of Atlantic cod reveals a unique immune system. Nature. 2011;477:207-210. (タラのゲノム解析)

● Episode-9

小野寺節. 比較免疫生物学の最近の展開. 化学と生物 30, 422-430, 1992

Flajnik MF. A cold-blooded view of adaptive immunity. Nat Rev Immunol. 2018;18:438-453. (獲得免疫の進化と起源に関する考察)

Vivier E, van de Pavert SA, Cooper MD, Belz GT. The evolution of innate lymphoid cells. Nat Immunol. 2016;17:790-794. (自然リンパ球に関する総説だが、リンパ節の進化的起源についても最新の学説がまとめられている)

● Episode-10

Alcami A. Viral mimicry of cytokines, chemokines and their receptors. Nat Rev Immunol. 2003;3:36-50.（ウイルスによるサイトカインおよびサイトカイン受容体の悪用）

Wu X, Xia T, Shin WJ, Yu KM, Jung W, Herrmann A, Foo SS, Chen W, Zhang P, Lee JS, Poo H, Comhair SAA, Jehi L, Choi YK, Ensser A, Jung JU. Viral Mimicry of Interleukin-17A by SARS-CoV-2 ORF8. mBio. 2022;13:e0040222.（新型コロナウイルスのORF8はサイトカインIL-17を模倣している）

Lin X, Fu B, Yin S, Li Z, Liu H, Zhang H, Xing N, Wang Y, Xue W, Xiong Y, Zhang S, Zhao Q, Xu S, Zhang J, Wang P, Nian W, Wang X, Wu H. ORF8 contributes to cytokine storm during SARS-CoV-2 infection by activating IL-17 pathway. iScience. 2021;24:102293.（新型コロナウイルスのORF8はIL-17経路を活性化してサイトカインストームを起こす）

Kohyama M, Suzuki T, Nakai W, Ono C, Matsuoka S, Iwatani K, Liu Y, Sakai Y, Nakagawa A, Tomii K, Ohmura K, Okada M, Matsuura Y, Ohshima S, Maeda Y, Okamoto T, Arase H. SARS-CoV-2 ORF8 is a viral cytokine regulating immune responses. Int Immunol. 2022:dxac044.（新型コロナウイルスのORF8は偽サイトカインであり、IL-17とIFN経路を撹乱する）

● Episode-11

Willcox BE, Willcox CR. γδTCR ligands: the quest to solve a 500-million-year-old mystery. Nat Immunol. 2019;20(2):121-128. Erratum in: Nat Immunol. 2019;20:516.（γδTCRのリガンドに関する総説）

Eberl M. Antigen recognition by human γδT cells: one step closer to knowing. Immunol Cell Biol. 2020;98:351-354.（ヒトγδTによる抗原認識）

Karunakaran MM, Willcox CR, Salim M, Paletta D, Fichtner AS, Noll A, Starick L, Nöhren A, Begley CR, Berwick KA, Chaleil RAG, Pitard V, Déchanet-Merville J, Bates PA, Kimmel B, Knowles TJ, Kunzmann V, Walter L, Jeeves M, Mohammed F, Willcox BE, Herrmann T. Butyrophilin-2A1 Directly Binds Germline-Encoded Regions of the Vγ9Vδ2 TCR and Is Essential for Phosphoantigen Sensing. Immunity. 2020;52:487-498.e6.（BTN2A1はピロリン酸抗原を感知してVγ9Vδ2 γδTCRに結合する）

Junqueira C, Polidoro RB, Castro G, Absalon S, Liang Z, Sen Santara S, Crespo Â, Pereira DB, Gazzinelli RT, Dvorin JD, Lieberman J. γδT cells suppress Plasmodium falciparum blood-stage infection by direct killing and phagocytosis. Nat Immunol. 2021;22:347-357.（Vγ9Vδ2 γδT細胞によるマラリア感染赤血球の破壊）

Tonegawa S. Somatic generation of immune diversity. Biosci Rep. 1988;8:3-26.（利根川博士のノーベル賞受賞講演）

Morrissey KA, Sampson JM, Rivera M, Bu L, Hansen VL, Gemmell NJ, Gardner MG, Bertozzi T, Miller RD. Comparison of Reptilian Genomes Reveals Deletions Associated with the Natural Loss of γδT Cells in Squamates. J Immunol. 2022;208:1960-1967（有鱗目はγδT細胞を欠損している）

● Episode-12

Pancer Z, Amemiya CT, Ehrhardt GR, Ceitlin J, Gartland GL, Cooper MD. Somatic diversification of variable lymphocyte receptors in the agnathan sea lamprey. Nature. 2004;430:174-180.（ヤツメウナギの抗原受容体を発見）

Guo P, Hirano M, Herrin BR, Li J, Yu C, Sadlonova A, Cooper MD. Dual nature of the adaptive immune system in lampreys. Nature. 2009;459:796-801.（ヤツメウナギの抗原受容体VLR-AとVLR-B）

Hirano M, Guo P, McCurley N, Schorpp M, Das S, Boehm T, Cooper MD. Evolutionary implications of a third lymphocyte lineage in lampreys. Nature. 2013;501:435-438.（ヤツメウナギの「第三の抗原受容体」VLR-C）

● Episode-13

Jinek M, Chylinski K, Fonfara I, Hauer M, Doudna JA, Charpentier E. A programmable dual-RNA-guided DNA endonuclease in adaptive bacterial immunity. Science. 2012;337:816-821.（CRISPR/Cas9ゲノム編集法の開発）

Wang H, Yang H, Shivalila CS, Dawlaty MM, Cheng AW, Zhang F, Jaenisch R. One-step generation of mice carrying mutations in multiple genes by CRISPR/Cas-mediated genome engineering. Cell. 2013;153:910-918.（CRISPR/Cas9ゲノム編集法により遺伝子改変マウスを作製）

Graham F. Daily briefing: CRISPR-baby scientist released from prison. Nature. 2022 Apr 5.（ゲノム編集ベビーを作った科学者が釈放された）

● Episode-14

Sakaguchi S, Sakaguchi N, Asano M, Itoh M, Toda M. Immunologic self-tolerance maintained by activated T cells expressing IL-2 receptor alpha-chains (CD25). Breakdown of a single mechanism of self-tolerance causes various autoimmune diseases. J Immunol. 1995;155:1151-1164.（坂口志文博士らによる制御性T細胞の発見）

Hori S, Nomura T, Sakaguchi S. Control of regulatory T cell development by the transcription factor Foxp3. Science. 2003;299:1057-1061.（FOXP3は制御性T細胞のマスター転写因子である）

Zheng Y, Josefowicz S, Chaudhry A, Peng XP, Forbush K, Rudensky AY. Role of conserved non-coding DNA elements in the Foxp3 gene in regulatory T-cell fate. Nature. 2010;463:808-812.（FOXP3の「転写スイッチ」を発見）

Rowe JH, Ertelt JM, Xin L, Way SS. Pregnancy imprints regulatory memory that sustains anergy to fetal antigen. Nature. 2012;490:102-106.（妊娠時のTreg）

Samstein RM, Josefowicz SZ, Arvey A, Treuting PM, Rudensky AY. Extrathymic generation of regulatory T cells in placental mammals mitigates maternal-fetal conflict. Cell. 2012;150:29-38.（子宮Tregを作るための「転写スイッチ」）

Agrawal A, Eastman QM, Schatz DG. Transposition mediated by RAG1 and RAG2 and its implications for the evolution of the immune system. Nature. 1998;394:744-751.（抗原受容体の遺伝子再編成に使われるDNA組み換え酵素はトランスポゾン由来）

宮沢 孝幸. 京大 おどろきのウイルス学講義. 2021

● Episode-15

Iwai Y, Ishida M, Tanaka Y, Okazaki T, Honjo T, Minato N. Involvement of PD-L1 on tumor cells in the escape from host immune system and tumor immunotherapy by PD-L1 blockade. Proc Natl Acad Sci U S A. 2002;99:12293-12297.（PD-1シグナルの阻害によってがん細胞を排除できることを示した論文）

Pearse AM, Swift K. Transmission of devil facial-tumour disease. Nature 2006;439, 549.（タスマニアデビルのDFTDは伝染性の悪性腫瘍）

Murchison EP, Tovar C, Hsu A, Bender HS, Kheradpour P, Rebbeck CA, Obendorf D, Conlan C, Bahlo M, Blizzard CA, Pyecroft S, Kreiss A, Kellis M, Stark A, Harkins TT, Marshall Graves JA, Woods GM, Hannon GJ, Papenfuss AT. The Tasmanian devil transcriptome reveals Schwann cell origins of a clonally transmissible cancer. Science. 2010;327:84-87.（DFTD腫瘍細胞は同じ遺伝情報をもつ「クローン」である）

Siddle HV, Kreiss A, Eldridge MD, Noonan E, Clarke CJ, Pyecroft S, Woods GM, Belov K. Transmission of a fatal clonal tumor by biting occurs due to depleted MHC diversity in a threatened carnivorous marsupial. Proc Natl Acad Sci U S A. 2007;104:16221-16226.（タスマニアデビルのMHCの多様性の低さがDFTDの伝染の要因）

Siddle HV, Kreiss A, Tovar C, Yuen CK, Cheng Y, Belov K, Swift K, Pearse AM, Hamede R, Jones ME, Skjødt K, Woods GM, Kaufman J. Reversible epigenetic down-regulation of MHC molecules by devil facial tumour disease illustrates immune escape by a contagious cancer. Proc Natl Acad Sci U S A. 2013;110:5103-5108.（DFTD腫瘍細胞はMHCクラス1の発現が低く、免疫系の攻撃を回避する）

Murgia C, Pritchard JK, Kim SY, Fassati A, Weiss RA. Clonal origin and evolution of a transmissible cancer. Cell. 2006;126:477-487.（イヌのCTVT腫瘍細胞の起源）

Stephens JK, Everson GT, Elliott CL, Kam I, Wachs M, Haney J, Bartlett ST, Franklin WA. Fatal transfer of malignant melanoma from multiorgan donor to four allograft recipients. Transplantation. 2000;70:232-236.（臓器移植によって癌細胞が転移）

Arakawa A, Ichikawa H, Kubo T, Motoi N, Kumamoto T, Nakajima M, Yonemori K, Noguchi E, Sunami K, Shiraishi K, Kakishima H, Yoshida H, Hishiki T, Kawakubo N, Kuroda T, Kiyokawa T, Yamada K, Yanaihara N, Takahashi K, Okamoto A, Hirabayashi S, Hasegawa D, Manabe A, Ono K, Matsuoka M, Arai Y, Togashi Y, Shibata T, Nishikawa H, Aoki K, Yamamoto N, Kohno T, Ogawa C. Vaginal Transmission of Cancer from Mothers with Cervical Cancer to Infants. N Engl J Med. 2021;384:42-50.（母親の癌細胞が子供に伝搬）

Kwon YM, Gori K, Park N, Potts N, Swift K, Wang J, Stammnitz MR, Cannell N, Baez-Ortega A, Comte S, Fox S, Harmsen C, Huxtable S, Jones M, Kreiss A, Lawrence C, Lazenby B, Peck S, Pye R, Woods G, Zimmermann M, Wedge DC, Pemberton D, Stratton MR, Hamede R, Murchison EP. Evolution and lineage dynamics of a transmissible cancer in Tasmanian devils. PLoS Biol. 2020;18:e3000926.（DFTD腫瘍細胞の起源と進化）

Epstein B, Jones M, Hamede R, Hendricks S, McCallum H, Murchison EP, Schönfeld B, Wiench C, Hohenlohe P, Storfer A. Rapid evolutionary response to a transmissible cancer in Tasmanian devils. Nat Commun. 2016;7:12684.（DFTDの蔓延を生き延びたタスマニアデビルのゲノム解析）

● Episode-16

Hussey K, Caldwell A, Kreiss A, Skjødt K, Gastaldello A, Pye R, Hamede R, Woods GM, Siddle HV. Expression of the Nonclassical MHC Class I, Saha-UD in the Transmissible Cancer Devil Facial Tumour Disease (DFTD). Pathogens. 2022;11:351.（タスマニアデビルDFTD腫瘍細胞に発現するMHCクラス1類似分子）

Ahn K, Angulo A, Ghazal P, Peterson PA, Yang Y, Früh K. Human cytomegalovirus inhibits antigen presentation by a sequential multistep process. Proc Natl Acad Sci U S A. 1996;93:10990-10995.（ヒトサイトメガロウイルスUS3による抗原提示の阻害）

Jones TR, Wiertz EJ, Sun L, Fish KN, Nelson JA, Ploegh HL. Human cytomegalovirus US3 impairs transport and maturation of major histocompatibility complex class I heavy chains. Proc Natl Acad Sci U S A. 1996;93:11327-11333.（ヒトサイトメガロウイルスUS3によるMHCクラス1の発現阻害）

Gruhler A, Peterson PA, Früh K. Human cytomegalovirus immediate early glycoprotein US3 retains MHC class I molecules by transient association. Traffic. 2000;1:318-325.（ヒトサイトメガロウイルスUS3によるMHCクラス1の発現阻害）

Wiertz EJ, Tortorella D, Bogyo M, Yu J, Mothes W, Jones TR, Rapoport TA, Ploegh HL. Sec61-mediated transfer of a membrane protein from the endoplasmic reticulum to the proteasome for destruction. Nature. 1996;384:432-438.（ヒトサイトメガロウイルスUS2によるMHCクラス1の分解）

Falk CS, Mach M, Schendel DJ, Weiss EH, Hilgert I, Hahn G. NK cell activity during human cytomegalovirus infection is dominated by US2-11-mediated HLA class I down-regulation. J Immunol. 2002;169:3257-3266.（ヒトサイトメガロウイルスUS2、US11によるMHCクラス1の発現阻害）

Jun Y, Kim E, Jin M, Sung HC, Han H, Geraghty DE, Ahn K. Human cytomegalovirus gene products US3 and US6 down-regulate trophoblast class I MHC molecules. J Immunol. 2000;164:805-811.（ヒトサイトメガロウイルスUS3、US6によるMHCクラス1の発現阻害）

Furman MH, Dey N, Tortorella D, Ploegh HL. The human cytomegalovirus US10 gene product delays trafficking of major histocompatibility complex class I molecules. J Virol. 2002;76:11753-11756.（ヒトサイトメガロウイルスUS10によるMHCクラス1の運搬阻害）

Farrell HE, Vally H, Lynch DM, Fleming P, Shellam GR, Scalzo AA, Davis-Poynter NJ. Inhibition of natural killer cells by a cytomegalovirus MHC class I homologue in vivo. Nature. 1997;386:510-514.（ヒトサイトメガロウイルスUL18は偽MHCクラス1としてNK細胞を抑制する）

Reyburn HT, Mandelboim O, Valés-Gómez M, Davis DM, Pazmany L, Strominger JL. The class I MHC homologue of human cytomegalovirus inhibits attack by natural killer cells. Nature. 1997;386:514-517.（ヒトサイトメガロウイルスUL18は偽MHCクラス1としてNK細胞を抑制する）

Dunn C, Chalupny NJ, Sutherland CL, Dosch S, Sivakumar PV, Johnson DC, Cosman D. Human cytomegalovirus glycoprotein UL16 causes intracellular sequestration of NKG2D ligands, protecting against natural killer cell cytotoxicity. J Exp Med. 2003;197:1427-1439.（ヒトサイトメガロウイルスUL16はストレス誘導性タンパク質の発現を阻害する）

● ネオ免疫学 番外編❶

Vivier E, van de Pavert SA, Cooper MD, Belz GT. The evolution of innate lymphoid cells. Nat Immunol. 2016;17:790-794.（自然リンパ球の進化に関する総説）

Moro K, Yamada T, Tanabe M, Takeuchi T, Ikawa T, Kawamoto H, Furusawa J, Ohtani M, Fujii H, Koyasu S. Innate production of T(H)2 cytokines by adipose tissue-associated c-Kit(+) Sca-1(+) lymphoid cells. Nature. 2010;463:540-544.（ナチュラルヘルパー細胞（ILC2）の発見）

● Episode-17

Omatsu Y, Seike M, Sugiyama T, Kume T, Nagasawa T. Foxc1 is a critical regulator of haematopoietic stem/progenitor cell niche formation. Nature. 2014;508:536-540.（骨髄ニッチを作るストロマ細胞の発見）

Stachura DL, Reyes JR, Bartunek P, Paw BH, Zon LI, Traver D. Zebrafish kidney stromal cell lines support multilineage hematopoiesis. Blood. 2009;114:279-289.（硬骨魚類の腎臓ストロマ細胞）

Glass TJ, Lund TC, Patrinostro X, Tolar J, Bowman TV, Zon LI, Blazar BR. Stromal cell-derived factor-1 and hematopoietic cell homing in an adult zebrafish model of hematopoietic cell transplantation. Blood. 2011;118:766-774.（硬骨魚類の腎臓ストロマ細胞）

Sun Z, Qin Y, Liu D, Wang B, Jia Z, Wang J, Gao Q, Zou J, Pang Y. The evolution and functional characterization of CXC chemokines and receptors in lamprey. Dev Comp Immunol. 2021;116:103905.（ヤツメウナギの脂肪体ストロマ細胞）

Wang X, Chi Y, Li J, Pang Y, Li Q. Morphological characteristics and a single-cell analysis provide insights into function of immune and fat storage in the lamprey supraneural body. Int J Biochem Cell Biol. 2022;142:106131.（ヤツメウナギの脂肪体ストロマ細胞）

Kapp FG, Perlin JR, Hagedorn EJ, Gansner JM, Schwarz DE, O'Connell LA, Johnson NS, Amemiya C, Fisher DE, Wölfle U, Trompouki E, Niemeyer CM, Driever W, Zon LI. Protection from UV light is an evolutionarily conserved feature of the haematopoietic niche. Nature. 2018;558:445-448.（造血幹細胞を紫外線から守る色素細胞の「傘」）

Fabbri M, Navalón G, Benson RBJ, Pol D, O'Connor J, Bhullar BS, Erickson GM, Norell MA, Orkney A, Lamanna MC, Zouhri S, Becker J, Emke A, Dal Sasso C, Bindellini G, Maganuco S, Auditore M, Ibrahim N. Subaqueous foraging among carnivorous dinosaurs. Nature. 2022;603:852-857.（スピノサウルスの骨）

「スピノサウルスの骨はペンギンのようだった、水中捕食説を補強」National Geographic 2022年3月25日 https://natgeo.nikkeibp.co.jp/atcl/news/22/032500141/

● ネオ免疫学 番外編❷

Okamoto K, Nakashima T, Shinohara M, Negishi-Koga T, Komatsu N, Terashima A, Sawa S, Nitta T, Takayanagi H. Osteoimmunology: The Conceptual Framework Unifying the Immune and Skeletal Systems. Physiol Rev. 2017;97:1295-1349.（骨免疫学の総説）

Tsukasaki M, Takayanagi H. Osteoimmunology: evolving concepts in bone-immune interactions in health and disease. Nat Rev Immunol. 2019;19:626-642.（骨免疫系の進化に関する総説）

Reisz RR, Scott DM, Pynn BR, Modesto SP. Osteomyelitis in a Paleozoic reptile: ancient evidence for bacterial infection and its evolutionary significance. Naturwissenschaften. 2011;98:551-555.（ラビドサウルスの歯周炎）

塚崎雅之. 歯学生・歯科医療従事者のための骨免疫学. 2021

● Episode-18

Chang TS, Glick B, Winter AR. The significance of the bursa of Fabricius of chickens in antibody production. Poultry Sci 1955;34:1187.（ファブリキウス嚢は抗体産生に重要である）

Ribatti D, Crivellato E, Vacca A. The contribution of Bruce Glick to the definition of the role played by the bursa of Fabricius in the development of the B cell lineage. Clin Exp Immunol. 2006;145:1-4.（ブルース・グリックの業績に関する総説。読み物として面白い。）

COOPER MD, PETERSON RD, GOOD RA. Delineation of the thymic and bursal lymphoid systems in the chicken. Nature. 1965;205:143-146.（胸腺とファブリキウス嚢は異なる免疫機能をもつ）

Cooper MD. Exploring lymphocyte differentiation pathways. Immunol Rev. 2002;185:175-185.（クーパー博士によるリンパ球分化経路に関する総説）

Schmitt TM, Zúñiga-Pflücker JC. Induction of T cell development from hematopoietic progenitor cells by delta-like-1 in vitro. Immunity. 2002;17:749-756.（T細胞をフィーダー細胞の上で培養することに初めて成功）

● Episode-19

MILLER JF. Immunological function of the thymus. Lancet. 1961;2:748-749.（ミラー博士による胸腺の免疫機能の発見）

Cooper MD, Raymond DA, Peterson RD, South MA, Good RA. The functions of the thymus system and the bursa system in the chicken. J Exp Med. 1966;123:75-102.（胸腺とファブリキウス嚢は異なる免疫機能をもつ）

Hozumi K, Mailhos C, Negishi N, Hirano K, Yahata T, Ando K, Zuklys S, Holländer GA, Shima DT, Habu S. Delta-like 4 is indispensable in thymic environment specific for T cell development. J Exp Med. 2008;205:2507-2513.（DLL4はT細胞の系列決定に重要）

Koch U, Fiorini E, Benedito R, Besseyrias V, Schuster-Gossler K, Pierres M, Manley NR, Duarte A, Macdonald HR, Radtke F. Delta-like 4 is the essential, nonredundant ligand for Notch1 during thymic T cell lineage commitment. J Exp Med. 2008;205:2515-2523.（DLL4はT細胞の系列決定に重要）

Irla M. Instructive Cues of Thymic T Cell Selection. Annu Rev Immunol. 2022;40:95-119.（胸腺でのT細胞の教育に関する最新総説）

Klein L, Klein T, Rüther U, Kyewski B. CD4 T cell tolerance to human C-reactive protein, an inducible serum protein, is mediated by medullary thymic epithelium. J Exp Med. 1998;188:5-16.（mTECによる末梢組織特異的遺伝子の発現を最初に報告した論文）

Derbinski J, Schulte A, Kyewski B, Klein L. Promiscuous gene expression in medullary thymic epithelial cells mirrors the peripheral self. Nat Immunol. 2001;2:1032-1039.（promiscuous gene expressionを詳しく調べた最初の論文）

Farr AG, Rudensky A. Medullary thymic epithelium: a mosaic of epithelial "self"? J Exp Med. 1998;188:1-4.（mTECが様々な細胞に変化する可能性を指摘した論文）

Michelson DA, Mathis D. Thymic mimetic cells: tolerogenic masqueraders. Trends Immunol. 2022;43:782-791.（mTECが特殊な細胞に「化ける」現象についての総説）

Bajoghli B, Guo P, Aghaallaei N, Hirano M, Strohmeier C, McCurley N, Bockman DE, Schorpp M, Cooper MD, Boehm T. A thymus candidate in lampreys. Nature. 2011;470:90-94.（ヤツメウナギの胸腺様器官）

Bajoghli B, Aghaallaei N, Hess I, Rode I, Netuschil N, Tay BH, Venkatesh B, Yu JK, Kaltenbach SL, Holland ND, Diekhoff D, Happe C, Schorpp M, Boehm T. Evolution of genetic networks underlying the emergence of thymopoiesis in vertebrates. Cell. 2009;138:186-197.（胸腺とFOXN1、FOXN4遺伝子の進化）

Swann JB, Weyn A, Nagakubo D, Bleul CC, Toyoda A, Happe C, Netuschil N, Hess I, Haas-Assenbaum A, Taniguchi Y, Schorpp M, Boehm T. Conversion of the thymus into a bipotent lymphoid organ by replacement of FOXN1 with its paralog, FOXN4. Cell Rep. 2014;8:1184-1197.（マウスにナメクジウオのFOXN4を発現させた）

Venkatesh B, Lee AP, Ravi V, Maurya AK, Lian MM, Swann JB, Ohta Y, Flajnik MF, Sutoh Y, Kasahara M, Hoon S, Gangu V, Roy SW, Irimia M, Korzh V, Kondrychyn I, Lim ZW, Tay BH, Tohari S, Kong KW, Ho S, Lorente-Galdos B, Quilez J, Marques-Bonet T, Raney BJ, Ingham PW, Tay A, Hillier LW, Minx P, Boehm T, Wilson RK, Brenner S, Warren WC. Elephant shark genome provides unique insights into gnathostome evolution. Nature. 2014;505):174-179.（ゾウギンザメのゲノム解析）

Swann JB, Nusser A, Morimoto R, Nagakubo D, Boehm T. Retracing the evolutionary emergence of thymopoiesis. Sci Adv. 2020;6:eabd9585.（マウスにゾウギンザメのFOXN1、FOXN4を発現させた）

● ネオ免疫学 番外編❸

Kong A, Frigge ML, Masson G, Besenbacher S, Sulem P, Magnusson G, Gudjonsson SA, Sigurdsson A, Jonasdottir A, Jonasdottir A, Wong WS, Sigurdsson G, Walters GB, Steinberg S, Helgason H, Thorleifsson G, Gudbjartsson DF, Helgason A, Magnusson OT, Thorsteinsdottir U, Stefansson K. Rate of de novo mutations and the importance of father's age to disease risk. Nature. 2012;488(7412):471-475.（1世代ごとの突然変異の頻度）

Reardon S. Lab mice's ancestral 'Eve' gets her genome sequenced. Nature. 2017;551:281.（実験用マウス「イブ」のゲノム解析）

Nehls M, Pfeifer D, Schorpp M, Hedrich H, Boehm T. New member of the winged-helix protein family disrupted in mouse and rat nude mutations. Nature. 1994;372:103-107.（ヌードマウスの原因遺伝子FOXN1の発見）

Abitbol M, Bossé P, Thomas A, Tiret L. A deletion in FOXN1 is associated with a syndrome characterized by congenital hypotrichosis and short life expectancy in Birman cats. PLoS One. 2015;10:e0120668.（ヌードキャットの論文）

Russell WL, Russell LB, Gower JS. EXCEPTIONAL INHERITANCE OF A SEX-LINKED GENE IN THE MOUSE EXPLAINED ON THE BASIS THAT THE X/O SEX-CHROMOSOME CONSTITUTION IS FEMALE. Proc Natl Acad Sci U S A. 1959;45:554-560.（Scurfyマウスの発見）

Wildin RS, Ramsdell F, Peake J, Faravelli F, Casanova JL, Buist N, Levy-Lahad E, Mazzella M, Goulet O, Perroni L, Bricarelli FD, Byrne G, McEuen M, Proll S, Appleby M, Brunkow ME. X-linked neonatal diabetes mellitus, enteropathy and endocrinopathy syndrome is the human equivalent of mouse scurfy. Nat Genet. 2001;27:18-20.（IPEX患者とScurfyマウスにおけるFOXP3変異）

Bennett CL, Christie J, Ramsdell F, Brunkow ME, Ferguson PJ, Whitesell L, Kelly TE, Saulsbury FT, Chance PF, Ochs HD. The immune dysregulation, polyendocrinopathy, enteropathy, X-linked syndrome (IPEX) is caused by mutations of FOXP3. Nat Genet. 2001;27:20-21.（IPEXにおけるFOXP3変異）

Brunkow ME, Jeffery EW, Hjerrild KA, Paeper B, Clark LB, Yasayko SA, Wilkinson JE, Galas D, Ziegler SF, Ramsdell F. Disruption of a new forkhead/winged-helix protein, scurfin, results in the fatal lymphoproliferative disorder of the scurfy mouse. Nat Genet. 2001;27:68-73.（Scurfyマウスの原因がFOXP3の変異であることを証明）

Ramsdell F, Ziegler SF. FOXP3 and scurfy: how it all began. Nat Rev Immunol. 2014;14:343-349.（ScurfyマウスとTreg研究の歴史）

Sakaguchi N, Takahashi T, Hata H, Nomura T, Tagami T, Yamazaki S, Sakihama T, Matsutani T, Negishi I, Nakatsuru S, Sakaguchi S. Altered thymic T-cell selection due to a mutation of the ZAP-70 gene causes autoimmune arthritis in mice. Nature. 2003;426:454-60.（SKGマウスの発見、原因変異の同定、および胸腺での選択の異常）

Siggs OM, Miosge LA, Yates AL, Kucharska EM, Sheahan D, Brdicka T, Weiss A, Liston A, Goodnow CC. Opposing functions of the T cell receptor kinase ZAP-70 in immunity and tolerance differentially titrate in response to nucleotide substitutions. Immunity. 2007;27:912-926.（ZAP70の変異は免疫寛容に影響を与える）

Takeuchi Y, Hirota K, Sakaguchi S. Impaired T cell receptor signaling and development of T cell-mediated autoimmune arthritis. Immunol Rev. 2020;294:164-176.（TCR信号伝達の異常による自己免疫性関節炎）

Nitta T, Muro R, Shimizu Y, Nitta S, Oda H, Ohte Y, Goto M, Yanobu-Takanashi R, Narita T, Takayanagi H, Yasuda H, Okamura T, Murata S, Suzuki H. The thymic cortical epithelium determines the TCR repertoire of IL-17-producing γδ T cells. EMBO Rep. 2015;16:638-653.（筆者らによるTNマウスの論文）

福岡伸一. 世界は分けてもわからない. 2009.

● Episode-20

https://ja.wikipedia.org/wiki/大動脈スイッチ手術

Kurobe H, Tominaga T, Sugano M, Hayabuchi Y, Egawa Y, Takahama Y, Kitagawa T. Complete but not partial thymectomy in early infancy reduces T-cell-mediated immune response: three-year tracing study after pediatric cardiac surgery. J Thorac Cardiovasc Surg. 2013;145:656-662.（心臓手術の際に胸腺を完全に切除するとT細胞免疫反応が低下する）

Palmer S, Cunniffe N, Donnelly R. COVID-19 hospitalization rates rise exponentially with age, inversely proportional to thymic T-cell production. J R Soc Interface. 2021;18:20200982.（新型コロナの重症化率は胸腺でのT細胞産生と逆相関する）

Kwok JSY, Cheung SKF, Ho JCY, Tang IWH, Chu PWK, Leung EYS, Lee PPW, Cheuk DKL, Lee V, Ip P, Lau YL. Establishing Simultaneous T Cell Receptor Excision Circles (TREC) and K-Deleting Recombination Excision Circles (KREC) Quantification Assays and Laboratory Reference Intervals in Healthy Individuals of Different Age Groups in Hong Kong. Front Immunol. 2020;11:1411.（加齢に伴う新生T細胞と新生B細胞の変化を調べた論文）

Zook EC, Krishack PA, Zhang S, Zeleznik-Le NJ, Firulli AB, Witte PL, Le PT. Overexpression of Foxn1 attenuates age-associated thymic involution and prevents the expansion of peripheral CD4 memory T cells. Blood. 2011;118:5723-5731.（FOXN1の過剰発現によって胸腺の退縮を防ぐことができる）

Jie Li, Lucas P. Wachsmuth, Shiyun Xiao, Brian G. Condie, Nancy R. Manley. Foxn1 overexpression promotes thymic epithelial progenitor cell proliferation and mTEC maintenance, but does not prevent thymic involution. bioRxiv 2022.06.01.494345（FOXN1の過剰発現はmTECの数を増加させるが、退縮を防いでいるわけではない、というプレプリント論文。2023年2月時点で査読が完了していないため、今後内容が変わる可能性もある。）

Tibbetts TA, DeMayo F, Rich S, Conneely OM, O'Malley BW. Progesterone receptors in the thymus are required for thymic involution during pregnancy and for normal fertility. Proc Natl Acad Sci U S A. 1999;96:12021-12026.（妊娠に伴う胸腺退縮にはプロゲステロン受容体が重要）

Yang H, Youm YH, Dixit VD. Inhibition of thymic adipogenesis by caloric restriction is coupled with reduction in age-related thymic involution. J Immunol. 2009;183:3040-3052.（マウスでのカロリー制限実験）

Spadaro O, Youm Y, Shchukina I, Ryu S, Sidorov S, Ravussin A, Nguyen K, Aladyeva E, Predeus AN, Smith SR, Ravussin E, Galban C, Artyomov MN, Dixit VD. Caloric restriction in humans reveals immunometabolic regulators of health span. Science. 2022;375:671-677.（ヒトでのカロリー制限実験）
Poskitt DC, Barnett J, Duffey K, Lee AK, Kimpton WG, Muller HK. Stress related involution of lymphoid tissues in Australian marsupial mice. Immunobiology. 1984;166:286-295.（アンテキヌスの胸腺やリンパ組織の退縮）
Naylor R, Richardson SJ, McAllan BM. Boom and bust: a review of the physiology of the marsupial genus Antechinus. J Comp Physiol B. 2008;178:545-562.（アンテキヌスのホルモン変化）
リチャード・ドーキンス, 翻訳：垂水雄二. 神は妄想である – 宗教との決別（原題：The God Delusion）. 2006

● Episode-21

多田富雄, 解説：中村桂子, 吉川浩満. 多田富雄コレクション1. 自己とは何か【免疫と生命】. 2017
香西豊子. 種痘という〈衛生〉：近世日本における予防接種の歴史. 2019
Melenhorst JJ, Chen GM, Wang M, Porter DL, Chen C, Collins MA, Gao P, Bandyopadhyay S, Sun H, Zhao Z, Lundh S, Pruteanu-Malinici I, Nobles CL, Maji S, Frey NV, Gill SI, Tian L, Kulikovskaya I, Gupta M, Ambrose DE, Davis MM, Fraietta JA, Brogdon JL, Young RM, Chew A, Levine BL, Siegel DL, Alanio C, Wherry EJ, Bushman FD, Lacey SF, Tan K, June CH. Decade-long leukaemia remissions with persistence of CD4+ CAR T cells. Nature. 2022;602:503-509.（CAR-T細胞療法を受けた患者を10年追跡調査）
Eyquem J, Mansilla-Soto J, Giavridis T, van der Stegen SJ, Hamieh M, Cunanan KM, Odak A, Gönen M, Sadelain M. Targeting a CAR to the TRAC locus with CRISPR/Cas9 enhances tumour rejection. Nature. 2017;543:113-117.（CRISPR/Cas9法によって特定の領域にCAR遺伝子を導入）
Amor C, Feucht J, Leibold J, Ho YJ, Zhu C, Alonso-Curbelo D, Mansilla-Soto J, Boyer JA, Li X, Giavridis T, Kulick A, Houlihan S, Peerschke E, Friedman SL, Ponomarev V, Piersigilli A, Sadelain M, Lowe SW. Senolytic CAR T cells reverse senescence-associated pathologies. Nature. 2020;583:127-132.（CAR-T細胞による老化細胞の除去）
Rurik JG, Tombácz I, Yadegari A, Méndez Fernández PO, Shewale SV, Li L, Kimura T, Soliman OY, Papp TE, Tam YK, Mui BL, Albelda SM, Puré E, June CH, Aghajanian H, Weissman D, Parhiz H, Epstein JA. CAR T cells produced in vivo to treat cardiac injury. Science. 2022;375:91-96.（CAR-T細胞による心筋梗塞の治療）
Skuljec J, Chmielewski M, Happle C, Habener A, Busse M, Abken H, Hansen G. Chimeric Antigen Receptor-Redirected Regulatory T Cells Suppress Experimental Allergic Airway Inflammation, a Model of Asthma. Front Immunol. 2017;8:1125.（CAR-Tregによるアレルギーの抑制）
Imura Y, Ando M, Kondo T, Ito M, Yoshimura A. CD19-targeted CAR regulatory T cells suppress B cell pathology without GvHD. JCI Insight. 2020;5:e136185.（CAR-Tregによる免疫抑制）
Gille I, Claas FHJ, Haasnoot GW, Heemskerk MHM, Heidt S. Chimeric Antigen Receptor (CAR) Regulatory T-Cells in Solid Organ Transplantation. Front Immunol. 2022;13:874157.（CAR-Tregによる移植臓器時の拒絶抑制）
Xie YJ, Dougan M, Jailkhani N, Ingram J, Fang T, Kummer L, Momin N, Pishesha N, Rickelt S, Hynes RO, Ploegh H. Nanobody-based CAR T cells that target the tumor microenvironment inhibit the growth of solid tumors in immunocompetent mice. Proc Natl Acad Sci U S A. 2019;116:7624-7631.（ナノボディ CAR）
Safarzadeh Kozani P, Naseri A, Mirarefin SMJ, Salem F, Nikbakht M, Evazi Bakhshi S, Safarzadeh Kozani P. Nanobody-based CAR-T cells for cancer immunotherapy. Biomark Res. 2022;10:24.（ナノボディ CAR）
Moot R, Raikar SS, Fleischer L, Querrey M, Tylawsky DE, Nakahara H, Doering CB, Spencer HT. Genetic engineering of chimeric antigen receptors using lamprey derived variable lymphocyte receptors. Mol Ther Oncolytics. 2016;3:16026.（VLR-CAR-T細胞は試験管内でがん細胞を破壊できる）
Raikar SS, Fleischer LC, Moot R, Fedanov A, Paik NY, Knight KA, Doering CB, Spencer HT. Development of chimeric antigen receptors targeting T-cell malignancies using two structurally different anti-CD5 antigen binding domains in NK and CRISPR-edited T cell lines. Oncoimmunology. 2017;7:e1407898.（VLR-CAR-T細胞の性能をマウスの体内で試験）
ウェンディ・ムーア, 翻訳：矢野真千子. 解剖医ジョン・ハンターの数奇な生涯. 2018

新田 剛
Takeshi Nitta

東京大学大学院医学系研究科 免疫学 准教授。
1974年生まれ。福岡県出身。山口大学農学部を卒業し大学院修士課程を修了。東京医科歯科大学大学院医学系研究科にて博士（医学）の学位を取得。徳島大学疾患ゲノム研究センター（当時）講師、国立国際医療研究センター研究所 室長を経て、2014年より現職。専門は免疫学と分子生物学。免疫系の基本原理の解明をめざし、胸腺でのT細胞選択の分子機構を研究しつつ、趣味でヤツメウナギとプラナリアを飼っている。

生き物たちのネオ免疫学

コウモリはウイルスを抱いて空を翔ぶ

2023年5月10日　初版第一刷発行

著者　新田 剛
絵　浅野文彦
デザイン　井上大輔（GRiD）
校正　櫻井健司
編集　小宮亜里　藤本淳子

印刷・製本　図書印刷株式会社

発行者　原雅久
発行所　株式会社ブックマン社
〒101-0065 千代田区西神田3-3-5
TEL 03-3237-7777　FAX 03-5226-9599
https://bookman.co.jp

ISBN978-4-89308-960-1